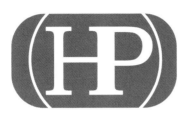

健康经济与管理系列

互联网医院蓝皮书

中国互联网医院发展报告（2023）

侯胜田　蓝韶清　主　编

韩　炜　郑秋莹　韩雪飞　副主编

中国商业出版社

图书在版编目（CIP）数据

中国互联网医院发展报告.2023/侯胜田，蓝韶清主编.--北京：中国商业出版社，2023.6

（健康经济与管理系列.互联网医院蓝皮书）

ISBN 978-7-5208-2505-4

Ⅰ.①中… Ⅱ.①侯… ②蓝… Ⅲ.①互联网络—应用—医院—研究报告—中国—2023 Ⅳ.①R197.324

中国国家版本馆 CIP 数据核字（2023）第 096544 号

责任编辑：管明林

中国商业出版社出版发行

（www.zgsycb.com 100053 北京广安门内报国寺 1 号）

总编室：010-63180647 编辑室：010-83114579

发行部：010-83120835/8286

新华书店经销

北京博海升彩色印刷有限公司印刷

*

710 毫米×1000 毫米 16 开 25 印张 412 千字

2023 年 6 月第 1 版 2023 年 6 月第 1 次印刷

定价：188.00 元

* * * * *

（如有印装质量问题可更换）

《中国互联网医院发展报告（2023）》

编　委　会

主　　　　任：刘庭芳

副　主　任：郑　项　王伊光　胡　丹

主　　　　编：侯胜田　蓝韶清

副　主　编：韩　炜　郑秋莹　韩雪飞

常　务　编　委：（按姓氏笔画排序）

编　　　　委：（按姓氏笔画排序）

冯智春 刘 皖 刘 薇 刘永东 刘美岑
刘娜娜 刘雅兰 孙 婷 杜松星 杨 婕
杨小冉 杨思秋 李 享 李艺清 里大伟
吴 岩 汪晓凡 张世红 张录法 张玲华
张思文 陈 宁 陈 晨 陈 超 罗 杰
罗彦海 金 飒 郑 项 郑秋莹 孟 开
赵汉青 荆 娟 胡 丹 胡安霞 钟筱兰
侯木舟 侯胜田 徐 敢 徐晓新 郭梦颖
唐莉莉 黄友良 梁志刚 董美佳 蒋 锋
韩 炜 韩雪飞 焦科兴 蓝韶清 裴中阳
管明林 谭 鹏 熊 力 翟 兴 薛暖珠
魏 岚

秘 书 长：李艺清 管明林
副 秘 书 长：王天琦 陈良钦 董美佳
秘书处成员：王海星 刘娜娜 杨思秋 李 享 张玲华
郭梦颖 焦科兴 薛暖珠

《中国互联网医院发展报告（2023）》

研创课题组

组　　　长：侯胜田　蓝韶清

副 组 长：韩　炜　郑秋莹　韩雪飞

课题组成员：（按姓氏笔画排序）

卫建营	马骋宇	王　威	王　辉	王天琦
王丹丹	王仕锐	王伊光	王沁翔	王海星
白　玲	包鹏飞	兰　钊	宁伟东	冯智春
毕浩清	刘　皖	刘　薇	刘永东	刘昊鹏
刘美岑	刘娜娜	刘雅兰	许　睿	孙　婷
杜松星	杨　婕	杨小冉	杨思秋	杨彦彬
李　享	李久玖	李艺清	李逸文	里大伟
吴　岩	时生辉	佘静怡	汪晓凡	张世红
张录法	张玲华	张思文	陈　宁	陈　晨
陈　超	陈智立	罗　杰	罗彦海	金　飒
郑　项	郑秋莹	孟　开	赵汉青	赵宏扬
荆　娟	胡　丹	胡安霞	钟筱兰	种潼薇

侯木舟	侯胜田	聂亚青	贾　琼	徐　敢
徐晓新	郭梦颖	唐莉莉	黄友良	梁志刚
董妍婷	董雨桐	董美佳	蒋　锋	韩　炜
韩雪飞	焦科兴	蓝韶清	裴中阳	管明林
谭　鹏	熊　力	翟　兴	薛暖珠	魏　岚

《中国互联网医院发展报告（2023）》
主要编撰者简介

侯胜田 　管理学博士，北京中医药大学教授、国家中医药发展与战略研究院健康产业研究中心主任。兼任上海交通大学健康长三角研究院健康旅游研究中心主任、北京中医生态文化研究会健康旅游专业委员会会长、世界中联国际健康旅游专业委员会副会长、中国老年学和老年医学学会国际旅居康养分会副主委、世界中联医养结合专业委员会副会长、中国中医药信息学会医养居分会副会长、"健康经济与管理系列"蓝皮书总主编。研究方向：健康经济与管理、康养休闲旅游、医院领导力与管理。发表研究领域论文 90 余篇，出版专著和教材 20 余部，承担过多项国家级和省部级社科基金课题。主持研创"中国森林康养基地发展指数""中国中医药健康旅游目的地发展指数""中国康养旅居目的地发展指数"和"中国温泉康养基地发展指数"等中国式康养产业指数系列。

蓝韶清 　三级研究员，广州中医药大学博士研究生导师，广东中医药博物馆馆长，全国科普工作先进工作者，首批国家健康科普专家库成员。兼任中国民族医药协会中医药（民族医药）博物馆专业委员会会长、中国民族医药协会健康科普分会副会长、广东省文物鉴定委员会委员、广东省非物质文化遗产保护工作专家委员会委员等。长期从事中医药文化研究、健康科普研究，主持省部级课题 12 项，发表学术论文 30 余篇；主编《岭南文化辞典·中医药卷》，副主编《通俗中医药丛书》获广州市第二届优秀科普作品一等奖、"中医中药中国行"活动最佳科普作品奖。

韩　炜　工商管理硕士、医疗健康管理在读博士生，亚洲生活方式医学研究院院长。曾任医疗健康领域上市公司总裁。亚洲生活方式医学研究院是经香港特别行政区政府批准设立的非营利机构，是以生活方式缓解和逆转慢病为研究方向的国际化高端民间智库。

郑秋莹　南开大学博士，美国 Bentley University 访问学者，北京中医药管理学院副教授、健康与医药产业管理教研室主任，国家中医药发展与战略研究院研究员。主持国家自然科学基金、北京市社会科学基金等省部级以上课题多项，入选北京高校青年英才计划、北京市国家治理人才项目。兼任国家自然科学基金委同行评审专家、科技部现代服务业评审专家、《管理评论》及《心理科学》等期刊同行评审专家。

韩雪飞　管理学博士，现就职于天津中医药大学管理学院，主要研究方向为创新创业管理、中医药创新管理，参与项目获科技部提名国家科技进步一等奖。《中医药健康旅游绿皮书》常务编委，在加入天津中医药大学管理学院之前曾从事研究顾问及企业管理工作，负责过多个土地整理、工业园区开发、主题公园及综合体项目的策划及拓展工作。

摘　要

　　《中国互联网医院发展报告（2023）》是国内关于互联网医院发展的综合报告。本报告注重专业性、实证性、前瞻性、时效性、热点性，基于互联网医院发展现状和大量数据，分析互联网医院未来发展趋势。本报告旨在引导行业协调发展，传播互联网医院发展模式，引领互联网医院高质量发展，对于了解互联网医院发展现状，制订互联网医院发展计划，强化专业品牌形象，具有积极、重要的价值。

　　《中国互联网医院发展报告（2023）》是互联网医院发展研究领域的重大成果。本报告采用文献研究、实地研究、问卷调查、专家访谈、比较研究等综合研究方法，从中国互联网医院总体发展现状、运营管理现状、技术应用现状以及评价监管等多个维度进行了研究与分析；此外，还介绍了国内外互联网医疗、互联网医院发展经验，探讨了对中国互联网医院发展的启示。

　　本报告共分五个部分，具体由1篇总报告和23篇分报告构成。总报告梳理了互联网医院的发展历程，系统分析互联网医院的发展现状，总结互联网医院在发展过程中面临的挑战与问题，并针对性地提出发展策略与建议：强化顶层设计、拓宽业务范畴、培养优秀人才、保证信息安全、优化监管机制。在此基础上，报告对互联网医院的未来发展趋势和前景进行了展望。分报告分为4篇，分别对互联网医院的运营管理、技术应用、评价监管和经验借鉴进行了介绍，并针对存在的问题提出了具体建议。

运营管理篇（HB.02－HB.09）包括8篇分报告，主要介绍中国互联网医院市场客体的多样化的服务模式和主体的就医行为。《互联网医院慢性病管理模式的探索与实践》（HB.02）不仅分析总结了国内外慢性病管理模式，结合慢性管理的三个关键服务节点，分析了互联网医院慢性病管理实践案例的创新性和有效性，还根据当前存在的挑战，提出互联网医院慢性病管理的建议。《互联网医院药事管理现状、问题及政策建议》（HB.03）系统分析了中国互联网医院药事管理的发展现状，认为其存在不同程度的体制机制障碍或质量安全隐患，并提出多种措施，如拓展药学服务范围，发挥政府管理与市场机制的有机协调、拓宽互联网医院医疗服务范围、探索数据集中管理平台的构建等。

《互联网医院云药房的药品配送模式》（HB.04）分析了互联网医院云药房的药品配送模式发展现状，进一步提出互联网医院云药房药品配送模式发展的对策建议，如完善法律监管体系、培养专业化医药物流人才队伍、实现药品配送过程可追溯、保障信息安全、重视隐私保护和提高患者认可度，以期为优化互联网医院云药房的药品配送健康可持续发展献言献策。《互联网医院医保支付系统应用及防范》（HB.05）通过政策调研、专家访谈、大数据分析等方法，对互联网医院医保支付系统发展现状和需要防范的风险进行综合分析，认为下一步互联网医院医保支付系统应推动标准制定，防范安全风险；增强监管力度，防范经济风险；开放多方合作，互惠健康发展。

《互联网医院模式下的医联体分级诊疗服务探索及实践》（HB.06）认为：基于互联网医院模式下的医联体分级诊成为目前发展的趋势和方向，在实践中仍存在发展定位尚不明确、三医协同不畅、用户参与积极性不高、内部利益分配机制不完善、医疗数据安全监管难度大等问题。《传统线下医院自建互联网医院的管理洞察》（HB.07）通过文献检索结合平衡计分卡等模型进行分析，阐明互联网医院将成为传统线下医院的标配的必然性，同时就传统线下医院建立互联网医院的路径和模式进行了探索，认为"铁三角"框架有助于互联网医院建设的初步探索，未来企业管理的思维将在互联网医院的建设中发挥重要作用。

《互联网医院O2O服务模式研究及创新建议》（HB.08）对中国互联网医院O2O服务模式总体框架及服务主体进行全面剖析，探索不同互联网医院O2O服务模式应用现状，在此基础上对现阶段互联网医院O2O服务模式的问题进行分析，提出加强互联网医院平台联结、全面优化医药供应体系、建立患者隐私保密机制等对策建议。《互联网医院患者就医行为研究报告》（HB.09）面向患者用户发起调研，深入挖掘患者对互联网医院的认知、在线就医行为偏好以及影响互联网医院患者就医行为的因素，从互联网医院需求端解析患者就医行为，寻找互联网医院发展痛点，推动中国互联网医院高质量发展。

技术应用篇（HB.10－HB.15）包括6篇分报告，主要介绍人工智能、隐私计算等信息技术在互联网医院的具体应用。《人工智能技术在互联网医院中的应用现状调研报告》（HB.10）在系统分析人工智能技术在互联网医院应用的相关文献的同时，运用案例分析法分析中国东部、中部和西部的三家首批上线的互联网医院人工智能技术的应用情况，总结目前人工智能技术应用在互联网医院中存在的一些问题，并就此提出了针对性的意见和建议。《元宇宙视域下互联网医院的机遇、挑战与发展路径》（HB.11）在分析元宇宙和互联网医院概念、特征及其研究现状的基础上，探讨元宇宙视域下互联网医院的机遇、挑战和发展路径，以期为元宇宙在互联网医院中的应用研究提供借鉴参考。

《隐私计算在互联网医院医疗信息隐私保护中的应用》（HB.12）重点论述了互联网医院医疗信息隐私保护的必要性，以及当前主要的隐私计算技术，如通用加密技术、对称加密技术、非对称加密技术（ECC 与 RSA）、Hash 函数、联邦学习技术、基于区块链的群体学习技术、同态加密技术、零知识证明技术等。《人工智能在运动损伤远程诊疗中的应用与实践报告》（HB.13）根据人工智能在运动损伤诊疗前、中、后涉及的相关医疗 AI 细分领域进行分类，梳理现有的技术发展状况及相关产品的市场化情况，对人工智能在运动损伤远程诊疗中的应用与实践进行概述。

《远程可穿戴设备在心脏康复中的运用》（HB.14）系统分析远程可穿戴设备在心脏康复中的个性化运动指导、药物监测与指导、饮食管理和睡眠、心理调适等运用，提出包括如何建立统一的数据分类和评估体系等在深化应用过程中需要解决的问题。《统一密码服务平台在互联网医院服务体系中的应用》（HB.15）提出密码是保障网络与信息安全的核心技术和基础支撑，从需求分析、建设依据、建设原则、建设目标、方案设计、应用支撑方案设计和系统特点等方面具体介绍了统一密码服务平台在互联网医院服务体系中的具体应用。

评价监管篇（HB.16 – HB.20）包括 5 篇分报告，主要介绍与分析了中国互联网医院的监管政策、监管机制、监管风险等。《互联网医院准入与监管政策研究》（HB.16）针对互联网医院准入和监管的政策进行了归纳整理和解读，同时通过文献计量研究探讨中国互联网医院的研究热点及趋势，为推进互联网医院相关领域的研究和可持续发展提供借鉴和参考。《互联网医院监管机制研究与对策建议》（HB.17）对互联网医院监管的三个阶段，即事前监管阶段、事中监管阶段与事后监管阶段进行分析，总结互联网医院监管机制现存的问题并提出针对性的对策建议。

《互联网医院诊疗监管风险与合规研究》（HB.18）通过探析互联网医院诊疗的监管制度，对发达国家互联网诊疗的监管合规进行考察，总结互联网医院诊疗合规风险点，提出互联网医院诊疗的合规应对措施，对我国互联网医院诊疗合规体系建设与健康发展具有重要参考价值。《互联网医院诊疗服务流程与管理制度研究》（HB.19）系统分析互联网医院诊疗服务流程与管理制度，指导和规范互联网医院的建设和发展。《基于患方视角的互联网医院竞争力评价体系及应用》（HB.20）对北京中医药大学侯胜田教授研究团队研制的基于患方视角的互联网医院评价指标体系及其应用进行了概要介绍，该评价指标体系有望成为评价中国互联网医院发展的有效工具。

经验借鉴篇（HB.21-HB.24）包括4篇分报告。《互联网中医医院发展现状与发展策略》（HB.21）聚焦中国各省市中医院开展"互联网+"医疗服务的现实情况，总结中国现阶段互联网中医院发展特点，并对当前互联网中医院的发展思路、政策指导、阶段布局和模式创新等方面提出发展建议。《北京市互联网医院发展现状与展望》（HB.22）通过对北京市互联网医院和互联网诊疗批准情况、互联网诊疗服务和管理、信息平台建设现状进行调研分析，发现不同类别和级别的医疗机构互联网医院服务发展不平衡、互联网诊疗服务有待提升、互联网诊疗信息平台建设有待加强。

《美、澳、英互联网医疗服务的国际经验与启示》（HB.23）简要介绍美国、澳大利亚、英国互联网医疗服务的发展情况，并对部分典型进行剖析，总结国际成熟经验，为中国互联网医院的发展提供借鉴。《日本偏远地区互联网医疗服务实践与启示》（HB.24）介绍了日本偏远地区医疗发展现状和互联网医疗（异地医疗）的发展历史和发展，并以新潟佐渡岛互联网医疗为例，梳理并总结项目实施背景、网络系统设备配置、系统架构模块、系统实施效果以及全岛的医疗互联网平台"佐渡向日葵网"平台的系统架构模块。通过对日本偏远地区互联网医疗进行分析，探讨互联网医疗未来发展趋势和对中国互联网医疗服务平台的期盼。

关键词：互联网医疗；互联网医院；发展现状；发展趋势

目　录

伍　经验借鉴篇

壹

总 报 告

HB. 01 互联网医院发展现状和创新路径

侯胜田[①]

摘　要： 作为互联网医疗健康产业的重要的组成部分，互联网医院发展态势良好。互联网医院的快速发展对于改善患者就医体验、提升医疗服务质量、推动医疗产业变革方面发挥了积极作用。本报告通过梳理互联网医院的发展历程，从运营管理、技术应用和监督评价方面系统分析互联网医院的发展现状，总结互联网医院在发展过程中面临的挑战与问题，并针对性地提出发展策略与建议：强化顶层设计、拓宽业务范畴、培养优秀人才、保证信息安全、优化监管机制。最后在此基础上提出互联网医院的未来发展方向，以期为互联网医院的可持续、高质量发展提供一定的参考性。

关键词： 互联网医院；发展现状；创新路径；未来展望

在全球新一轮科技革命与产业变革中，互联网与社会经济各个领域的深度融合发展已经成为不可阻挡的时代潮流。中国紧跟时代步伐，充分把握"互联网＋"战略机遇期，推进互联网、云计算、大数据等信息技术在社会经济领域的创新应用。医疗健康行业也深受其影响，迈入"互联网＋医疗健康"的新时代。国家出台系列政策推动互联网医疗产业的发展，积极探索互联网医疗发展道路，推出互联网医疗健康示范省，先行先试，积累发展经验。

作为互联网医疗产业发展的重要内容，互联网医院是医疗健康产业变革的创新产物，也是推动医药卫生体制改革的重要举措。国家重视互联网医院的发展，相关政策红利不断涌现，国家有关部门陆续出台相关政策和指导意见，规范互联网医院的日常运营、监督管理等工作，推进互联网医院发展。互联网医

[①] 侯胜田，管理学博士，北京中医药大学管理学院教授，研究方向：健康经济与管理、互联网医院管理、医院领导力与管理。

院在新冠肺炎疫情防控中扮演着关键性的角色，线上诊疗优势凸显，高效、便捷的服务日益受到患者青睐。

互联网医院为医疗健康服务产业的发展带来了新的机遇。以互联网为平台为患者提供医疗健康服务有助于提升医疗质量、提高医疗效率、降低服务成本、优化资源配置，满足人民群众日益增长的多样化医疗健康服务需求。但互联网医院建设、运营过程中也面临着一定的挑战和风险。因此，本报告通过梳理互联网医院的发展历程，从运营管理、技术应用和监督评价方面系统分析互联网医院的发展现状，总结互联网医院在发展过程中面临的挑战与问题，并针对性地提出发展策略与建议，以期为互联网医院的可持续、高质量发展提供一定的参考性。

一、互联网医院发展历程

在 21 世纪初期，医学界和社会有识之士意识到互联网在医疗领域的重要价值，创建 39 健康网、好大夫在线、春雨医生等医疗服务平台，主要开展健康咨询或预约挂号等单项医疗服务。2014 年，广东省网络医院依托广东省第二人民医院的应用信息化技术平台，开展在线诊疗、健康咨询等远程医疗服务。

2015 年，互联网医院概念首次出现，随后迅速扩展。适逢国家推行"互联网＋"行动计划，很多医疗机构和相关企业也看到了互联网带来的效率优势与发展机遇，积极拥抱互联网已成为医疗健康服务行业发展的共识。全国首家互联网医院——乌镇互联网医院在 2015 年启动运营，依托线下实体医院，开创大规模在线处方、在线复诊、远程会诊等系列融合式创新服务，基本实现互联网医院的雏形。

从 2016 年开始，中央和地方各级政府先后发布系列推动互联网医院发展的相关政策和规范，为互联网医院的发展营造了良好的宏观环境。国家卫生健康委员会规划与信息司出台《关于深入开展"互联网＋医疗健康"便民惠民活动的通知》，鼓励发展互联网医院；国家卫生健康委员会发布《互联网医院管理办法（试行）》明确互联网医院的合法地位，提出规范互联网医院建设的相关举措等；国家卫生健康委员会、国家中医药管理局发布《互联网诊疗监管细则（试行）》，明确互联网诊疗过程中对于医药、医疗、医技等的监管要求。各级地方政府结合当地实际医疗服务水平和经济实力制定了一系列政策，鼓励互联网医院的发展。

2019 年以来，互联网医院优势显现，自此迎来了加速发展期。互联网医院改变了传统的就医模式，以互联网为依托为患者带来高效、便捷的医疗健康服务，日益受到患者的青睐和社会的关注。实体医疗机构、企业等纷纷布局互联网医院，在线问诊需求持续增长。截至 2022 年 6 月，中国互联网医院已经超过了 1700 家，截至 2022 年 12 月，互联网医疗用户规模达 3.63 亿人，同比增长 21.7%。

二、互联网医院发展现状

互联网医院是指运用互联网和信息技术手段，借助于一家或多家医疗实体或自有医疗资源，提供门诊及其他形式的医疗健康服务平台。互联网医院通过依托在线诊疗平台，将线下医疗服务延展至患者家中，精准对接医疗健康服务需求，为患者提供高效便捷的医疗服务体验。近年来，互联网医院发展态势良好。接下来将从运营管理、技术应用和监督管理方面具体介绍互联网医院的发展现状。

（一）互联网医院运营管理分析

科学、完善的经营管理模式是互联网医院的持续高效发展的必要条件。随着政策红利不断涌现、信息技术不断进步、资本运作纷纷来临，中国互联网医院的发展逐渐步入快车道，互联网医院的经营管理模式在不断地发生改变。

互联网医院业务范畴不断延展。早期互联网医院提供挂号、问诊等单项医疗服务。随着综合型、中医类、专科类医院以及相关企业纷纷布局互联网医院，其服务内容不断丰富，围绕医疗健康服务链向纵深延展，如常见病和慢性病复诊服务、家庭医生签约服务、药事服务、健康教育等。未来互联网医院将依托先进信息技术，不断探索多元化健康服务的提供，满足人民群众多样化的医疗健康服务需求。

国家明确规定不得对首诊患者开展互联网诊疗。2022 年 12 月，国务院联防联控机制发布《关于做好新冠肺炎互联网医疗服务的通知》明确指出：放开针对新冠症状患者互联网首诊。放开新冠患者互联网医院首诊是特殊时期为减轻线下诊疗压力而制定的对策。如何去摸索实际操作模式，需要更多的政策管理办法出台，从而规避风险，保障互联网医疗有序地进行。

互联网医院运营模式多样化特征显现，具体包括 H 型、H＋I 型和 I 型。H型互联网医院是由实体公立医疗机构发起，通过自建互联网医疗平台，直接面向公众开展互联网服务。互联网医院的建设、运营、管理等均由实体医院主导，互联网企业仅提供技术支持。H＋I 型互联网医院是由一家或多家实体医院和互联网企业共同发起，互联网企业建设第三方平台，实体医院安排医务人员在平台上开展线上服务，并负责线下的连续性诊疗。I 型互联网医院是指由一家互联网企业发起，依托其互联网医疗平台，建立或收购一些社会办实体医疗机构，集聚各地医生资源，医生在平台以多点执业的方式提供互联网诊疗服务。

（二）互联网医院技术应用分析

人工智能、5G 技术和大数据等信息技术是互联网医院可持续发展的重要支撑。5G 即第五代移动通信技术，具有高速率、低时延等特性。5G 互联网医院将凭借个性化诊疗大数据服务能力，构建起互联、协同、智能、精准的互联网医疗全景生态，高清视频远程会诊、远程手术、远程医疗教学等新兴业务将助力互联网医院的发展。2020 年年初暴发的新冠疫情客观上也对 5G 的应用和普及起到了推动作用，5G 结合 4K/8K、AR/VR 等技术助力各地医疗机构抗击疫情。[1]

人工智能技术与互联网医院的融合也不断加深。随着人工智能领域的语音交互、计算机视觉和认知计算等技术的逐渐成熟，人工智能应用场景越来越丰富。智能导诊、智能问诊、智能处方审核、智能医疗数据管理等业务开始出现在互联网医院平台。人工智能技术在互联网医院领域的应用，有助于提升医疗水平，提高医疗效率，推动互联网医院的规范化、专业化、高质量、可持续发展。

大数据技术在医疗领域的应用广泛。患者在疾病防治、健康管理过程中会产生个人属性数据、健康状况数据、医疗应用数据、医疗支付数据等。通过对非结构化数据和实时监测数据分析，有利于提高临床决策的准确性，满足患者的健康服务需求；与此同时，也为科学研究提供了丰富的数据支撑。隐私计算技术为互联网医院的数据安全提供保障。人工智能、物联网、5G、IPv6、量子计算、数据技术、区块链等能量迸发均是基于互联网带来的技术与应用的融合、创新、突破和提升。

（三）互联网医院评价监督分析

有效的监督管理是保障互联网医院发展的关键。2018 年 7 月，国家卫生健康委员会和国家中医药管理局发布《互联网医院管理办法（试行）》，对互联网医院的准入管理、监督管理作出规定。其中，国家明确要求在审批互联网医院前，要先建立省级的互联网医院医疗服务的监管平台。[2] 这是国家对互联网医院监管方式的创新举措。同年 12 月，国内首个省级互联网医疗行业监管平台——四川省互联网医疗监管平台正式上线，提供注册备案服务、监督管理服务和动态监测服务。截至 2021 年，30 个省份已建互联网医疗服务监管平台，提升线上的监管能力。

2022 年，国家卫生健康委员会办公厅和国家中医药管理局办公室联合发布《互联网诊疗监管细则（试行）》，加强互联网诊疗监管体系建设。具体内容包括以下几方面。首先，对开展互联网诊疗活动的医疗机构提出监管要求，具体包括监管方式及内容，明确了部门设置、管理制度、患者知情同意、社会监督、评价和退出机制等相关要求。其次，对开展互联网诊疗活动的医务人员提出监管要求，包括医务人员身份与资质认证、培训考核、注册备案等相关要求。再次，对互联网诊疗的业务活动提出监管要求，包括实名制就诊、接诊与终止条件、电子病历管理、药品管理、收费管理、行风建设、数据接口、数据保存等相关要求。最后，还明确了互联网诊疗活动的医疗质量、患者安全、网络安全、信息反馈渠道等监管责任要求。

新医改以来，完善医院服务质量评价体系，促进健康医疗服务业的质量监管水平提升成为政府卫生行政部门工作的重要内容。2018 年出台的《互联网医院管理办法（试行）》意义重大，其中包含了《互联网医院基本标准（试行）》的相关内容，从诊疗科目、科室设置、人员、房屋与设备、规章制度这五个方面对互联网医院的建设做出规定。《全国医院信息化建设标准与规范》《医院智慧服务分级评估标准体系（试行）》也为互联网医院的规范化建设发展提供了一定的借鉴。2021 年北京协和医院发布了全国首部互联网医院管理技术规范，这是北京协和医院在互联网医疗领域的探索与实践，为业内同行提供参考的同时，也为上级制定行业规范提供了参考。

三、互联网医院发展面临的挑战

（一）缺乏相关标准，配套措施不完善

现已发布的文件中针对互联网医院的专项政策数量较少，缺乏标准化的互联网医疗服务流程和诊疗规范；现阶段互联网医院的运营主要是由医院信息处负责，独立设置的互联网医院运营管理机构缺乏，不利于互联网医院可持续发展。互联网医院相关配套政策不完善，尤其是医保支付政策。医保支付是影响患者就医选择的重要因素，目前国家出台了相关政策促进互联网医保支付的实现，但是线上医保支付尚未普及。[3]

（二）业务范畴较窄，同质化特征显现

作为新兴业态，中国互联网医院发展尚处于起步阶段。互联网医院多数以线下综合型医院为依托，中医医院、专科类医院互联网医院数量相对较少。互联网医院发展同质化问题较为严重，多数互联网医院侧重于提供健康咨询、预约挂号等便民服务，缺乏核心医疗业务的开展；诊疗范围局限，仅限于常见病、慢性病复诊业务，尚未发挥互联网医院的价值。

（三）专业人才缺乏，运营有待改进

医生多点执业政策的开展为互联网医院集聚专业医师、开展线上医疗服务提供了条件。但线下医疗工作任务繁多、相关激励机制的缺乏、在线诊疗操作能力不足等因素导致专业医师参与互联网医院诊疗服务的积极性不高。作为新兴融合业态，兼具医疗和信息技术知识还有运营管理经验的综合型人才缺乏，影响互联网医院的发展。

（四）基础条件不一，信息保护不力

信息化建设是互联网医院建设运营的基础。现阶段，存在部分医院限于资

金、人才等因素，信息化建设较为落后，导致各级医院信息化水平参差不齐。[4]
随着医疗领域信息化、智能化和精细化程度的提高，患者的信息安全风险也越来
越大。此外，由于医疗数据结构与接口尚未实现标准化等原因，无法促进不同
医疗网络之间的信息共享与大数据挖掘，阻碍了互联网医疗的进一步发展。[3]

（五）监管政策不完善，监管机制不健全

国家层面尚未出台相应的互联网医院监管法律法规。当前互联网医院的监
管依据主要以《互联网诊疗监管细则（试行）》这一规范文件为主，其并不属
于法律规范，效力层次低。其次，关于互联网医院准入门槛、从业规范等相关
标准并未建立，没有明确医疗机构与合作企业，医生和在线问诊平台的责任划
分。互联网医院内部也尚未建立自身的监督管理体系，行业组织也尚未参与到
互联网医院监管活动中。

四、互联网医院发展策略与创新路径

（一）强化顶层设计，完善配套措施

政府政策保障互联网医院的发展。国家应编制互联网医院专项发展规划，
统筹考虑互联网医院全国布局，引领互联网医院的发展；出台互联网医院诊疗
业务流程管理、互联网医院医疗质量管理等法律规范，指导互联网医院的发
展。部分互联网医院建设先行省可积极制定相应的管理规范，先行先试，为在
全国范围内推广积累经验。[5]互联网医院应结合自身的发展实际，制定完善的
规章制度，规范互联网医院的运营管理；设置独立的管理机构，承担互联网医
院运营管理的工作。

完善医保支付政策，明确规定医保支付范围、报销比例；健全互联网医
院医保政策，完善医保系统，建立配套的使用指导方法；制定线上药品医保
目录，逐步实现医保脱卡。此外互联网医院可跨越时空限制，其对于异地结
算、医保信息共享也提出了更高的要求，通过建立统一医疗保障业务标准和
技术标准，建立统一的医疗保障信息系统，实现全国医疗保障信息的互联
互通。[6]

（二）拓展业务范围，打造特色品牌

互联网医院在发展的过程中，通过系统分析所在区域医疗环境，明确自身定位，避免同质化竞争，探索互联网医院差异化医疗服务模式。综合医院、中医医院和专科医院应围绕患者个性化需求，创新技术应用，开展互联网特色在线诊疗服务；优化诊前、诊中、诊后医疗健康服务诊疗流程，提供高质量、全周期的在线医疗服务，保证医疗服务的连续性。

互联网医院平台发展有利于医师个人品牌的建立。医师个人品牌的建立也有助于医院塑造品牌形象，扩大医院的知名度。互联网医院扩大影响力的途径，除了建立医师品牌外，还应启动互联网医院品牌建设工作，构建品牌推广平台，多层次、多形式、多渠道、多方面提升医院的知名度和影响力。

（三）加强人才储备，保障常态运行

高等院校积极开设相关专业，健全相关学科建设，探索专业复合型人才培养模式，加大培养力度，为互联网医院发展储备人才；行业协会应积极探索开展互联网医院人才培训班，对医务人员参与互联网诊疗提供技能培训，提升在线诊疗服务能力。互联网医院应优化人才晋升渠道和薪酬待遇，吸引优质技术人才，提高参与互联网医疗业务的积极性。

在日常运营中，注重各科室在互联网医院平台的建设，对医生科学合理排班，既能满足线上患者问诊需求，也能满足线下患者的健康需求。[7]依托互联网医院平台，定期开展义诊、名师讲堂等系列特色活动，增强互联网医院平台吸引力，提升患者活跃度，保障互联网医院的常态化运营。

（四）完善基础条件，保证信息安全

现阶段，部分互联网医院的硬件配套设施尚不能满足医疗工作需求。国家应出台相关政策，加大对医院信息化的投入，改善基础设施和设备，保障互联网医院运行的稳定性。与此同时，也应推进较为落后地区的互联网医院建设，增强远程会诊的可及性和稳定性。医院也应引进相关技术型人才，为互联网医院的建设提供保障。

信息安全是互联网医院运行的重要保障。建立健全互联网医院信息安全管理制度，明确信息安全管理的要求，从制度上保障互联网医院的正常运转与信息安全。通过升级安全技术手段，定期进行全网系统病毒查杀工作，严格配置高端防火墙，增强防护能力。为了保护患者的隐私，在通过数据脱敏实现个人数据的匿名化同时也应做好数据分级分类工作。

（五）优化监管机制，加强监管力度

国家及地方政府应积极推进互联网医院监管平台建设，制定监管标准，实行线上线下一体化监管。完善诊前准入监管机制，统一资质审核标准，严格把控准入条件；健全互联网医院医疗纠纷和事故处理机制，明确界定各主体的责任；鼓励参与患者监督，拓宽患者反馈渠道，保障患者个人权益。

构建多元协同的监管体系，除省级互联网医疗服务监管平台外，相关行业协会也应参与互联网医院监管活动或者对线上诊疗医师进行监管，互联网医院内部也要建立自身的监督管理体系，建设监督管理部门，保障互联网医院的发展。创新数字化监管工具，开发监管信息系统、线上实时监管等监管工具效能，实现互联网医院的全流程、智能化的实时监督管理。

五、总结与未来展望

互联网医院是指运用互联网和信息技术手段，借助于一家或多家医疗实体或自有医疗资源，提供门诊及其他形式的医疗健康服务平台。作为医疗卫生服务体系的重要组成部分，互联网医院有助于提升医疗质量、提高医疗效率、降低服务成本、优化资源配置，满足人民群众日益增长的多样化医疗健康服务需求。

自互联网医院概念提出至今，经过多年的发展，全国各地互联网医院平台陆续上线，至今已有超1700家互联网医院获批正式运营。互联网医院在新冠肺炎疫情防控中发挥了重要的作用。在国家政策支持下，互联网医院拥有广阔的发展前景。通过梳理互联网医院的发展历程，系统分析互联网医院的运营管理、技术应用和监督评价的发展现状，互联网医院取得了一系列的发展成效，但在发展过程中也存在着一些问题与障碍。为了推进互联网医院的可持续发展，运营管理方面，需强化顶层设计、完善配套措施，拓展业务范围、打造特

色品牌，加强人才储备、保障常态化运营；技术应用方面需完善基础条件，保障信息安全；监督管理方面需优化监管机制，加强监管力度。

近年来，互联网医院发展态势良好。国家出台系列政策，推动互联网医院的发展，为实体医院与相关企业布局互联网医院的建设与运营提供保障。现阶段的互联网医院作为实体医院的补充，互联网医院的高速发展有效补充了线下实体医疗机构的短板，缓解了线下优质医疗资源和患者需求不匹配的问题。随着人民群众就医观念的转变和相关配套措施的完善，互联网医院渐成为人民群众就医新选择。未来，互联网医疗需长期深耕。随着相关技术的迭代和产业改革的持续深入推进，互联网医疗大有可为。

未来，科技赋能互联网医疗产业，互联网医院技术应用将不断创新。可穿戴设备、5G 技术、大数据、物联网等新技术在互联网医院平台的应用，助力互联网医院朝着智慧化、精准化方向发展。例如美国人工智能研究实验室 OpenAI 新推出智能聊天工具 ChatGPT，其具备"生产内容""智能聊天"功能，未来有望被应用于医疗卫生领域。ChatGPT 在互联网诊疗场景的应用将有助于提高诊疗效率和提升治疗水平。

未来，互联网医疗将为构建新型医疗生态圈注入强大活力。强化核心诊疗业务，提供针对不同年龄段、不同疾病的全病程管理服务，探索健康科普、健康直播、健康资讯、健康随访等健康管理服务；创新诊疗服务模式，推动线上与线下服务、院内与院外业务协同。互联网医疗产业的发展对产业格局的变化产生了深远的影响。例如，药企均在积极布局数字医药营销。随着互联网医疗的不断开展，将会催生新的行业或职业，如健康照护师等。

参考文献

［1］葛涵涛，陆烨晔 . 5G 在智慧医疗领域的应用与发展［J］. 信息通信技术与政策，2020（12）：15 – 20.

［2］石金铭，翟运开，卢耀恩，等 . 河南省互联网医疗服务监管平台设计与实践［J］. 中华医院管理杂志，2020，36（7）：5.

［3］周莉，吴琴琴，廖邦华，等 . 互联网医院运行现状与发展思路［J］. 中国医院管理，2019，39（11）：58 – 60.

［4］张磊，张亚男，孙衍果，等 . 互联网医院发展存在的问题与对策研究［J］.

中医药管理杂志，2020，28（16）：229－231.

［5］杜学鹏，吴晓丹，贾宏明．互联网医院发展的问题识别与对策［J］．卫生经济研究，2021，38（01）：22－25.

［6］刘丽静，邓鑫，许克祥．我国互联网医疗的发展现状与运行机制研究［J］．卫生软科学，2021，35（06）：32－34＋44.

［7］刘晶．新形势下公立医院互联网医院发展的机遇与挑战［J］．江苏卫生事业管理，2020，31（11）：1397－1400.

［8］王晓波，李凡．中国互联网医院发展的现状及规制［J］．卫生经济研究，2020，37（11）：23－25.

［9］王磊，谢宇航，杨海龙，等．基于 PESTEL 模型的互联网医院发展环境分析与对策［J］．中国卫生质量管理，2021，28（09）：4－8.

［10］蒋未娜，邱智渊，王佳飞，等．医院"互联网＋医疗"服务现状及 5G 时代医院信息化发展战略研究［J］．中国医药导报，2020，17（10）：169－172＋176.

［11］胡晓华，易王瀚．我国互联网医院业务模式回顾与展望［J］．健康中国观察，2020（09）：76－80.

贰

运营管理篇

HB.02 互联网医院慢性病管理模式的
探索与实践

韩 炜① 蒋 锋② 罗彦海③

摘 要：通过分析国内外慢性病管理模式，描述中国互联网医院慢性病管理的实践，归纳总结出互联网医院慢性病管理的三种模式，包括以大型公立医院为依托的互联网医院慢性病管理模式、以技术平台为依托的互联网医院慢性病管理模式、以开放型医联体平台为依托的互联网医院慢性病管理模式。结合慢性病管理的 3 个关键服务节点，分析互联网医院慢性病管理实践案例的创新性和有效性，并以糖尿病为例，分析互联网医院慢性病管理模式的实践价值。最后根据当前存在的挑战，提出了互联网医院慢性病管理的建议，包括加强多学科诊疗和生活方式干预措施、智能可穿戴设备的使用等，以改进慢性病服务质量与患者健康结局。

关键词：慢性病管理；互联网医院；模式；挑战；建议

全世界有1/3的成年人罹患两种或者两种以上慢性病，随着老龄化的进展，这种趋势还在持续增长。从发病率、死亡率、对个人生活质量的危害和疾病负担的角度看，慢性病正在成为全球健康的最大挑战。慢性病管理可以提高疾病管理效率、改善患者健康结局。随着互联网技术的快速发展，互联网医院在慢性病管理方面亦做出了有益的探索，但同时存在亟须解决的一系列问题。

---

① 韩炜，医疗健康管理在读博士生，亚洲生活方式医学研究院院长，研究方向：生活方式医学、互联网医疗、大健康生态战略构建、大健康产业投资。

② 蒋锋，医学博士，上海交通大学健康长三角研究院医疗管理与评价研究中心执行主任，研究方向：医疗管理、卫生政策。

③ 罗彦海，医疗健康管理在读博士生，亚洲糖尿病防治研究院副院长，研究方向：数字医疗、非药物缓解 2 型糖尿病、青少年非药物减重。

一、慢性病管理模式分析

据世界卫生组织统计，全球前十大死因中慢性病占据 7 个，因慢性病死亡人数占比为 73.6%，全世界约有 1/3 的成年人罹患两种或者两种以上慢性病。[1]随着老龄化的进展，慢性病带来的疾病负担持续增长，从发病率、死亡率、对个人生活质量的危害、经济负担和医疗支出成本看，慢性病正在成为全球健康的最大挑战。[2]

对于慢性病的管理，国际上广泛使用理模式有 3 种：慢性病照护模式（The Chronic Care Model，CCM）、慢性病自我管理计划（Chronic Disease Self - Management Program，CDSMP）和创新型慢性病照护框架（Innovative Care for Chronic Conditions Framework，CCCF）。

（一）慢性病照护模式（CCM）

该模式由美国学者 E. H. Wanger 于 1998 年提出。[3]该模式强调发动政府、医务人员及患者参与慢性病管理，把慢性病管理作为公共卫生的重点工作。[4]在该模式中，强调以人为本的团队护理、多学科团队共同为慢性病患者提供护理，所有团队成员持续协作，沟通目标设定。CCM 已被证明是通过实施其 6 个核心要素来提高慢性病护理质量。这 6 个要素分别是：医疗机构、社区卫生服务中心、自我管理支持、决策支持、实施系统设计和临床信息系统。其中医疗机构负责系统的组织和实施，创建以质量为导向的文化，提供安全和高效的照护。社区卫生服务中心利用社区资源以支持患者，使其积极参与慢性病管理并坚持健康的生活方式。自我管理支持包括患者制订目标和行动计划，正确利用医疗资源保持最佳健康状态。决策支持是指临床指南、循证证据与患者偏好的结合。实施系统保障高效的管理体系与患者自我管理支持相融合。

（二）慢性病自我管理计划（CDSMP）

CDSMP 是一种为期 6 周的基于社区的自我管理教育计划，旨在帮助患者获得信心和技能，以使其更好地进行慢性病自我管理。[5]CDSMP 的实施方法因地制宜，该计划通常包括 6 次周会，每次 2.5 小时。通常有 10 ~ 15 名患者参加会议，另有 2 名训练有素的志愿者主持。主持人旨在帮助参与者做出自己的疾病管理选择，以实现自我选择的目标。会议主题包括运动练习、认知症状管理、社区资源使用方法、药物使用方法、情绪处理方法、与医务人员的沟通方法、解决问题和决策的方法。[6] CDSMP 是一种走向成熟的模式，可以减少医疗资源的利用，增强患者自我效能，提高管理效能。

（三）创新型慢性病照护框架（ICCCF）

CCM 适用于资源充足的发达国家，而中低收入国家面临疾病负担和资源稀缺的双重压力，因此，在整合发展中国家的现行卫生系统和状况之后，世界卫生组织（WHO）基于 CCM 提出了 ICCCF，试图填补 CCM 在发展中国家应用的"空白"，使其更具适应性。

ICCCF 通常是基于 6 个原则，分别为"决策以依据为基础、以人群为重点、以预防为根本、以效能为重点、强调慢性病管理的一体化，强调灵活性和适用性"[4]。在宏观层面上，ICCCF 强调积极防控慢性病的政策环境，强调政府的作用，强调医疗机构分工协作、双向转诊、分级诊疗，强调加大全科医生培养力度，为慢性病管理提供人才保障。在中观层面上，ICCCF 强调社区卫生服务中心筹集和协调资源、采取措施提高公众对慢性病的认识，强调医疗机构提供协同、连续的医疗卫生服务，利用信息系统帮助患者自我管理等。在微观层面上，ICCCF 强调患者及其家庭、社区伙伴及社区卫生服务小组三方的主动、知情和有备无患。[4]

二、互联网医院慢性病管理的背景

（一）互联网医院发展动态

近几年，互联网医院数量和用户规模持续增长，2022 年中国互联网医院超过 1700 家，在线医疗用户突破 3 亿人。

（二）慢性病管理政策动态

为了提高慢性病防控水平，2016 年以来中国出台了一系列政策推进慢性病管理。

2016 年，中共中央、国务院印发实施的《"健康中国 2030"规划纲要》中明确要求，实施慢性病综合防控战略。

2017 年，国务院办公厅发布《中国防治慢性病中长期规划（2017—2025年)》中提出，到 2025 年慢性病危险因素得到有效控制，实现全人群全生命周期健康管理。

2019 年，《国务院关于实施健康中国行动的意见》再次提出，实施心脑血管疾病防治行动和糖尿病防治行动。

2020 年，国家医保局在《关于积极推进"互联网＋"医疗服务医保支付工作的指导意见》中提出，参保人在本统筹地区的"互联网＋"医疗服务定点机构复诊并开具处方发生的诊疗费和药品费，可以按照统筹地区医保规定支付。

2021 年，慢性病管理正式被纳入"国家标准"。国家发展改革委会同国家卫健委等 20 个相关部门共同研究起草了《国家基本公共服务标准（2021 年版)》，慢性病健康管理服务项目列入其中。

2022 年，中共中央、国务院在印发的《扩大内需战略规划纲要（2022—2035 年)》中提出，积极发展"互联网＋医疗健康"服务，健全互联网诊疗收费政策，将符合条件的互联网医疗服务项目按程序纳入医保支付范围。

（三）中国传统慢性病管理模式

中国传统慢性病管理大致可分为 2 类模式，包括契约式管理和自我管理。契约式管理是指医务人员根据病情，采取有针对性的疾病治疗方案，以签约的方式与患者达成服务合同。这种模式重在控制病情的，容易造成"医防割裂"的现象。自我管理则是患者通过医务人员的帮助，自主学习，学会对疾病的自我监测、评估和预防，达到管理疾病的目标。但这种模式耗时较长、持续性差，积极性低、依从性差。

三、互联网医院慢性病管理的模式探索

当前慢性病管理活动正由线下管理模式逐步向"互联网医院"的模式发展。慢性病管理已不再局限于线下的"面对面"服务，而是通过互联网技术和无线网络技术，以移动终端为载体，开展移动互联式的慢性病管理。

互联网医院以实体医院为依托，在慢性病管理中可以为患者提供迅捷的诊疗服务。作为实体医院诊疗行为的延伸和创新，互联网医院不仅实现了远程图文问诊、在线处方、药品配送等功能，还能提供体征监测、随访、运动建议、营养处方、心理咨询等慢性病动态管理的综合解决方案。

互联网医院慢性病管理的服务内容通常包括：病史采集、症状监测、数据存储与分析、药物及生活方式干预等。互联网医院在大数据分析的基础上通过智能化、精细化管理，为慢性病管理的移动化服务提供了技术支持，为患者提供科学的治疗和管理方案，为体检者提供慢性病的预防方案，同时培养体检者的自我管理意识。[6]

结合国际上广泛应用的 3 种慢性病管理模式，中国互联网医院的慢性病管理呈现出如下三类模式。

（一）以大型公立医院为依托的互联网医院慢性病管理模式

与国际上慢性病管理的 CCM 模式类似，部分公立医院的互联网医院做了有益的探索，如四川大学华西医院互联网医院（以下简称"华西互联网医院"）、四川省人民医院互联网医院、吉林大学第一医院互联网医院等。

在该模式中，慢性病管理需要不同部门的医生、护士和药剂师之间的共同参与和协调沟通。在医生层面，以高血压和糖尿病等慢性病为例，需要包括心内科、内分泌、营养科、运动康复、心理咨询等科室的医生共同参与，组成多学科诊疗（MDT）团队。完整的互联网医院管理构架要求线下相关部门在线上履行相同业务的管理和诊疗服务职责。为了保障管理体系的流畅运行，需要医院高层领导总体负责互联网医院的顶层设计、组织构架，各管理部门和业务部门负责人负责业务模式、服务流程、绩效考核、资源组织、事务协调等管理工作。

从信息系统上，互联网医院平台打破实体医院 HIS、LIS、PACS、电子病历等各系统之间的信息壁垒，实现患者线上线下院内诊疗信息数据的互联互通，完整记录每一位患者的流程信息，为智慧化医疗赋能。在患者端，吉林大学第一医院互联网医院在传统就诊卡功能基础上，打造集挂号、就诊、检验检查、支付等功能于一体的电子健康卡，可在线领卡，真正实现"就诊一卡通"。[7]

具体而言，信息系统具有如下的功能：

1. 智能导诊

智能导诊系统，将分诊服务前置于线下挂号预约前，以华西互联网医院为例，由于智能导诊系统具有完备自查能力、专业知识库支撑的 AI 导医导诊系统做支撑，运用语音交互、自然语言理解、医学认知智能与推理技术等，准确收集患者症状描述词句进行线上分诊导诊。[7]

2. 慢性病个人健康档案管理

个人健康档案系统可同步记录患者就医信息，包括用药情况、体检报告等，促进连续性诊疗活动的实现。[8]四川省人民医院互联网医院按不同病种建立慢性病信息化管理平台，通过医疗云数据平台，对区域内慢性病发病情况与治疗情况进行统计分析，实现卫生信息系统效用的最大化。[9, 10]

3. 与医疗智能硬件对接

通过远程监测平台和可穿戴设备对生理数据进行采集，包括血糖、血压、睡眠、体质量、运动、心率等数据，患者将每天的病情变化记录至移动医疗设备的电子病历中，可通过手机、预约平台等设备获得医生的解答。[8]

通过这些信息系统，互联网医院可以根据不同病种的治疗及康复方式，制订个性化的健康管理方案，实现慢性病患者线上签约、线上管理及健康宣教等。[7]并且开展线上多学科诊疗。针对病情疑难、复杂的患者，在保证医疗质量与安全的基础上，华西互联网医院通过多学科讨论的形式，创新性开展线上MDT 诊疗服务。[7]此外，还能开展线上用药咨询，为复诊用药患者提供正确引导，实现合理、高效用药，有效解决患者用药不知药、用药不懂配伍等问题。

实践证明，以大型公立医院为依托的互联网医院慢性病管理具有如下成效：

（1）优化流程。华西互联网医院的智能导诊业务有效分诊了大量预约挂号病人，减少了线下患者聚集性，为疫情防控做出了重大贡献，同时培养了大众线上预约挂号的习惯，还提供了线上疾病自查路径。智能导诊业务还可采集患者病史，节约问诊时间，提高诊疗效率。[7]传统线下就诊流程中，由于患者对疾病知识不足，对医院设置、专家特长不熟，缺乏自我判断能力，导致小病看名医，轻症挂急诊；且大医院科室亚专业划分越来越细，挂错号排错队导致患者就医体验差；医务人员线下导诊交流时间短无法详细描述病情，压力大且效率低。[7]吉林大学第一医院互联网医院的电子健康卡与传统就医模式相比，患者就诊等候时间可节约70%。[7]

（2）提升质量。以患者为中心，多学科专家共诊，为患者提供权威病情解答及最优治疗方案，服务于病情相对复杂、诊治存在疑难的复诊患者。摒弃传统的单科治疗模式，免除了患者多专科反复周转之苦，同时也解决了线下多学科诊疗患者等待时间长、专家时间难统一、缺乏标准化诊治流程等问题。华西互联网医院多学科专家共诊业务上线运行以来深受患者认可，好评率达到98%[7]。

（二）以技术平台为依托的互联网医院慢性病管理模式

在国务院发布《互联网诊疗管理办法（试行）》《互联网医院管理办法（试行）》之后，互联网医疗企业陆续取得互联网医院牌照，成为以技术平台为依托的互联网医院。上市的头部互联网医疗企业的公开财务报表显示，企业能否实现盈利大抵和其"卖药"业务相挂钩。随着国家近年来对互联网医疗行业的监管有所加强，由互联网企业主导的互联网医院，借鉴 CDSMP 模式，开始向慢性病管理和健康管理转型。例如，平安健康（原平安好医生）、丁香医生、春雨掌上医生等平台从普通人群的日常健康需求入手，提供医疗科普资讯服务、在线问诊咨询，通过医学常识辟谣，解决用户的日常健康焦虑，逐渐在用户群中形成了一定的影响力。

从服务管理组织的角度来看，互联网企业主导的互联网医院以企业化运营的方式，打造出科技＋医生资源＋市场化运作的综合竞争优势。以平安健康互联网医院为例，除了本企业自建医生团队外，更多以签约方式和外部医生以及全国各地医院建立广泛的业务合作关系。截至2021年年末，平安健康平台积累来自20个科室超4.9万名内外部医生及营养师、健身教练、心理咨询师的医疗资源。合作医院超3600家，合作药店数达20.2万家。[11]

从信息系统的角度来看，以技术平台为依托的互联网医院在 AI 辅助诊疗方面不断创新。例如，平安健康提供了 AI 疾病风险测评，依据 AI 算法预测用户5年内的疾病风险。在诊前环节，通过自动分析用户主诉，匹配最合适的医生给患者，提升医患匹配度，降低用户等待时间，起到了线下医院导诊台的功能。在诊中环节根据用户主诉，自动匹配相适应的问诊模板，以便医生全面问诊。一方面节省了问诊时间，另一方面也避免医生遗漏关键信息，提升问诊质量。在问诊过程中，通过 AI 识别患者提及的自身情况和疾病种类，由系统锁定、人工判断该患者所询问的疾病是否属于重症，若系统以及人工判断均属于重症，则立即提醒患者线下就医。2021 年平安健康推出了即时音视频线上问诊服务，由平安健康自有医疗团队提供 7×24 小时服务，在 60 秒内回应患者，用户可以与医生"面对面"进行咨询。除此之外，2021 年平安健康在体检产品、挂号服务、线上问诊、商城业务等环节推出 AI 客服，问题解决率达到 85%。

从医疗核心服务的角度来看，平安健康重点推行糖尿病、高血压、超重、肥胖等慢性病管理服务。平安健康的慢性病管理服务是将认知行为模式（CBT）融入生活方式医学慢性病管理方案中。CBT 也被称为认知行为疗法，是通过改善不合理的认知，进而逐步改变用户行为的一种心理干预疗法。这一服务由平安健康组建的四师（临床医生、营养师、健康管理师、心理咨询师）共同提供，从健康意愿、干预策略、激励动作、习惯养成、健康生活方式五个方面对用户进行慢性病管理服务，即：从接触到用户开始，就为用户建立健康意愿档案，并在全流程管理中动态调整标签，同时深度挖掘用户健康需求，选择促进健康意愿的干预策略，融入实时一对一私聊、健康管理提醒、趣味游戏、健康承诺等激励动作。管理过程中，对健康有益的行为被反复激发训练，直至形成习惯，最后在涉及的营养、烟酒、睡眠、压力、运动等多方向建立科学的生活习惯，形成用户专属健康生活方式，最终实现慢性病用户的自我管理。

以技术平台为依托的互联网医院慢性病管理，通过技术能力提高医生效率，提升医疗服务可及性，惠及了更多的患者。例如，京东健康互联网医院 2021 年日均在线咨询量超过 19 万次，截至 2021 年年末"平安健康"App 累计注册用户数达 4.2 亿，累计咨询量超 12.7 亿次。

（三）以开放型医联体平台为依托的互联网医院慢性病管理模式

基于互联网医院的蓬勃发展，开放型医联体平台应运而生，通常包括互联网医疗能力提供平台，以及区域整合型医疗资源平台。

1. 互联网医疗能力提供平台的慢性病管理模式

作为开放型医联体平台，互联网医疗能力提供平台可以提供的服务包括：互联网医院基础设施的建设如软件开发、药品仓储、药品配送、中药代煎等，医疗服务方面包括提供问诊能力输出、全科辅助诊断、远程诊断、电子处方、远程心电、远程影像等业务。

以成都桃子健康为代表的互联网医疗能力提供平台在慢性病管理方面做出了有益探索。桃子健康专为数字医疗产业提供整体建设运营的服务平台，能为创新医疗机构提供覆盖从互联网医院建设和数字医疗业务建设到运营赋能的一站式解决方案。目前已吸引了京东健康、阳光保险、扬子江药业、良医汇、优麦、修正药业、九州通、云开亚美为代表的 50 余家头部医疗入驻，现已成为全国数字医疗领域中覆盖专科较全的城市产业集群。

桃子健康在肿瘤垂直领域搭建了医、患、企综合服务平台。平台覆盖中国20 多万肿瘤专业医生，在全国肿瘤专业医生中的覆盖率超过 85%，并与众多国内外肿瘤学会、肿瘤中心以及全球制药企业深度合作，通过多方资源整合，为 40 余万肿瘤患者提供疾病诊疗、寻医问药资讯和服务，为肿瘤患者的诊疗和生存质量提升创造价值。

桃子健康自身也投身互联网医院慢性病管理服务。桃子健康通过云门诊解决地域限制，将医生直接领到"家门口"。面对线下慢性病患者需要反复就医和多次复诊的情况，互联网医疗更有利于建立从院内到院外、再到家庭的全病程持续性管理，医生在线上对他们的健康行为进行干预、指导，极大程度上增强医患间的黏性，提升患者依从性高。通过线上管理系统，对患者进行高质量的管理，提高患者及家属对于病情的认知，及时跟踪患者情况，做到早筛、早诊、早治。桃子健康管理的慢性病人群患者超 30 万人/月，其中近 60% 的慢性病人群选择线上复诊。桃子健康也是四川省首批民办类医保定点互联网医院，解决了大多数慢性病、常见病的高发人群的慢性病和特病报销难题。

2. 区域整合型医疗资源平台的慢性病管理模式

区域整合型医疗资源平台以区域大型公立医院的互联网为基础，整合区域内各级医院、医生和健康产企业而形成的开放型医联体平台。其中较具代表性的是浙江大学医学院附属邵逸夫医院互联网医院。

该院提出"互联网＋医院联盟＋医生＋健康产业"的模式，应用互联网、大数据和人工智能等技术，以"邵医智慧医疗健康云平台"为核心，整合区域内医疗卫生机构、药械厂商、医保、商保、支付、物流等跨系统医疗健康资源提供方，促进了区域内医院间、医生间以及医疗与其他健康产业间的业务协同和服务联动，在覆盖区域内有力支撑了纵向"省县乡村"四级联动、有效推动分级诊疗政策的落地，截至 2022 年已累计接入浙江省 11 个地区 82 个区市县的 300 余家医疗机构，活跃医生超过 11000 名。[7]邵医智慧医疗健康云平台探索精细化、专科化健康管理的服务路径，试点开展的慢性病管理服务包括：减重管理服务、心内科房颤消融术术后患者随访管理服务等。[7]

四、互联网医院慢性病管理的实践价值

慢性病管理效果取决于医疗服务中的 3 个关键节点，即医学专家支持、患者跟踪管理和个性化干预。[12]从以上 3 个关键服务节点的角度看，阳泉市第一人民医院互联网医院、南京医科大学附属逸夫医院互联网医院、广州医科大学附属第一医院互联网医院、中日友好医院互联网医院、中山大学附属第三医院互联网医院、华中科技大学附属同济医院互联网医院等在糖尿病管理领域分别有不同特色的举措。针对糖尿病这类典型的慢性病，互联网医院不仅能解决其复诊次数多、在实体医院等待时间长等现实痛点，也在糖尿病管理的关键节点和治疗效果上展示出明显的优势和价值。

越来越多的医学实践证明，基于循证的生活方式医学理论指导下的生活方式干预能够显著缓解 2 型糖尿病，通过生活方式干预缓解糖尿病的这一新方向正在医学界得到越来越多的重视。生活方式干预因涉及跨科室诊疗和患者依从性不高等现实障碍，在传统实体医院难以实施，而一部分互联网医院开展的糖尿病管理实践则带来了希望的曙光。

（一）医学专家支持

阳泉市第一人民医院互联网医院在全国较早实现了"互联网＋"的慢性病全流程闭环式管理，把稀缺的专业化医疗资源配置到患者身边，破解了慢性病患者居家无医疗的难题。

广州医科大学附属第一医院互联网医院通过微信小程序，就能让糖尿病患者实现预约线上院内专家，通过图文、语音、视频等方式，随时随地同医生发起交流、问诊。

从检测、评估、干预、监测等方面，华中科技大学附属同济医院互联网医院为糖尿病等慢性病患者提供健康画像、检后咨询、健康监测和管理、线上门

诊指导、健康自评、健康评估等服务，与此同时，有需求的患者也可通过互联网医院预约线下复诊。

（二）患者跟踪管理

华中科技大学附属同济医院互联网医院借助可穿戴设备，如蓝牙血糖仪、蓝牙血压计、十二导联心贴等，开展的远程监测服务，对出院患者的血糖、血压、心律、血氧等相关体征进行监测，并由系统自动生成病情分析报告，为复诊提供基础数据的分析。患者也可在线完成自评测试，系统自动评分、评级，并生成健康评估报告，由对应的专家提供咨询服务，实现数字化慢性病管理的闭环。

互联网医院慢性病管理中，复诊续方开药是患者最常使用的服务项目。中山大学附属第三医院互联网医院等众多互联网医院推出的线上复诊结合药品配送到家的服务，有效避免了医院人员聚集，又减少了患者往返医院的奔波，提升了患者的满意度。

（三）个性化干预

糖尿病患者管理方案的重中之重是个性化生活方式干预，传统实体医院无法实现个性化生活方式干预，而互联网医院在这方面崭露头角。例如，阳泉市第一人民医院互联网医院的慢性病患者可使用移动设备，居家期间自助在线申填个人健康档案，并不断补充、更新，还可以全面记录个人的生理数据、饮食和运动数据，相关医疗资料将归集存储到医院信息系统。糖尿病患者能在医生的指导下开展个性化自我健康干预，医生可对患者的主要生活习惯提出针对性的知识教育、患者的健康问题有望实现尽早发现、尽早干预。在中日友好医院互联网医院，糖尿病、高血压、冠心病、脑卒中等慢性病患者可以得到在线个性化康复指导和用药指导，同时实现了足不出户线上复诊，根据处方送药到家。

通过互联网医院的糖尿病管理实践，可以发现互联网能提高居家患者的治疗达标率，降低社会医疗成本。同时，以居家的糖尿病患者为中心的互联网医院"三医联动"（在线医生管理、药品配送到家、医保在线报销）模式，能有效推动个性化、精准化糖尿病管理，为促进"以治病为中心"向"以人民健康为中心"的转变提供了新思路。

五、互联网医院慢性病管理的挑战、建议与展望

近年来，由于日益增加的医疗需求，互联网和通信技术的发展，以及人工智能等科技创新等多重因素的驱动，互联网医院慢性病管理呈现出蓬勃发展的局面，但同时也存在诸多的问题和挑战。

（一）互联网医院慢性病管理的挑战

1. 患者依从性差

慢性病的特点是病程长，患者往往需要长期服用药物、频繁复检等，因此互联网医院在慢性病管理方面具有天然优势，但是实践中，患者管理的依从性较差，使得互联网医院还远远未成为慢性病管理的主力军。其可能的原因包括以下两点。

（1）互联网医院根据疾病指标给出的临床建议集中在用药指导上，但慢性病的主要病因是不健康的生活方式，而涉及生活方式的建议通常集中在通用的原则上，缺乏个性化干预方案、缺乏可供患者落地执行的具体行动指导。

（2）向慢性病患者提供医疗指导的主要责任主体是在线下工作的专科医生。由于线下工作繁忙，时间受限，并且缺乏方便快捷的慢性病管理系统支持，大多情况下，值班医生只是简单的把线下问诊的方式转为线上执行，远不能满足患者在日常生活中自我管理的需求。

2. 以生活方式干预的 MDT 诊疗难以落实

MDT 的核心是以患者为中心，制订多学科的个体化、持续性综合方案，确保患者获得最佳疗效。[13] 在实践中，华西互联网医院是为数不多的创新性开展线上多学科诊疗服务的机构之一。但由于诸多原因，线上 MDT 诊疗难以落实。

（1）MDT 模式需要团队成员间高度合作交流。目前中国互联网医院的医生团队同时在实体医院承担各自的诊疗工作，在医院没有制定明确制度倡导MDT 的情况下，团队成员难以自发建立协同机制，导致团队合作程度低。

（2）MDT 能减少长期的医疗成本，但与传统的专科治疗方法相比，短期人均治疗成本更高，在中国现行的医保报销制度下很难弥补 MDT 模式所增加的治疗成本，同时患者个人对慢性病管理服务自费支付的意愿很低。

（3）在监管制度层面，对慢性病管理质量的评价重在流程的规范、风险的防范，忽略了患者健康结局在质量评价中的重要性，因此中国并没有相应的研究支撑 MDT 模式长期节省的医疗成本与医保控费之间的关系，因此尽管 MDT 模式可以取得良好的慢性病管理的预期效果，却并不能为医院和医生带来额外的收入，因此 MDT 模式难以真正落实。

（二）互联网医院慢性病管理的建议

1. 提高慢性病患者的管理依从性

"以患者为中心"和"患者是自己健康的第一责任人"的两个医疗理念正在得到监管层、医院、医生和患者各个层面的广泛认可，随着这些理念的传播，正在改变整个社会对医患关系的认知。在慢性病管理领域，医务人员与患者之间的关系更多地表现为合作关系，而不单纯是教育与被教育的关系。一方面，医务人员有责任采用最新科技手段来制订创新管理方案，让患者更容易执行；另一方面，患者也有责任克服困难、主动学习慢性病管理知识、主动执行医生制订的管理方案。

患者管理依从性是慢性病管理效果的主要决定因素。提高管理依从性可从四个方面入手：用药依从性、自我监测依从性、复诊依从性和行为改变依从性。[14] 鼓励家人提醒患者用药时间、监督用药次数、用药量以及用药顺序，可以提高用药依从性；采用可智能可穿戴设备可以提高自我监测依从性；医务人员通过互联网医院 App/小程序定期回访可以提高复诊依从性；行为改变依从性可以从 3 个方面着手，包括提供正确的营养知识，帮助患者识别自己可吃的食材，制定适合患者身体机能的运动处方，提供压力管理方案，以提高患者自我管理效能。

与此同时，建议互联网医院和学术机构积极研究，建立健全以慢性病管理效果为核心的评价体系，探索从按服务付费转变为按效果付费的慢性病付费新方式。

2. 以生活方式医学推动 MDT 的落地

生活方式医学（Lifestyle Medicine，LM）概念由美国医学专家 Ernst Wynder 于 1989 年提出。[15] 生活方式医学针对疾病的原因，通过对患者生活方式的改良，以非临床医学的手段到慢性病的防治目标。2017 年美国率先开展生活方式医学专科医师的认证考试，并将生活方式医学治疗方案纳入全民医保体系，生活方式医学逐渐成为慢性病的一线治疗手段。[16]

　　建议互联网医院组建慢性病管理的多学科诊疗团队，包括内分泌科等专科医生、护理人员、营养师、运动康复师、心理咨询师等。建议的成员分工包括：专科医生负责制订管理方案并基于监测数据的变化动态调整管理方案；护理人员负责教会患者使用监测设备、了解监测方法和监测频率，确保团队得到全面完整的监测指标数据；营养师负责传播正确的营养知识帮助患者识别食材，根据膳食调查制定均衡营养食谱、提供用餐指导；运动康复师负责制定适合患者身体机能的运动处方并带动患者执行；心理咨询师提供压力管理方案以提高患者自我管理效能。

3. 可穿戴设备的应用

　　由于连续监测血糖仪、蓝牙血糖仪、智能手环等可穿戴设备可以实时监控患者的健康状态，能为互联网医院提供海量监测数据，MDT 团队在多维度监测数据的基础上可以制订并动态调整个性化的慢性病干预方案，是保障患者健康结局的核心所在。另外，患者通过手机端看到实时呈现的监测数据，更能明白每日三餐和每次运动等生活行为的变化对病症的直接影响，从而提高主动参与度。

（三）互联网医院慢性病管理的展望

　　中国互联网医院慢性病管理起步时间晚，正处于积极探索和快速发展阶段，虽有不足，但前景可期。如果把多学科诊疗和生活方式医学等国际上证明行之有效的做法引入中国并做好本土化改造，再与大数据、人工智能、云计算和物联网等新兴技术相结合，持续深入推进分级诊疗制度的落实，在政府、机构、医生和患者的多方努力下，根据我国具体国情，不断优化互联网医院慢性病管理模式，就可以不断改善慢性病管理的服务质量，提高慢性病患者的生命质量，实现健康中国战略目标。

参考文献

［1］Who Health Organization. World Health Statistics 2022 ［R］. 2022.

［2］杨静娜，赵燕，杜雪平. 原发性高血压病合并焦虑抑郁的研究进展 ［J］. 中

国全科医学，2016，19（S1）：224－226.

［3］ Wagner E H, Austin B T, Davis C, et al. Improving chronic illness care: translating evidence into action ［J］. Health Aff（Millwood），2001，20（6）：64－78.

［4］ 朱璇，陈爱云. 国外经典慢性病管理模式对我国慢性病管理的启示 ［J］. 中国全科医学，2023，26（01）：21－26.

［5］ Brady T J, Murphy L, O'Colmain B J, et al. A meta－analysis of health status, health behaviors, and health care utilization outcomes of the Chronic Disease Self－Management Program ［J］. Prev Chronic Dis, 2013，10：120112.

［6］ Franek J. Self－management support interventions for persons with chronic disease: an evidence－based analysis ［J］. Ont Health Technol Assess Ser, 2013，13（9）：1－60.

［7］ 卢清君，等. 2022互联网医院实践优秀案例集 ［R］. 国家远程医疗与互联网医学中心、健康界，2022.

［8］ 李兵，李星霖，陈景繁，等. 大型公立医院互联网＋医疗模式的建立及推广应用 ［Z］. 2020.

［9］ 黄志杰，张雪姣，陈宝欣，等. 社区医护人员对"互联网＋"慢性病管理使用意愿的多水平线性模型研究 ［J］. 中国全科医学，2019，22（28）：3432－3437.

［10］ 黄荷，赵晟，王勇，等. 基于健康小站的"互联网＋"高血压管理模式在铁路职工的应用效果 ［J］. 北京医学，2020，42（01）：77－79.

［11］ 安健康医疗科技有限公司. 平安健康医疗科技有限公司2021年度报告 ［R］. 2021.

［12］ Zhao S, Du R, He Y, et al. Elements of chronic disease management service system: an empirical study from large hospitals in China ［J］. Sci Rep, 2022，12（1）：5693.

［13］ Wei J, Fang X, Qiao J, et al. Construction on teaching quality evaluation indicator system of multi－disciplinary team（MDT）clinical nursing practice in China: A Delphi study ［J］. Nurse Educ Pract, 2022，64：103452.

［14］ 王高玲，臧梦云，严蓓蕾. 基于Delphi法的慢性病患者医疗依从性评估指标体系构建 ［J］. 卫生软科学，2018，32（09）：33－36.

［15］ 杨秋玉，栗梦婷，朱鸿飞，等. 生活方式医学概述 ［J］. 中华健康管理学杂志，2022，16（8）：588－592.

［16］ 王恪辉. 生活方式医学的演进与启示 ［J］. 医学与哲学，2022，43（02）：17－21.

贰

运营管理篇

HB.03 互联网医院药事管理现状、问题及政策建议

徐 敢[①] 陈 晨[②] 兰 钊[③]

摘 要： 加强互联网医院药事管理，是适应"互联网＋医疗健康"发展和促进互联网医院健康发展的重要内容。国务院先后出台一系列政策加强互联网医院药事管理和服务水平，互联网医院药事服务配套政策不断完善，药事服务模式逐渐规范并实现创新，但是，互联网医院和药事管理仍存在不同程度的体制、机制障碍或质量安全隐患，主要表现为药学服务作用和价值不能得到充分发挥，互联网医院药事供应保障能力不足，互联网医院医疗服务和药事服务、网络药品经营药事服务和医保支付机制缺乏高效联动和统筹联动。促进互联网医院药事管理和药学服务高质量发展，需要平衡好鼓励创新驱动和稳固安全根基的关系，充分调动和发挥各方面的资源和优势，重点是拓展药学服务范围，规范"互联网＋药学服务"，发挥政府管理和市场机制的有机协调，提升药品供应保障能力，拓宽互联网医院医疗服务范围，加快互联网医院与网络药品药事服务相联动，加快数据集中管理平台的构建，实现网络药品药事服务与医保支付间的联动改革。通过多措并举、完善政策、健全机制、提升服务，加强互联网医院药事管理，助力互联网医院高质量发展，满足人民群众日益增长的医疗卫生健康需求。

关键词： 互联网医院；药事服务；药学服务；药品供应保障；高质量发展

---

① 徐敢，管理学博士，北京中医药大学管理学院副教授，主要研究方向：医药管理政策和药品监管科学研究。
② 陈晨，法学硕士，百度法律研究中心主任，主要研究方向：互联网医药健康、人工智能应用。
③ 兰钊，法学硕士，百度集团法律研究中心资深研究员，主要研究方向：互联网医药健康、健康大数据、人工智能应用等。

引言

发展"互联网 + 医疗健康",有利于缓解医药卫生事业发展不平衡不充分的矛盾,更好地满足人民群众日益增长的多样化、多层次医疗健康需求,是深化"放管服"改革和供给侧结构性改革的重要举措。[1]我国近年在推动"互联网 + 医疗健康"发展方面卓有成效,互联网诊疗实现了规模化增长,互联网医院的数量也日趋增多,并初步形成线上线下一体化的医疗服务模式。在新冠疫情期间,互联网医院在满足人民群众方便及时获得医疗服务和用药需求、缓解医院线下医疗服务压力、减少人员聚集、降低交叉感染等方面更好地发挥了独特优势,互联网医院已成为中国医疗服务体系的重要组成部分,已成为智慧医疗的新形态、新经济、新产业。[2]互联网医院高质量发展重点问题涉及身份资质认证、病历留存、药事管理、平台数据、信息安全、隐私保护等,其中药事管理作为互联网医院和医疗服务的重要组成部分,与公众的安全有效用药息息相关。国家卫健委和国家药监局近年发布一系列有关互联网医院、互联网诊疗和药品网络销售监管法规,明确了鼓励创新、包容审慎的政策导向,明确了融合发展的重点领域和支撑体系,进一步强化互联网医院药事管理和药学服务,并将网络药事服务和互联网医疗进行有效衔接。但是,互联网医院的药品管理、处方审核、处方调配、处方流转、药学服务等药事管理事项具有一定的特殊性,互联网医院发展中的药事管理仍面临政策机制不健全、协同机制不合理等一系列挑战。适时总结和分析互联网医院药事管理有关政策、问题和挑战,是推进智慧医院建设、助力互联网医院高质量发展的必然要求。

一、互联网医院药事管理的发展现状

加强互联网医院药事管理,是促进互联网医院健康发展的重要内容,是加强医疗机构药事管理转变药学服务模式的重要举措。为提升医疗卫生服务水平和药品供应保障水平,特别是新冠疫情防控背景下,国务院先后出台一系列政策加强互联网医院药事管理和服务水平,创新服务模式,互联网 + 药事管理的能力和水平得到明显提升。

（一）互联网医院药事管理配套政策不断完善

2018 年 4 月，国务院办公厅印发《关于促进"互联网 + 医疗健康"发展的意见》（国办发〔2018〕26 号），明确提出对线上开具的常见病、慢性病处方，经药师审核调配后，医疗机构、药品经营企业可委托符合条件的第三方机构配送，同时探索医疗卫生机构处方信息与药品零售企业处方信息互联互通、实时共享，促进互联网处方调配、药品网络销售和医疗物流配送等规范发展。

2018 年 7 月，国家卫生健康委员会、国家中医药管理局组织制定并印发了《互联网医院管理办法（试行）》《互联网诊疗管理办法（试行）》《远程医疗服务管理规范（试行）》等三个规范性文件，明确规定互联网医院应当严格遵守《处方管理办法》等处方管理规定在线开具处方。医师应当掌握患者病历资料，确定患者在实体医疗机构明确诊断为某种或某几种常见病、慢性病后，可以针对相同诊断的疾病在线开具处方；所有在线诊断、处方必须有医师电子签名，处方经药师审核合格后方可生效。医疗机构、药品经营企业可委托符合条件的第三方机构配送药品；不得在互联网上开具麻醉药品、精神类药品处方以及其他用药风险较高、有其他特殊管理规定的药品处方。同时互联网医院基本标准中规定必须设置药学服务部门，有专职药师负责在线处方审核工作，确保业务时间至少有 1 名药师在岗审核处方。药师人力资源不足时，可通过合作方式，由具备资格的第三方机构药师进行处方审核。

2020 年 2 月，国家卫生健康委、国家医保局、国家药监局等部门联合印发《关于加强医疗机构药事管理促进合理用药的意见》（国卫医发〔2020〕2号），要求规范"互联网 + 药学服务"，探索医疗机构处方信息与药品零售消费信息互联互通，强化电子处方线上线下一体化监管。鼓励有条件的地方探索建立区域药事管理或处方审核平台，提升处方调配事中事后监管水平。

2022 年 9 月，备受社会各界关注的《药品网络销售监督管理办法》（国家市场监督管理总局令第 58 号）正式发布，办法从主体资质、处方来源、质量保证、信息展示、配送要求、数据保存、第三方平台责任、监督与责任等多个方面对药品的网络销售进行了全面而系统的规制。此外，为配合该办法的施行，国家药监局还先后发布了《药品网络销售禁止清单（第一版）》《关于规范药品网络销售备案和报告工作的公告》《药品经营质量管理规范附录 6：药品零售配送质量管理》等配套性文件。

由此，在法律层面，对互联网药事管理全流程的管理制度和监管机制基本建立，消费者从选药、购药、配药、配送、用药各环节都有了较为安全的保障。行业内的各主体，也结束了对模糊行为的频繁争论，大家能够更为聚焦在高质量发展和服务协同创新等领域，以期拉开互联网药事管理崭新的、更高层次的发展篇章。

（二）互联网医院药事管理和服务模式逐渐规范

按照《互联网医院管理办法（试行）》《互联网诊疗管理办法（试行）》《药品网络销售监督管理办法》等文件的规定，互联网医院的药事管理逐渐形成了以院内药房处方调剂和处方外流到零售企业开展处方调剂两种药事服务模式。

1. 院内药房处方调剂的药事服务模式

院内药房处方调剂的药事服务模式是指互联网医院在线为部分常见病、慢性病复诊患者在线开具处方，在线开具的处方经医师电子签名，流转到互联网医院所在药学服务部门，经药师审核后，进行处方调剂并委托第三方机构配送。

这种模式下，原则上互联网医院应有专职药师负责在线处方审核工作，确保业务时间至少有 1 名药师在岗审核处方。如果药师人力资源不足时，还可通过合作方式，由具备资格的第三方机构药师进行处方审核。与传统的线下就医、药房取药的模式不同，本药事服务模式，将医疗服务与药事服务有机结合，通过医院线上线下结合方式，实现用户足不出户，即可获取相应药品的"线上闭环"服务。各医疗机构/互联网医院充分利用信息技术手段，为广大用户提供了多样化的互联网药事服务，可以减缓实体机构门诊压力、方便群众便捷获得药事服务，进一步提升健康需求的获得感、幸福感。

2. 处方外流到药品零售企业的药事服务模式

互联网医院处方外流模式是指互联网医院在线开展部分常见病、慢性病复诊时，为部分常见病、慢性病患者在线开具互联网处方，互联网处方外流到药品零售企业，按照网络药品销售模式开展处方调剂，提供药事服务，并可委托第三方机构配送。

这种模式下，互联网医院所开具的处方应经互联网医院药师审核合格后方可生效，并按照与药品网络零售企业签订的协议进行后续流转。双方应充分确保处方在流转过程中的数据安全，确保处方内容不被篡改、破坏或发生个人信息泄露等不良事件。开展网络药品零售业务的零售企业应当负责对已经使用的电子处方进行标记，有效防范和避免处方的重复、多次使用，应当对药品配送的质量与安全负责。委托配送的，还应当对受托企业的质量管理体系进行审核，并与受托企业签订质量协议，对受托方进行监督。

（三）互联网医院药事管理创新服务模式积极探索

为了充分发挥"互联网＋"优势，更好满足公众用药需求，互联网医院的药事管理在现有的法规政策下，创新并诞生了一系列新模式。包括互联网医院药房端创新和药品经营企业端创新。

互联网医院端创新，主要体现在互联网医院的药事服务可以相对区别于传统线下医院药事服务模式，可建立区域药事管理或处方审核平台，药事管理工作被分成了几个模块，由不同部门协同完成。在线电子处方审核、药品调剂调配、药品配送、用药指导都可以由不同团队承担，互联网医院诊疗全程药事服务形成了一个"云药房"。[3]

药品经营企业端创新模式相对更加灵活。在互联网医院处方外流至网络零售药店的基础之上，随着多主体的不断参与，一个汇集药品消费者、处方提供单位、药品零售企业乃至药品生产、经营企业、物流配送企业的药品网络交易平台模式孕育而生：第三方平台通过技术优势，提供虚拟交易场地，吸引买卖双方及相关的上下游企业入驻，有效提升了交易效率和资源的更优配置。传统电子商务平台，纷纷进军医药领域，形成药品网络销售第三方平台的同时，一些新技术企业利用人工智能等算法优势，匹配最佳零售药店，提供药品的即时到家服务，在为消费者提供更为及时、便利服务的同时，也进一步降低了单体门店的仓储压力。按照《药品网络销售监督管理办法》规定，第三方平台在提供服务的同时，仍应当严格履行自身的主体责任，通过有效的管理、检查、监控等方式，保证网络药品交易的公平、合理，及用户用药的质量安全和健康保证。

此外，为了保证处方来源的真实、可靠，进一步促进互联网药事管理的规范性发展，拓展医药供应链的可及性，一些地方政府也作为管理主体通过主动搭建区域处方流转平台，形成了消费者、处方提供单位、药品零售企业等各类市场主体的有效会聚。据不完全统计，已先后有深圳、海南、湖南、西安、中山等省市出台了相关政策文件，探索政府主办处方流转平台的建设，使当地居民切实体验到一键操作，即可享受面诊购药、复诊续方、在线配药、就近取药/送药到家、线上随访等全流程的互联网药事服务。各地政府还充分利用自身管理优势，将医疗机构诊疗信息、医保结算信息与药品零售信息有效联通、实时共享，真正实现"让数据多跑路，群众少跑腿"的目标，在便于监管和保证数据流转安全的同时，不断拓展数据应用范围，使得数据能够服务于人民群众更广泛的健康需求。

二、互联网医院药事管理面临的问题和挑战

互联网医院发展方兴未艾，同时互联网医院和药事管理仍存在不同程度的体制、机制障碍，或质量安全隐患，影响和阻碍到互联网药事服务下一阶段的持续、健康、稳定发展。

（一）重经营效益、轻专业服务，药学服务作用和价值不能得到充分发挥

除药品供应保障服务外，药事管理应主要以药学专业技术人员的药学服务为基础，从提高患者生活质量出发，向患者提供合理、安全用药解决方案。药学专业技术人员除承担处方审核、调配服务外，还应当关注药物的合理使用、用药监测、药物咨询及药物治疗管理等工作。然而，现阶段，互联网医院药事服务，特别是以处方外流到药品零售企业的药事服务模式下，存在明显的重经营、重药品销售、轻服务、轻用药评价的问题，药学专业技术人员药学服务价值未得到充分发挥。

1. 药学专业技术人员管理仍待加强

互联网医院对医学专业技术人员的管理普遍不及实体医疗机构，特别是委托第三方机构药师进行处方审核时，互联网医院的主体责任往往存在缺失。按要求应当建立的药学服务部门容易流于形式，应当定期开展的处方点评、继续教育培训等无法真正落实。药学专业技术人员与雇佣主体间的关系较为松散，

其收入多以处方审核量或药品销售量取酬，因此难以发挥处方专业审核和促进合理用药的职业价值。药师与医师、患者间的沟通渠道欠顺畅，药师处方审核过程中发现和暴露的问题，无法有效传达，形成相似风险的有效管控。

此外，按照《药品经营质量管理规范附录6：药品零售配送质量管理》的要求，根据消费者购药需求对药品进行拣选、复核、包装都属于药品零售配送，而不是属于必须应由药师承担的药品调剂工作。零售配送应配备专职或兼职人员负责药品配送质量管理，但对专职或兼职人员的资质和工作标准并未做具体规定，如何在保证配送时效性的同时，建立和保证委托一支专业过硬、服务及时的药品配送专业技术队伍，已成为互联网医院药事管理面临的重要命题。

2. 用户对药学专业技术人员服务缺乏认同

现阶段，普通消费者大多仍视药学专业技术人员为药品售卖者，而非药学服务提供者。当用户有药品使用上的疑虑时，往往更倾向于与临床医师进行交流，或者通过网络自行进行检索。由于我国现行法律对处方药广告和药品信息展示有较为严格的规制，导致用户有益信息的获取难度加大，医患间的认知鸿沟不断拉深。在互联网医院的场景下，由于无法面对面进行交流，用户对药学专业技术人员的真实性及其专业程度存在普遍不信任，也限制了药学服务进一步拓展，并形成收费类服务项目的可能。此外，互联网医院、零售药店及第三方平台出于经营上的考量，没有积极动力推动药学专业性服务的建立，甚至出现了单纯以人工智能替代药师审方的"不和谐"现象。因此，除处方审核、药品调配等单一性服务外，原本预期通过互联网医院，可以不断萌生的，丰富多样、专业可信、贴近用户需求的药学专业服务尚未得到充分发展。

（二）重流程构建、轻需求体验，互联网医院药事供应保障能力不足

在政策支持和用户需求的催化下，近年来，互联网医院得到了迅猛发展，在其基础上构建的互联网医院药事服务也普遍受到了关注。但用户在体验时，经常会出现线下医疗机构所开具的药品，互联网医院购买不到；网络销售的药品，其规格、品牌、包装又总与实体医疗机构存在差异；第三方平台还时常发生药品短缺、药品价格波动较大等现象，这些都影响到了用户的持续使用。

1. 药品供应渠道存在线上、线下分割

互联网医院在线药品目录是医师在开具在线电子处方时的依据，为医师提供了更加明确、便捷的药品筛选途径，因此也是互联网医院药事管理的重要环节。但实际上，受到法律政策限制以及互联网医院本身特点的影响，在线药品目录的遴选与维护很难满足所有患者的药品需求。互联网医院的在线药品目录的制定首先应当在线下门诊药品目录的基础上，结合互联网医院开展的诊疗项目以及医师意见拟定。就基于单一实体医疗机构设立的互联网医院而言，在线药品目录可以直接从该实体医疗机构的基本用药目录中进行遴选，品规也应与实体医疗机构一致。而对于更加复杂的依托多家实体医疗机构设立的互联网医院，在线药品目录的遴选就相对需要考虑更多的因素。不同医疗机构的药品目录和具体品规可能存在差异，且受到执业地区、医药代表等因素的影响，不同医疗机构的医师对于同一病症可能存在不同的用药习惯。此类互联网医院遴选在线药品目录的依据就成为难点。互联网医院在线药品目录在不断扩充和升级，但在遴选和维护中受到各种因素影响，很难做到与线下一致，影响了患者及时获得处方药品。

2. 中医药供应保障存在不足

党的十八大以来，以习近平同志为核心的党中央高度重视中医药发展，明确提出着力推动中医药振兴发展。《"十四五"中医药发展规划》提出着力提升中医药服务信息化水平，推动"互联网＋"中医医疗。相较于标准化的西药，中医药学服务具备更高的个性化程度，往往采用"一患一方"的形式，中医医师根据不同患者的具体身体情况和病情需求调整中药的成分和剂量。但在互联网诊疗中，这种个性化治疗的优势就变成了中医药学服务的短板，互联网的便捷高效与中医药细致化的诊疗抓药有所背离，导致互联网医疗平台的中药服务推广度和认知度都不及西药。

不仅如此，中药的煎煮对于患者而言也有一定门槛，近几年兴起的中药配方颗粒在患者服用的时候可以类似中成药直接开水冲服。相较于其他中药剂型，中药配方颗粒具有更高的自由度，更加适应当代快节奏的工作生活节奏，也比较符合年轻人的服药习惯。在线下诊疗中，特别是疫情期间，对中药配方颗粒的需求不断增加，网络上甚至出现职业"代购人"专门为患者提供中药配方颗粒的跑腿代购服务。但根据国家药监局制定的《药品网络销售禁止清单（第一版）》，中药配方颗粒属于网络禁售之列，在一定程度上，限制了中药配方颗粒的流通与推广，抑制了部分群众的使用和合理性需求。

（三）重整体保障、轻细节挖掘，处方生成与流转仍存在可扩展空间

为保障互联网医院药事服务的规范性发展，经国家充分调研，出台了一系列的法规制度和配套管理办法，促进互联网医院药事服务在以实体医疗机构院内药房处方调剂的药事服务模式和以处方外流到药品零售企业的药事服务模式两个方向上均取得了较大发展。但互联网医院产生的处方量还相对有限，处方外流时也较易选择有关联关系的药品零售企业，第三方平台间的市场竞争不够充分，互联网电子商务的优势和资源有效配置的市场机制没有充分发挥，互联网电子处方无障碍流转和患者自主选择处方调剂场所的互联网优势没能实现。

1. 互联网医院的服务量仍无法满足群众实际需求

推动互联网医院药事服务的前提是互联网医院的诊疗服务能够得到持续发展。当前，以线下实体医疗机构为主体而建设的互联网医院，普遍存在建而不用的窘境。根据《人民日报》报道，只有不到一成的互联网医院真正实现了有效运营，超九成处于建而不用或浅尝辄止状态，公立医院开办互联网医院服务普遍存在管理和运行的堵点，部分公立医院的互联网医院成本补偿机制和激励评价机制不完善，无法有效调动医院和医生持续开展线上诊疗业务的积极性[4]。这些问题直接导致，仅有4%的互联网医院日均能够开具500张以上的处方，57%的互联网医院日均仅能够开具50张以下的处方[5]，远远落后于群众的实际需求，也制约了药事服务的进一步充分发展。

2. 电子处方正常流转到药品经营企业存在机制障碍

电子处方虽能够解决纸质处方效率低、成本高、流转难等问题，但由于现行管理中数据共享的落实不到位，大多数电子处方还只能是在医疗机构或者互联网医疗平台内部进行流转和使用，互联网医院间、药品零售企业间、药品网络销售平台间尚未实现处方信息的互联共享。这不但导致了资源无法实现最优的合理配置，也使得用户能够规避监管限制，在不同主体间超剂量、超疗程开具药品，存在极大的用药安全隐患。

按照《药品网络销售监督管理办法》，对网售处方药要求是分开展示、先方后药，并且要确保处方真实性，这是合理要求，但对于电子处方流转，要求

药品网络零售企业应当与电子处方提供单位签订协议，第三方平台承接电子处方的，应当对电子处方提供单位的情况进行核实，并签订协议。这种网络药品经营管理机制，电子处方被限定在医疗机构内部或者合同关系的第三方平台、网络药品零售企业，不但不能有效调动互联网医院和医生持续开展线上诊疗业务的积极性，而且影响电子处方的正常流转，不能充分保障公众通过互联网安全便捷地获得药品和药学服务。

（四）重政策指导、轻落实机制，药事服务和医保支付衔接联动模式创新不足

互联网医院药事服务的发展离不开各项保障的支撑，在医药健康领域，首先就需要发挥医保支付的引领军和指挥棒作用。此外，为了实现医保支付的有效落地，合理管控资金使用风险，打破数据壁垒，实现个人健康信息、诊疗信息、处方信息的互联互通，区域性电子处方流转平台的构建和应用就成为关键要素。

1. 医保信息平台建设进程不能适应电子处方流转需要

国内部分省市已开展区域处方流转平台搭建，尝试打破现有壁垒，实现相关数据的互联互通，切实激发各相关主体的参与热情。国家医保局曾印发了《关于积极推进"互联网＋"医疗服务医保支付工作的指导意见》，提出下一步将依托全国统一的医保信息平台，基于全国统一的医疗保障信息平台，依托医保电子凭证身份认证与核验能力，建设全国统一标准的医保电子处方中心，便于"互联网＋"医疗服务复诊处方流转和统筹地区间外购处方流转相关功能模块互认，实现定点医疗机构处方信息、医保结算信息与药品零售消费信息互联互通，实时共享，全国范围内定点医药机构的处方流转及标准互认，可做到诊疗、处方、交易、配送全流程可追溯，实现信息流、资金流、物流全程可控，防止虚构医疗服务，确保医保基金安全。[6]但从目前情况来看，全国统一医保信息平台和全国统一标准的医保电子处方中心对接的建设工作进度还不能很好适应和满足互联网医疗实践的需求。

2. 药事服务与医保支付机制创新仍有不足

医疗保障是减轻群众就医负担、增进民生福祉、维护社会和谐稳定的重大制度安排。在互联网医院的急剧发展过程中，如何完善管用高效医保支付机

制，实现线上、线下就医、购药的一致性，解决群众后顾之忧，就成为横亘在解决互联网医院药事服务发展之路上的一道鸿沟。新冠疫情发展期间，国家先后发布了包括《关于深化医疗保障制度改革的意见》《关于积极推进"互联网＋"医疗服务医保支付工作的指导意见》等在内的多个政策，地方层面也有很多省市实现了对医保线上支付的探索。但在推广过程中，仍存在着线上诊疗支付比例过低，可选择定点药店较少，支付流程较为复杂等问题，均制约了用户对互联网医院的选择。

此外，一些商保机构已加入了创新模式的实践之中，通过自建互联网医院，一方面，满足了自有用户多样化的诊疗需求，提高了服务满意度；另一方面，通过慢性病随诊、合理用药等个性化服务，控制了保险费用的快速支出，使用户最终获益于科学、有效的健康管理方式。但是，开展支付方式创新的商业保险机构屈指可数，已开展的商业机构也往往由于在产品设计、风险控制、市场推广等方面存在的经验性不足，使得用户的知晓率、使用率较低，未能形成医保有益补充的合理趋势，可行化的商业模式还有较长的探索空间。现阶段，无法助推互联网医院药事服务的快速成长。

三、互联网医院药事管理高质量发展政策建议

中国互联网诊疗和互联网医院进入快速发展期，展示了互联网赋能医疗健康事业的广阔前景。对互联网医院而言，需要平衡好鼓励创新驱动和稳固安全根基的关系，才能高质量可持续发展。高质量发展是体现新发展理念的发展，突出高质量发展导向，充分调动和发挥各方面的资源和优势，更好满足人民群众多样化、多层次、多方面的健康需求，保障互联网医疗服务和药品供应保障的质量和安全。

（一）拓展药学服务范围，规范"互联网＋药学服务"

互联网药事服务在一定程度上可界定为互联网医疗的一部分，是互联网在药学领域的新应用，也是传统线下药事服务的拓展和延伸。[7]互联网药事服务可以帮助患者和公众更及时、更便捷地得到专业药学服务，利用好互联网＋的优势，有利于切实改变线下药事服务只重药品供应，而缺乏药学服务的现象。

利用好互联网药品销售价格透明可查、服务适时、透明评价等优势，推进药学服务规范化建设，加强互联网药事管理和药学服务，提升医疗机构管理水平，促进合理用药，更好地保障人民健康。在医疗服务价格中统筹考虑药学服务的成本和价值，支持药学服务发展，激励药学人员在促进合理用药、减少资源浪费等方面发挥积极作用，用物质激励和信誉激励相结合方式鼓励药师积极提供在线药学咨询、指导患者合理用药、用药知识宣教等。

此外，应当按照《"健康中国2030"规划纲要》的要求，充分利用技术手段，在"互联网＋药学服务"中加强对合理用药、科学用药的大力宣传与普及，强化个人健康责任，提高全民健康素养。新闻媒体、网络平台应凸显药师的专业形象，加大正确引导与宣传。严格规范处方药品广告，科普内容中涉及药品信息的应当经过权威的药学专业技术人员审核，所发布的信息应当保证与经审核批准的药品说明书信息保持一致，并不得含有诱导、推荐等内容。除日常诊疗外，应建立有效途径，使用户对药品给药途径、剂量频次、联合用药影响、药物使用禁忌、不良反应等使用需求，能够得到快速响应和充分满足。

（二）发挥政府管理和市场机制的有机协调，提升药品供应保障能力

一方面，我们看到在疫情期间，政府积极调动各方资源，从生产端入手，定向采购、调配大量急需药品，合理配送至急危重症患者手中，保证了广大人民群众的身体健康安全。另一方面，我们也应该看到，在此期间，第三方平台从科普宣传入手，利用自身强大的物流体系，为稳定药品市场价格、保证群众用药需求、缓解医疗资源挤兑作出了贡献。我们期待，未来，国家能在互联网医院药事供应保障方面做出更多合理安排。在保证药品采购规范化管理的基础上，结合互联网医院的特点，能够允许第三方平台在一定范围开展合理性实践：针对互联网医院的患者人群，拟订不同于线下实体机构的药品目录；允许药品经营企业，在不同区域建立药品仓储中心，并实现中心仓直接对用户的药品配送服务；保证药品经营企业在第三方平台获得平等竞争地位；坚持"线上、线下一致性"原则，在法律框架下，消除对第三方平台参与药品网络销售的歧视性障碍；在突发公共卫生事件发生时，能够加强不同市场主体之间的协调沟通，进一步提升应急保障效率。

此外，在《药品网络销售禁止清单（第一版）》基础上，应建立合理机制，根据实践情况，在保证用药安全的基础上，对清单中所列明药品进行动态评估和调整。一些风险可控，群众需求较高的药品应适时移出禁售目录；而一些联合用药风险较大、对特殊人群毒害性较高的药品，应及时补充进禁售目录；同时，可借鉴一些医疗机构所施行的高警示药品管理制度，除绝对禁售外，对药品可以采用分级分类管理的方法，采取显著标识、限制购买数量、实行身份严格登记和使用随访追踪等手段，在方便群众用药需要的同时，将可能的用药风险控制在合理范围内。

（三）拓宽互联网医院医疗服务范围，加快互联网医院与网络药品药事服务联动

为更好调动医院和医生持续开展线上诊疗业务的积极性，国家应从服务收入、职业晋升、绩效评优等多方面给予充分保障。此外，应对互联网诊疗服务范围开展进一步研究论证。2022 年岁末，随着我国新冠疫情防控出现的新变化，国家卫生健康委及时出台《关于做好新冠肺炎互联网医疗服务的通知》，明确"医疗机构（包括互联网医院、开展互联网诊疗服务的医疗机构）可以通过互联网诊疗平台，依据最新版新型冠状病毒肺炎诊疗方案有关要求，为出现新冠肺炎相关症状的患者、符合《新冠病毒感染者居家治疗指南》居家的，在线开具治疗新冠肺炎相关症状的处方，并鼓励委托符合条件的第三方将药品配送到患者家中。"这是首次准许互联网诊疗服务向特殊患者开放首诊服务。我们希望能够以此为契机，对互联网诊疗服务范围做出适度审慎、合理开放的调整，诊疗范围可由接诊医生评估申请者实际情况，决定是否适合线上诊疗，是否可以开具合理处方，并由互联网医院承担相应的诊疗风险。

推动电子处方的正常流转，离不开医药卫生体制改革的持续深化。我们在取消药品加成，将院内药占比与医院绩效考核相关联的基础上，还需要进一步切断医院与指定药品零售企业的关联关系，鼓励更多市场主体参与网络药品销售，打通处方生成到流转的各类障碍。统筹和平衡互联网医疗、药事服务的安全风险与网络经营的便利性，切实保障公众用药安全和合法权益，实现互联网医院、互联网诊疗的可持续发展，比较理想状态是借助智慧监管，实现电子处方外流与网络药品经营有机衔接。对于互联网隐匿性的特点，可以充分利用技术手段，对医生、药师身份的真实性，处方开具、审核及使用、废弃的真实性，交易数据和销量信息的真实性等方面进行重点监督。如果明确消费者拥有

电子处方使用权，药品线上销售和线下销售在安全性方面无明显本质差异。因为电子处方可留痕、"验真"和追溯，反而在实现安全监管和智慧监管方面更具技术可能性和优势。此外，患者可以凭医生电子处方开具的通用名称，自行在网络上选择相同通用名称下的不同商品名称药品，这会从根本上解决企业通过"回扣"贿赂医生、医生寻租处方权获利的现有问题，企业也自然会从关注医生转变为关注患者，关注用药的真实效果。借助处方药网络销售途径，有利于整合庞大臃肿的药品中间流通市场，压缩药品流通环节，更好规范药品销售行为，杜绝药品商业贿赂，最终让患者受益，也让合法企业受益。[8]此外，应持续推进电子处方标准化，加快医疗机构处方信息与药品零售消费信息互联互通，加快互联网医院电子处方调剂与网络药品药事服务联动，加快建立互联网医院处方多渠道购药模式，患者可凭互联网处方自主到零售药店购药，使零售药店逐步成为向患者售药和提供药学服务的重要渠道。[9]

（四）探索数据集中管理平台的构建，确保药事服务与医保支付有机联动

医疗大数据是传统大数据的衍生，其具有规模大、结构多样、增长快速、价值巨大等数据一般特性，又具有医疗上多态性、不完整性、冗余性、时间性、隐私性等特殊属性。处方流转平台的建立能形成高科技、多样化、共享式的药品生态链体系，把传统处方变成电子处方，从而完善药品供给，实现药品供应体系的全面追溯。2022年1月，国家发改委等部门发布《关于深圳建设中国特色社会主义先行示范区放宽市场准入若干特别措施的意见》，建立深圳电子处方中心，对于在国内上市销售的处方药，除国家明确在互联网禁售的药品外，其他允许依托电子处方中心进行互联网销售，不再另行审批。同时，深圳电子处方中心能够对接互联网医院、深圳医疗机构处方系统、各类处方药销售平台、广东省国家医保信息平台、支付结算机构、商业类保险机构，实现线上线下联动监管、药品流向全程追溯。在加速试点的基础之上，我们应当加快以全国统一的医保信息为核心的数据管理平台的建设，基于全国统一的医疗保障信息平台，依托医保电子凭证身份认证与核验能力，建设全国统一标准的医保电子处方中心、电子医保系统、第三方渠道、定点医药机构通过接入医保电子处方中心，实现定点医疗机构处方信息、医保结算信息与药品零售消费信息互联互通、实时共享，做到诊疗、处方、交易、配送全流程可追溯，实现信息

流、资金流、物流全程可控，确保医保支付向互联网诊疗及互联网医院药事服务的全面开放。同时，在一定期间内，我们还应结合经济发展变化，对互联网药事服务定价标准作出适时、合理的调整，以期进一步激发各主体参与热情。

数据互联互通过程中的核心问题是数据安全的切实保证。现实中，随着技术创新的持续发展，技术转化得到了很好的实践和应用，科技助力产业发展，已取得了实实在在的瞩目效果。区块链技术具有不可篡改的优势，其将医疗数据记录在区块链上，可以将数据加密，同时也无法篡改，成为医疗行业保护数据的有效方法，同时利用区块链溯源优势，有效避免了假药泛滥。由于链上信息的公开透明，很大程度上解决了数据所有者、使用者的疑虑，能够真正为打破信息孤岛，实现医院间信息的互联互通，插上科技的翅膀，确保药事服务与医保支付能更有机地实现相互联动。

参考文献

［1］国务院办公厅关于促进"互联网＋医疗健康"发展的意见［J］．中华人民共和国国务院公报，2018（14）：9－13.

［2］医政医管局．《互联网诊疗监管细则（试行）》政策解读［EB/OL］．（2022－03－15）［2023－01－05］．http：//www.nhc.gov.cn/yzygj/s3594r/202203/a548f8d4c0cf4409839b555436212367.shtml.

［3］孙华君，于广军．互联网医院的药事管理和药学服务［J］．上海医药，2020，41（17）：3－5.

［4］申少铁，常碧罗．互联网医院给群众就医提供便利［N］．人民日报，2022－02－11（19）．

［5］动脉网、蛋壳研究院、银川互联网＋医疗健康协会．2021互联网医院报告．（2021－10－08）［2023－01－13］．http：//www.199it.com/archives/1321596.html.

［6］国家卫生健康委．关于政协十三届全国委员会第四次会议第4969号（医疗体育类625号）提案答复的函［EB/OL］．（2022－09－22）［2023－01－05］．http：//www.nhc.gov.cn/wjw/tia/202202/058f6aa9ca6848588884f9a752d7ac4f.shtml.

［7］中国药师协会．关于发布《互联网药学服务专家共识》的通知［EB/OL］．

(2022 - 04 - 18) ［2023 - 01 - 05］. http：//clponline. yiaiwang. cn/clp42/1052. html.

［8］文丽娟. 网络售药真正迎来强监管时代［N］. 法治日报，2022 - 11 - 29 (004).

［9］国务院. 关于印发"十三五"深化医药卫生体制改革规划的通知［EB/OL］. (2016 - 12 - 17) ［2023 - 01 - 05］. http：//www. gov. cn/zhengce/content/2017 - 01/09/content_ 5158053. htm？winzoom = 1.

贰

运营管理篇

HB. 04 互联网医院云药房的药品配送模式

陈　宁[①]　董妍婷[②]

摘　要：随着"互联网＋"的快速发展，大数据和区块链技术愈加成熟，如何加快推进互联网医院药品的配送发展模式，提升互联网医院在线药学的服务质量，对于"健康中国2030"国家战略下，加快建成世界上规模庞大的医疗卫生服务体系、社会医疗保障体系，提升人民幸福感、安全感，均具有重要的现实意义。本文首先分析了互联网医院云药房的药品配送模式发展现状，进一步提出互联网医院云药房药品配送模式发展的对策建议以及发展前景展望，以期为优化互联网医院云药房的药品配送健康可持续发展建言献策。

关键词：互联网医院；云药房；药品配送；模式

引言

党的二十大报告对保障人民生活健康、深化医药卫生体制改革、健全公共卫生体系等工作做出了一系列重大战略部署，充分体现了党对医药卫生体制工作的高度重视。2015 年，国务院颁布《关于积极推进"互联网＋"行动的指导意见》（以下简称《意见》）。《意见》中明确提出，加快推进基于互联网的医疗卫生服务，推广在线医疗卫生新模式。自此，全国各地互联网医院应运而生。在中国互联网医院发展初期，互联网医院服务模式仅以在线诊疗为主。随

---

① 陈宁，管理学博士，辽宁中医药大学经管学院副教授，研究方向：健康经济与管理、卫生事业管理。

② 董妍婷，辽宁中医药大学药学院研究生在读，研究方向：药事管理。

着中国《关于推进分级诊疗制度建设的指导意见》和《关于促进"互联网 +
医疗健康"发展的意见》等文件的相继推出，国家大力推进医疗机构发展基
于互联网的医疗卫生服务，支持智能健康技术的创新和应用，大批医院医生及
药师入驻互联网医院，中国互联网医院"云药房"开始兴起。在传统就医问
诊、购药用药模式下，患者需经历诊前预约、挂号分诊、就诊等候、检查、缴
费、取药等繁杂的就医过程，在挂号、候诊、取药三个阶段都需要长时间等
候，浪费了大量时间精力。在互联网医院云药房模式下，患者通过互联网医院
平台进行在线分诊挂号，待在线医师接诊后根据患者病情开具在线电子处方，
处方经药师在线审核通过后推送给患者，患者再选择由医院线上配送、线下自
取或社会药房取药等多种配送方式，并完成相应费用支付。[1]整个过程可控制
在半小时之内，极大地减少患者等候时间，优化患者就诊体验。药师可利用互
联网医院平台在线提供语音、图文等多种形式的用药指导和咨询服务，也可通
过互联网医院平台用药随访系统收集、汇总患者的用药反馈信息，进一步提升
互联网医院药学服务质量。

为扩展互联网医院云药房药品多种配送模式、提升患者就医用药满意度、
保障人民用药安全合理。互联网医院云药房药品配送模式运用科技智慧改变传
统医疗体系，云药房药品配送的零距离服务模式，开创了在线医疗服务、智慧
云药房和第三方医药物流服务配送全环节、全流程的立体打通，实现了长期用
药患者减少往返医院次数、节省就诊时间，解决了长期用药患者在购药取药难
等方面的问题，极大地提升了患者安全用药的服务质量。

近年来，随着互联网技术的高质量发展，大数据和区块链技术愈加成熟，
以互联网为载体的在线诊疗促使现代医疗体系发生重大变革；在新冠疫情全球
大流行背景下，如何加快发展线上问诊、异地看病、在线药品配送等互联网医
院服务模式，加快推进互联网云药房系统建设，优化互联网医院药品的配送模
式，提升互联网医院在线药学的服务质量，对于"健康中国 2030"国家战略
的实施，加快建成世界上规模巨大的医疗卫生服务体系、社会医疗保障体系，
提升人民幸福感、安全感，均具有重要的现实意义。本文首先分析了互联网医
院云药房的药品配送模式发展现状，进一步提出互联网医院云药房药品配送模
式发展的对策建议，以期为优化互联网医院云药房的药品配送健康可持续发展
建言献策。

一、互联网医院云药房的药品配送模式发展现状

互联网医院云药房的药品配送是互联网医院就医患者取得药品的关键步骤，是关系互联网医院就医问诊的"最后一公里"完成问题。如何满足患者多样化的药品配送需求，提高患者互联网医院药学服务满意度？当前，互联网医院云药房可提供的在线电子处方药品配送模式有以下三种。

（一）医院配送到家模式

医院配送到家模式具体体现在：①医院自行配送：患者在互联网医院平台在线就诊，诊后取药环节则利用线下实体医院来进行配送。在此种模式下，院内药师或护士除进行药品正常配备外，还需要进行配送服务，在一定情况下会加重相关医务人员的负担及额外的配送费用，因此此种模式成效并不理想。②与第三方物流企业合作：患者经由实体医院 App 或在互联网医院就诊，就诊后医生根据患者病情开具处方，药师依据处方开药拿药，随后通过与有资质的第三方物流企业（如顺丰、EMS 等）合作，将患者药品配送到患者指定地址。此种模式在医院层面上减少了配送时间的浪费，提高了药品配送效率，医院与企业之间建立了良好的联系，也为企业带来了一定的积极效益。

（二）药房自行取药模式

药房自行取药模式是指患者根据医院开具的纸质处方或者电子处方，到自己选择的社区药店或者社区卫生医疗服务中心取药。患者可选择药品由社区药店或社区卫生服务中心药房直接供应，也可选择由第三方医药物流配送企业配送至患者手中。此种方式可让患者与药师有面对面的交流机会，提升了互联网医院的药学服务质量。

（三）药店配送到家模式

药店配送到家模式是指患者经由具备网络售药资质的云药房（如好大夫、阿里健康、美团买药）等进行在线专业药师指导，购买所需的药品并支付，

然后互联网云药房后台在一定的时间节点内汇总订单信息，按照订单中的药品信息和配送信息将药品进行备货及打包，再将订单信息传递给第三方物流配送企业，由第三方配送企业制订开放式配送路线计划，第三方药品配送车辆将按照配送路线计划，从各个药房取走打包好的药品，按照路线依次将药品配送到患者指定地点。

二、互联网医院云药房药品配送模式发展的对策建议

（一）完善的法律监管体系是互联网医院云药房药品配送发展的政策保障

当前，中国关于互联网医院云药房药品配送模式相关的法律法规主要以《中华人民共和国药品管理法》为核心，以《互联网药品交易服务审批暂行规定》《关于加强药品监督管理促进药品现代物流发展的意见》等行政性法规为支撑，再辅以指导性文件如《关于加强药品监督管理促进药品现代物流发展的意见》等来加以规范。虽药品管理法中对药品配送模式有所涉及，但对配送环节中的具体要求未作出详细规定，相关行政性法规及部门规章出台滞后于当前互联网医药市场的快速发展，法律法规存在监管盲区。在云药房药品配送模式下，互联网交易订单药品物流配送存在风险，药品配送渠道复杂、涉及主体较多，从而较难通过技术化的手段来监控药品在线流通环节，一些隐蔽性强的违法犯罪活动更是难以被发现，法律法规执行环节薄弱，加大了监管难度。因此，首先，中国应尽快出台互联网医院药品配送物流的标准和规范，开展互联网医院药品配送物流认证与监管；其次，实行互联网医院药品配送物流企业的资质评定等级制度，按药品配送要求对不同药品进行等级划分，对配送标准不同的公司也进行等级划分[2]；要求提供互联网交易平台的配送企业对其所有仓库地址等进行认证，对药品储存做出具体规定，明确责任、权利和义务，使执法人员有法可依；最后，加快出台适应"互联网＋"发展背景下的云药房药品配送模式监督管理办法，在法律中明确药品配送监管主体、相关主体的权利和义务等原则性规定，赋予云药房药品配送模式的法律地位。在完善相关法律以及明确相应法律责任的同时，加大处罚力度。

（二）专业化的医药物流人才队伍是互联网医院云药房药品配送发展的生力军

随着互联网医院云药房药品配送模式的不断发展，专业化的医药物流人才的匮乏已成为制约互联网医院云药房药品配送发展的瓶颈。[3] 从互联网医院云药房药品配送人员结构上看，大多数物流配送人员非药学专业出身，在上岗之前也未接受药学专业知识的培训，仅仅以日常生活经验对药品知识进行简单理解，对医药物流配送的重要性和特殊性认知严重不足，许多配送人员存在不同批号的同一药品混杂放置，特殊药品随意放置，甚至冷链运输药品未在标准规定温度下进行配送等情况。尽管当下我国法律法规并未对药品配送人员的专业背景做出明文规定，但基于药品的特殊性和安全性，不同于一般商品，药品行业要求从业者经过专业知识培训才能胜任此工作，这也是确保用药安全和百姓健康的基本要求。为此，中国应加强对现有医药物流从业人员的药品专业知识培训，物流揽件、运输人员应当接受医药相关法律法规、专业知识的培训，须考核合格后上岗，并接受药学人员的指导，以确保药品质量安全。冷链药品须上午配送，确保当日送达，避免超温风险，冷链运输温度应实时监测并可追溯，保证数据真实、完整、准确。基于此，首先，使各岗位人员从思想上认识到医药物流的特殊性和重要性、从能力上增强药品存储、配送、装卸搬运等各方面的操作水平。其次，各医药物流公司应尽快形成一套科学良好的管理评价制度，按各项规章制度严格执行，做到有功必奖、有过必罚。同时，企业可适度提高新员工医药类专业毕业生的比例，加大优秀人才引进机制，扩充医药物流专业人才覆盖面。

（三）实现药品配送全过程的可追溯性是互联网医院云药房药品配送的关键

随着第三方医药物流管理的精细化，药品、生物制品、冷链制品的温湿度区间要求越来越规范，对药品运输过程中的工具、车辆、冷藏箱的专业性要求也随之提高，然而，当前我国医药专业运输配送还存在一些薄弱点，如冷链制品配送的管控、配送数据的追溯及配送时效的问题等。因此，建议互联网医院尽快建立第三方机构供药配送机制，并在实际运行过程中，对其信息安全性、药品质量、响应速度、配送准确性、服务态度、服务改进能力等进行不定期抽查和考核，对考核不达标的药品配送厂商终止合同；同时在药品配送中实施药品配送全过程的可追溯机制，即采用条形码扫描方法核对全过程信息并进行记录，同步记录药品追溯码信息，药品配送全过程信息应记录于药品使用记录库中，关联药品追溯码以及患者和处方的信息，以实现药品配送全过程的可追溯性。药品追溯信息、药品配送信息应上传至指定的互联网平台，供医疗卫生监管部门、药品配送机构和患者查询。

（四）信息安全和隐私保护是开展云药房药品配送模式的最后底线

互联网医院诊疗不同于传统医疗服务，患者医疗健康信息的共享可拓展至整个互联网，电子病历系统与外部网络不再通过网闸加以隔绝，这在便捷患者就医的同时，也带来了更大的信息安全泄露问题。[4]随着互联网医院诊疗服务的逐渐普及，医疗就诊信息、患者用药信息变得更集中、更易获得，在医疗数据采集、存储和应用等诸多过程中信息安全缺乏保障，患者医疗隐私泄露风险将不断增加。[5]目前绝大多数互联网医院诊疗从业人员及物流配送人员信息安全意识较为薄弱，更有极个别从业人员受利益驱使，擅自拷贝、贩卖患者健康信息（如患者姓名、年龄、联系方式、家庭住址、既往病史、药物过敏史等），严重侵犯了患者隐私权。信息安全和患者隐私保护是开展互联网医院云药房药品配送模式的最后底线，因此，为加强互联网医疗信息安全与患者隐私保护，要加快制定医疗信息保护的法律法规，严格落实个人信息保护法相关规定，提高医务人员、第三方配送人员及患者的信息安全意识，增强互联网医院信息系统安全性，利用先进技术为患者医疗隐私信息的存储与传输保驾护航。[6,7]建议互联网医院信息网络所有的数据交换与第三方配送服务交互均通过医院集成平台进行，通过标准接口规范，医院数据集成平台支持不同异源异构系统之间的医疗数据互通，能够快速实现云药房药品配备程序部署及第三方药品配送之间的协同通信，通过医院数据集成平台建设，可以规避单点接入多个不同系统造成的数据孤立的问题，使得医院可以基于平台进行统一的业务管理[8]，提高信息共享与效率，以适应不断增加的互联网隐私泄露风险。

（五）提升患者认可度，倡导广大群众接纳云药房药品配送服务

科技发展与国家的日益重视，带动互联网云药房药品配送事业发展出现新生机，云药房药品配送模式是医疗体系与现代化技术相融合的优秀范例，加强

云药房药品配送的宣传普及不仅弥补了患者对其相关知识的缺乏，更是顺应时代发展需求与促进健康理念转变。我国现有互联网云医院药品配送服务的使用人数和覆盖面远未形成规模，削弱了其服务模式的产业优势，患者群体对云药房药品配送服务的价值缺乏必要的认知以及现有配送服务质量的欠缺都是造成这一现象的原因。云药房药品配送服务模式真正形成规模化还需要积累一定数量级的消费人群，并产生正面反馈信息，以此不断提高患者对该配送模式的黏性以扩大患者认可度。在倡导广大群众接纳云药房药品配送服务过程中，需要不断引导患者正确理解其云药房药品配送模式真正内涵，包括：①政府相关部门做好顶层设计，推动"互联网＋药品配送模式"配送服务一体化、配送主体协同化、配送流程有序化的积极举措，提供普惠大众、利民便民的一系列利好政策；②建议各三甲医疗机构进一步开展有关云药房药品配送模式的科普宣传，让更多患者了解并尝试，认识到药品在线配送的便捷性和重要性；③利用医生专业背景，鼓励医生与患者开展深入交流，强化患者购药用药建议，通过对患者的正向传导，形成对云药房药品配送模式的积极认知。由此，正确引导广大患者更加积极主动参与到互联网医院云药房药品配送模式的建设与发展中，在使用、体验中进一步强化对云药房药品配送服务的认知，促进医疗卫生事业健康发展。

三、互联网医院云药房药品配送模式未来前景

（一）云药房药品配送模式将为传统药房工作模式带来革新

长期以来，传统医院药房取药窗口排队时间过长、药品调剂速率较慢，药师在审核处方的同时还要进行药品的调配、核对、包装及发放，日常工作量繁重致使药师面临的工作压力较大。互联网医疗突破了患者传统就医体验，扩充了优质医疗资源的利用，对于慢性病、长期服药患者而言，线上即可获得复诊、开药、云药房药品配送，足不出户就能享受到优质的医疗服务，提升了医疗技术水平不发达地区医疗服务的可及性，医疗资源配置得以进一步优化。在现代云药房药品配送模式下，利用物联网和互联网技术优化了云药房配送平台，与社会中的药品供应商共同建立了药品供应链，云药房设备信息、人员信

息、药品信息以及环境信息管理系统等与互联网医院的综合管理系统进行了对接，实现信息间交流和共享。除此之外，利用智能硬件设备，构建了药品信息化管理平台、电子病历信息管理平台、远程医保报销结算管理平台等，可以实现药品的安全追溯、患者安全用药信息查询、远程医保报销管理等功能。互联网医院云药房不仅储存了药师与医师的沟通记录，还能存储药品调剂过程中二维条形码扫描核对的数据信息[9]，同步记录药品追溯码和患者病情信息，监管部门、医疗机构、医师及药师均可查询。药品由第三方配送交接时，通过二维条形码扫描核实患者的身份、核对药品，保证药品配送正确；根据在线电子处方内容打印药品调配清单，包括用药说明，连同药品一起交予患者，保障用药安全。互联网医院云药房的药品由医药物流配送企业直接配送到患者手中，此种模式是对传统医院药房工作模式的革新。未来还可通过互联网区块链技术，提高数据安全性，实现由医院开具的处方经互联网平台安全流转，保障患者个人信息隐私安全。

（二）云药房药品配送模式可进一步提升互联网医院在线药学服务质量

当今社会的药学服务早已脱离药品单纯供应阶段，"互联网＋""云服务"等新形态、新模式络绎不绝。互联网医院云药房药品配送模式延伸了药学服务的空间，突破了现有的药学服务体制。实体医疗机构门诊处方的审核、药品调剂和用药指导均在一个部门完成，而在云药房中则由整个药学团队分工协作来完成对患者诊疗全过程的药学服务。随着药品调剂和配送工作的分离，互联网医院云药房的药师可专心于处方审核，通过用药指导、远程监护等参与患者的药物治疗过程，保证药物治疗的安全性与合理性。药品调剂和配送工作的分离还能简化互联网医院云药房的药品采购和供应环节，减少药品储存，节省人力和物力成本。同时，药学服务的内容逐渐从"以药品为中心"转变为"以患者为中心"来提高药学团队整体的专业素养。从云药房药品配送角度来看，医疗卫生服务人员应该将"以患者为中心"的服务理念付诸实践，将被动服务转化为主动提供。社会公众需要明晰"药学服务"的概念，明确沟通、咨询、购药等事中流程与回访、知识科普等内容均属于药学服务范畴。药学服务不仅是互联网医院需要提供的责任与义务，更是具有温度与社会性的服务内容[10]，药学服务的每个环节都不是独立的个体，应紧跟新时代发展脚步，以定期电话用药回访、电子药历档案创建、用药健康宣传、线上用药咨询等方式拓宽药学服务内涵。

（三）云药房药品配送模式可推动医药物流配送企业转型升级

第三方医药物流配送企业接受互联网医院云药房的委托，承担在线电子处方的药品调剂和配送，这不仅扩宽了其传统的单纯药品运输的服务渠道，还可通过开展药品调剂和配送等增值服务，向上游的药企提供准确的药品市场信息，积极推动自身企业的转型升级。在企业升级转型过程中，物流公司通过整合药品仓储和运输资源，实现多仓协同[11]，支持在线跨区域配送，形成了以大型骨干企业为主体、中小型企业为补充的城乡药品流通网络，促进了大、中、小型企业协同一体化发展。医药物流配送企业通过制定更为合理地进行物流规划，对药品的库存进行统筹安排，加快周转速度，在减少库存量的同时还能减少资金的投入，从而降低物流成本，有效规避了企业风险。另外，将配送业务交由更加专业的第三方医药物流配送企业，能够使互联网医院全身心地投入自身的核心医疗服务中，减少医疗资源（人力、财力、物力）不必要的浪费。

（四）云药房药品配送模式将更好地增进民生福祉

习近平总书记指出，要推进"互联网＋医疗""互联网＋教育"等，让百姓少跑腿、数据多跑路，不断提升公共服务均等化、普惠化、便捷化水平。在《关于促进"互联网＋医疗健康"发展的意见》和《关于在疫情防控中做好互联网诊疗咨询服务工作的通知》等相关文件中也提出：允许在线开展部分常见病复诊，经药师审核处方后，医疗机构、药品经营企业可委托符合条件的第三方机构配送；要求在疫情防控工作中充分利用"互联网＋医疗"的优势，为人民群众提供优质便捷的诊疗咨询服务和在线药品配送服务，有效缓解医院救治压力，减少人员集聚，降低交叉感染风险。[12]全国各地积极响应号召，迅速开通"互联网＋药品配送"模式，解决了疫情期间常见病、慢性病、长期服药患者的用药需求，及时高效地提供药品配送到家服务。通过建立药品质量追踪体系，健全药品物流配送管理制度流程，优化互联网医院系统操作界面及沟通平台，明确物流质量安全责任等，云药房药品配送模式工作成效显著。基于互联网＋药品配送，利用智慧药学新技术，坚持"以患者为中心"的理念，

积极推进互联网 + 药学服务体系建设，助力增进民生福祉战略工作，实现好、维护好、发展好最广大人民根本合理用药需求。

基于互联网医院云药房药品配送模式的深入发展，逐步提高了医疗资源的有效利用，提升了执业药师的专业价值，为更多患者提供了更优质的药学服务，进而满足了患者多途径多方面的健康服务需求。但中国互联网医院云药房药品配送模式尚在起步阶段，虽基本实现了在线药品配送服务的表层优化，提高患者服药依从性，但距离实现配送效率专业化、配送模式多元化、配送服务个性化的宏观目标依然任重道远。未来，随着国家相关政策的出台，将进一步优化各流程各环节，向着实现更加精准现代化的云药房药品配送服务奋力前行。

参考文献

[1] 孙华君，魏明月，于广军. 互联网医院云药房的药品配送模式［J］. 上海医药，2020，41（17）：6 – 8.

[2] 李桂桂，仇津海，安抚东. 互联网销售药品物流监管研究分析［J］. 中国医药导刊，2017，19（05）：533 – 534.

[3] 高洋洋，徐珽，金朝辉，等. 新冠肺炎疫情期间基于互联网医药模式的门诊药学服务实践与探讨［J］. 中国医院药学杂志，2020，40（06）：606 – 611.

[4] 牛光宇，纪淑君，陈洁. "互联网 + 医疗健康"的信息安全［J］. 中国卫生质量管理，2020，27（03）：9 – 11 + 14.

[5] 胡雅婧. "互联网医疗"信息安全监管研究［J］. 中国卫生法制，2021，29（06）：96 – 99 + 103.

[6] 刘乾坤，马骋宇. 互联网医疗健康服务平台隐私保护现状及对策研究［J］. 中国医院，2019，23（09）：16 – 19.

[7] 惠华强，郑萍，许文娟，等. 在互联网诊疗环境下如何保证患者信息安全［J］. 中国卫生质量管理，2020，27（06）：85 – 87.

[8] 吕涌涛，韩加亮，韩晔. 互联网医院建设实践探索［J］. 中国卫生信息管理杂志，2021，18（01）：117 – 122.

[9] 刘永斌，孙华君，于广军，等. 基于患者安全用药闭环管理实践［J］. 中国医院，2017，21（12）：12 – 15.

贰 运营管理篇

［10］胡晋红，兰芬.基于文献分析药学服务 20 年的发展及未来思考［J］.药学服务与研究，2017，17（04）：245－249.

［11］曾娜，孙华君，于广军.互联网医院云药房药品配送模式的成效分析［J］.上海医药，2020，41（17）：9－10＋13.

［12］郑明琳，何璐璐，王世燕，等.新型冠状病毒肺炎疫情期间互联网＋药品配送质量管理实践与探讨［J］.中国药业，2020，29（09）：46－48.

贰

运营管理篇

HB.05 互联网医院医保支付系统应用及防范

赵汉青①　贾　琼②　罗　杰③

摘　要：互联网医院在新冠疫情期间得到了快速发展，已成为备受关注的新兴医疗服务形式，随着政策的不断更新，网上看病报销成为必然趋势，"线上医疗服务＋医保支付"是互联网医院健康发展的重要保障。互联网医院医保支付系统是实现"互联网＋医疗服务"纳入医保支付体系的信息化应用，当前正处于前期运行阶段，其发展和监管仍然面临诸多问题和挑战。本报告通过政策调研、专家访谈、大数据分析等方法，对互联网医院医保支付系统发展现状和需要防范的风险进行综合分析，提出下一步互联网医院医保支付系统发展的意见建议，探讨医保信息化研究方向，为进一步推动"互联网＋医疗服务"健康发展提供决策参考。

关键词：互联网医院；医疗保障；医保支付；医保信息化；决策分析

随着互联网技术的发展和医疗信息化的不断推进，互联网医院受到了各界广泛关注，中国互联网网络信息中心近日发布的第50次《中国互联网络发展状况统计报告》显示，截至2022年6月，在线医疗用户规模达3亿，占网民整体的28.5%。"互联网＋医疗服务"在新冠疫情期间作用凸显，互联网医院提供了多种形式的医疗健康服务[1-4]，缓解了线下医疗压力，提高了服务效率，带动了相关产业技术的发展，为广大人民群众带来了更好的医疗健康信息服务，如健康教育、医疗信息查询、电子健康档案、疾病风险评估、在线疾病

---

①　赵汉青，医学博士，河北大学中医系主任，中医药信息学实验室主任，研究方向：中医诊疗信息化。

②　贾琼，河北大学中医学院硕士研究生在读，研究方向：中医药健康管理。

③　罗杰，工学硕士，讲师，浙江中医药大学创新创业教育中心主任，研究方向：医学信息学。

咨询、电子处方、远程咨询、远程康复治疗等。

互联网医院医保支付是近年来政策和行业关注的热点，互联网医院医保支付系统是在现有医院信息系统（Hospital Information System，HIS）基础上的功能升级，系统应用受到政策和技术的双重影响，功能定位和发展模式尚不明确[5]，目前仍未完成构建成熟体系。本报告通过政策调研、专家访谈、大数据分析等方法，对中国互联网医院医保支付系统应用情况进行综合分析，从互联网医院医保支付系统发展现状、互联网医院医保支付系统应用面临的问题挑战、互联网医院医保支付系统应用发展建议三个方面进行论述，以期促进互联网医院医保支付系统健康高质量发展。

一、互联网医院医保支付系统发展现状

（一）互联网医院医保支付政策发展现状

自 2015 年国务院发布《关于积极推进"互联网＋"行动的指导意见》和《关于推进分级诊疗制度建设的指导意见》后，互联网医院医保相关具体政策文件逐步出台（见表 1），国内互联网医院数量快速增加，截至 2022 年 6 月全国已审批 1700 余家。"互联网＋医疗服务"分为远程医疗、互联网诊疗活动、互联网医院三类，主要可归纳为两种运营模式：以实体医院为主体，将医院的一部分线下医疗服务同步至线上，由医院现有资源提供在线医疗服务，如各公立医院独立开办的互联网医院；以实体医院为合作载体，由企业依托医院独立设置虚拟医疗环境，一般不占用合作实体医院的硬件资源，采用商业市场化运营，通过医生多点执业实现线上医疗服务，如京东健康互联网医院、银川智慧互联网医院、平安正阳互联网中医医院等。

两种运营模式的互联网医院在执行线上医疗医保支付上存在较大差异。国家政策层面逐步放开互联网医院医保支付途径，符合条件的医疗机构通过信息系统升级改造并通过验收后可签订医保支付协议，以实体医院为主体的互联网医院允许为复诊患者在线开具部分常见病、慢性病处方，实现线上线下相同的医保政策[6-10]，且目前已探索对新冠病毒感染互联网首诊服务纳入医保支付，预计经过一段时间试运营后可能放开部分疾病的首诊医保支付；以非实体医院为运营主体的互联网医院，由于患者的参保地不统一，没有线下就诊行为，缺乏相应政策支持，难以照搬线下医保支付政策进行线上支付[11]，造成无法应用互联网医保支付的情况，当前大多数此类型互联网医院均不支持医保支付。

表 1　国家层面互联网医院医保支付相关政策

发布日期	发布机关	政策名称
2018 年 4 月	国务院办公厅	《关于促进"互联网 + 医疗健康"发展的意见》
2018 年 9 月	国家卫生健康委员会 国家中医药管理局	《互联网诊疗管理办法（试行）》
2018 年 9 月	国家卫生健康委员会 国家中医药管理局	《远程医疗服务管理规范》
2019 年 6 月	国家医疗保障局	《关于印发医疗保障标准化工作指导意见的通知》
2019 年 8 月	国家医疗保障局	《关于完善"互联网 +"医疗服务价格和医保支付政策的指导意见》
2020 年 3 月	国家医疗保障局	《关于推进新冠肺炎疫情防控期间开展"互联网 +"医保服务的指导意见》
2020 年 5 月	国家卫生健康委员会	《关于进一步推动互联网医疗服务发展和规范管理的通知》
2020 年 5 月	国家卫生健康委员会	《关于做好公立医疗机构"互联网 + 医疗服务"项目技术规范及财务管理工作的通知》
2020 年 11 月	国家医疗保障局	《关于积极推进"互联网 +"医疗服务医保支付工作的指导意见》
2020 年 12 月	国家卫生健康委员会 国家医疗保障局 国家中医药管理局	《关于深入推进"互联网 + 医疗健康""五个一"服务行动的通知》
2021 年 8 月	国家卫生健康委员会 国家医疗保障局	《长期处方管理规范（试行）》
2021 年 9 月	国务院办公厅 国家卫生健康委员会 国家中医药管理局	《关于印发"十四五"全民医疗保障规划的通知》
2022 年 2 月	国家卫生健康委员会 国家中医药管理局	《互联网诊疗监管细则（试行）》
2022 年 5 月	国务院办公厅	《"十四五"国民健康规划》
2022 年 12 月	中共中央、国务院	《扩大内需战略规划纲要（2022—2035 年）》
2023 年 1 月	国家医疗保障局 财政部 国家卫生健康委员会 国家疾病预防控制中心	《关于实施"乙类乙管"后优化新型冠状病毒感染患者治疗费用医疗保障相关政策的通知》

资料来源：公开发布的文件。

（二）医疗信息化行业发展现状

互联网医院医保支付系统主要由医疗信息化企业开发和运营，当前国内厂商产品具有较强市场竞争力，近几年行业发展状况良好。如表 2 所示，在医疗机构信息化、区域卫生医疗信息化、医保信息化三大细分领域，相关企业充分开发利用现代信息技术，面向医疗服务的数字化、网络化构建了一系列产业链条，打通了上游硬件设施和下游医疗卫生机构及用户终端的各个环节，依据技术优势、产品特色和地方资源形成了多个行业领军企业。

医保信息化内容主要包含研发维护医保电子凭证、线上支付结算系统、医疗保障信息业务编码标准、医保监管体系等四个方面；从具体应用上可分为核心业务服务和公共业务服务，医保信息化发展为中国医疗体制改革提供了科技助力，互联网医院医保平台建设是近年来业内热点研究方向。[12,13] 当前医保信息化发展已经步入了快车道，2019 年印发的《医疗保障信息平台云计算平台规范》《医疗保障信息平台应用系统技术架构规范》《医疗保障信息平台用户界面规范》三部标准为医保信息化高质量发展奠定了基础，各类基于云计算和大数据技术的分布式并行计算平台为医保信息化产品从独立的医疗或者医保部门向整个产业链扩展。

表 2 中国医疗信息化上市公司基本概况

公司简称	重点布局区域	医疗信息化业务概况
卫宁健康	华东、华北地区	2016 年起，以新技术开创医疗健康服务新模式，前瞻性布局互联网＋医疗健康领域，是中国医疗健康信息行业具有竞争力的整体产品、解决方案和服务供应商，业务涵盖智慧医院、区域卫生、基层卫生、公共卫生、医疗保险、健康服务等领域
东华软件	华北地区	东华软件的全资子公司东华医为是一家大健康领域应用软件产品生产商、互联网医疗服务提供商、核心软件技术及医学标准术语的研发商、智慧医院和智慧医疗城市的 IT 咨询商，东华医为深耕医疗信息化行业 21 年，拥有完整的医疗卫生行业产品线
万达信息	上海	国家规划布局内重点软件企业，万达信息拥有国际一流的资质，是国家规划布局内重点软件企业，是中国第一家整体通过 CMMI5 认证的企业。有全行业领先的产品和解决方案，如全民健康信息平台，医疗保险业务处理，传染病全流程防控，突发公共卫生事件应急指挥，药品招采配用一体化平台等

公司简称	重点布局区域	医疗信息化业务概况
东软集团	东北、华东、华北地区	利用新技术元素，融合"智能互联网+"，助力医疗健康信息化快速发展，推动中国医疗体系改革，东软业务涵盖卫健委、医院、医保、商保、养老等行业领域
创业慧康	华东、华南地区	经过多年的研发，目前已建立起较为完整的产品体系，拥有覆盖医疗、健康、医保、健康、养老等各类服务场景的自主研发产品300多个，用户近7000家，在全国370多个区县开展公益健康项目，为30万基层医生提供工作平台，积累居民健康档案超过2.5亿份
思创医惠	以国内销售为主	思创医惠是国内医疗信息化行业首家给境外医院提供符合国际标准的整体信息化建设服务的企业，也是目前国内少数能够同时提供电子病历等级评审、医院信息互联互通测评等认证咨询服务的IT企业
麦迪科技	华东、东北、华北、华中地区	麦迪科技自设立以来一直专注于医疗临床信息化领域，研发形成了DoCare系列临床医疗管理信息系统产品和Dorion数字化手术室及正在推广的数字化病区和数字化急诊急救平台整体解决方案
和仁科技	华东、西北地区	和仁科技是国内较早进入临床医疗信息化的产品服务商之一，具有领先的技术体系、强大的自主研发能力、优质的产品服务、丰富的整体解决方案和大型项目实施交付经验，和仁科技是国内较早进入临床医疗信息化的产品服务商之一，一直专注于医疗健康信息化领域，能够满足大型医疗机构客户的建设需求
易联众	福建、山西、广东、安徽、吉林	从成立之初，易联众就着手打造医保信息化系统，结合医保核心业务，积极拓展覆盖区域卫生、健康医疗大数据服务应用、智慧医院、医疗保健等健康城市解决方案的医保、医疗、医药"三医"领域
久远银海	西南、华南、西北地区	久远银海，源自中国工程物理研究院、中物院国有控股，积极参与新一代医保信息化建设的智慧民生和军民融合服务提供商，中标2020年12省新一代医保信息化平台建设项目

资料来源：各公司公告，前瞻产业研究院。

（三）互联网医院医保支付系统应用现状

目前，医保信息平台已实现全国统一管理，有效覆盖全国约40万家定点医疗机构、约40万家定点零售药店，在全国31个省份和新疆生产建设兵团全域上线，为13.6亿参保人提供了高质量的医疗保险服务。互联网医院医保支付系统主要应用于各医疗机构医院信息管理系统和互联网医院系统本身，其核心业务是与国家、省、市医保信息平台进行对接与信息交互。

互联网医院医保支付系统一般包含三种医保支付模式：①具有医保资质的实体医院自建互联网医院，依托院内医疗资源和药房配送完成互联网医疗，将线上数据按照线下流程操作完成医保实时结算或医保支付；②实体医院自建互联网医院，依托院内医疗资源和定点零售药店处方流转完成互联网医疗[14]，相关费用分别由医院和定点零售药店按照相关政策进行医保支付；③非实体医院自建的互联网医院，提供互联网在线诊疗服务，开具处方后流转至定点零售药店，由定点零售药店发起医保费用支付。

互联网医院医保支付系统一般包含三种医保支付流程：①以具有医保资质的实体医院自建互联网医院为入口直接结算，一般需要患者具有该医院的线下就诊记录，相关信息可直接用于互联网医院医保支付使用；②以互联网医院为入口进行第三方支付，通常流程是完成线上诊疗需要医保支付时，相关信息由互联网医院跳转接入参保地医保信息服务平台或第三方 App，在跳转入口或线下终端完成医保支付；③以第三方支付入口接入互联网医院，完成线上诊疗后返回第三方支付入口完成医保支付。

在互联网医保支付审核和监管方面，人工智能和大数据的应用已发挥了重要作用。[15,16]2020 年《国务院办公厅关于推进医疗保障基金监管制度体系改革的指导意见》明确提出"全面建立智能监控制度"的要求，2022 年国家医疗保障局印发《医疗保障基金智能审核和监控知识库、规则库管理办法（试行）》为互联网医保支付系统监管功能设计开发提供了依据，当前全国医保信息平台已经开展大数据实时动态监控医保基金全过程使用，互联网医保支付审核和监管已具备预警机制，能够有效提升医保审核与监管的工作效率。

二、互联网医院医保支付系统应用面临的问题挑战

（一）"一码通"终端应用未完全统一

在长期医保信息化实践中，由于各种原因，各地医保项目编号未达成完全

统一，这是导致全国医保不能实现脱卡通用的主要原因之一。2021 年国家医疗保障局关于优化医保领域便民服务的意见中明确实现全国医保经办服务事项名称、事项编码、办理材料、办理时限、办理环节、服务标准"六统一"，推动"互联网＋医保服务"实现处方流转、在线支付结算、送药上门一体化服务。在国家医疗保障局的大力推动下，全国大部分医疗机构已经完成贯彻执行 15 项医疗保障信息业务编码标准编码目录，但部分互联网医院由于前期未接入医保系统，其内部数据编码架构仍未实现全国统一，需要重新升级改造信息系统，额外构建医院端医保系统，容易在升级维护过程中出现不稳定，对医保支付应用的稳定性提出了挑战。

（二）电子凭证数据隐私存在安全风险

互联网医院完全依靠电子凭证开展相关业务，其中流通环节较多，网络数据传输和终端数据存储的不确定性对互联网医院医保数据资料的隐私安全风险提出了挑战。在医疗信息安全领域，相关标准规范已发布运行多年，已经形成了一套较为成熟的安全风险评价体系，但互联网医院医保支付系统打破了医院信息系统的相对封闭性，仍然存在以下几项安全风险。

第一，电子处方流转过程中可能出现患者隐私泄露。当前互联网医院医保支付系统可将患者诊疗信息传输至医保定点药店，药店在配备和配送药品时可以获得患者的个人隐私资料；同时，互联网医院在药品配送过程中会将相关信息传输至物流运输机构，在此流通环节中也有可能发生个人隐私数据泄露。对于该问题，建议在互联网医疗信息传输中和电子凭证的打印中进行去隐私化操作，防止个人隐私数据在公共空间流通。

第二，作为中台使用的第三方数据平台可能存在电子凭证数据泄露风险。医疗保障信息数据属于典型的大数据范畴，部分互联网医院医保支付系统使用第三方数据平台进行数据存储与交互。一般情况下严格执行数据处理和使用审批流程，按照"知所必须，最小授权"的原则划分数据访问权能最大程度避免数据泄露风险，但实际操作中可能存在管理权限泄露、网络空间攻击等问题，对信息及时脱敏是防范风险扩大的主要方法。

第三，互联网医院医保支付系统的终端设备可能存在数据安全风险。互联网医院的使用者一般用手机或个人计算机进行线上诊疗，至少包括管理端、医生端和患者端。如果个人手机或计算机存在安全隐患，可能造成个人隐私和医疗数据的泄露。该问题的解决需要互联网医院医保支付系统在设计时考虑到安全因素，使用医保支付时应实时扫描个人终端环境，出现安全隐患应立刻终止数据传输与显示，并上报相关部门进行分析处理。

第四，个人隐私数据泄露的人为因素始终存在，应建立系统完善的管理权限体系，定期修改密码，加强法治教育，最大可能防止人为泄露的发生。

（三）互联网医院医保支付系统维护成本较高

互联网医院医保支付系统属于信息技术软件，部分实体医院自行开办的互联网医院会购置使用相关硬件设施开展线上诊疗，这些软硬件装备需要专业人员定期维护。业内人士普遍认为，"十四五"期间，互联网医院将会成为实体医院的标准配置，相关的医保支付系统需要专人实时维护。

一般情况下，医院信息科负责维护医院信息系统的正常运行，但在实际操作中，大部分维护工作是由系统供应商派专人入驻实现。医院在购置相关系统后均会缴纳相应维护服务费，部分医疗机构的支付存在经济负担。同时，系统供应商派出的人员存有诸多不稳定因素，可能在关键时刻脱岗，造成损失。信息科由于工资待遇等问题难以招聘到具备自主开发维护信息系统能力的固定工作人员，建议相关医疗机构进行人才发展体制改革，破解此项难题。

三、互联网医院医保支付系统发展建议

（一）推动标准制定，防范安全风险

本报告认为，互联网医院医保支付系统目前仍处于前期运行阶段，与医院信息管理系统、电子病历系统等常规医疗信息化产品相比缺少标准规范。虽然互联网领域与医保数据交换领域已发布相关标准，《国家医疗保障局数据安全管理办法》对相关安全问题提出了指导建议和具体要求，但互联网医院医保支付系统具有其线上线下数据交互的独特性，涉及第三方接入，各终端用户群体较多，有必要重新评估各项信息化流程的安全风险[17,18]，防范相关不良风险事件的发生。

（二）增强监管力度，防范经济风险

医保支付是互联网医院发展的关键，加强对互联网医保支付系统的监管[19]，是实现互联网医院健康发展的核心。本报告发现，互联网医院存在服务差异，由于缺乏线下管理缓解，部分线上诊疗存在监管漏洞。例如，线上诊疗可能出现冒用他人医保的情况，虽然现有互联网医院医保支付流程中存在实名认证环节，但仍可能出现以照片、视频等方式作弊通过实名认证的情况；由于线上诊疗不能进行查体等实际医疗操作，可能出现医疗欺诈行为，造成医保资金流失。

本报告认为，应通过提升技术手段和改善管理方式防范此类问题的发生。当前互联网医疗以慢性病复诊为主，其相关病种治疗费用可参照 DRG 或 DIP 付费方式监管，若互联网医保支付明显超出线下医保支付范围，应立刻预警上报，防范风险的发生。

（三）开放多方合作，互惠健康发展

近年来，互联网医院发展已呈现多维度影响力，用户流量的快速增加给多方合作带来了契机，为医保支付系统的研发与运营注入了新生力量。本报告认为，中医医疗服务的医保支付系统尚未得到重点关注，中医药服务具有一定特殊性，与参照用药说明书进行医保支付审核不同，中药处方难以建立"药品—症状—疾病"的强关联，对医保支付系统的审核和监管提出了挑战。互联网中医院是互联网医院的重要组成部分，中医药发展已上升为国家战略，合作研发中医诊疗服务的互联网医保支付系统势在必行。

本报告认为，区域互联、线上线下无缝链接是下一代互联网医院医保支付系统的发展目标，政策层面对医保支付系统应用发展的影响大于技术因素。当前部分互联网医院开具医保处方后仍需患者线下刷卡支付，互联网医院医保支付系统应不断优化流程[20]，打通线上一站式全流程医保支付；各类医联体互联网医院、非医院实体运营为主的互联网医院也应纳入互联网医保支付，基层医疗机构应主动接受信息化管理，医保信息化行业应重点关注此类机构，推广大数据及信息化产品应用，实现医保支付系统健康发展。

参考文献

[1] 吴月红，陈新平，胡钱美，等．基于医保 DRG 支付的医院智慧运营系统建设研究 [J]．卫生经济研究，2022，39（06）：67 – 69.

[2] 李杰，付秀，付毅，等．基于医保电子凭证的互联网慢性病续方系统的设计与实现 [J]．中国数字医学，2020，15（11）：46 – 49.

[3] 刘健，霍莉莉，雷凯．基于互联网诊疗模式的医保结算体系研究与应用 [J]．中国数字医学，2020，15（07）：39 – 41.

[4] 杨扬，蔡滨，史力群，等．新冠疫情背景下公立医院推进"互联网 + 医保服务"的实践与思考 [J]．现代医院，2022，22（08）：1254 – 1256.

[5] 邓勇，周仪昭．"互联网 +"医保服务中的规制缺陷和综合治理 [J]．中国医院院长，2021，17（07）：66 – 69.

[6] 海韵．推进"互联网 + 医保服务"发展的思考 [J]．中国医疗保险，2021，13（11）：26 – 29.

[7] 马思琦，曹阳．"互联网 + 医疗"纳入医保支付的相关研究及政策建议 [J]．现代商贸工业，2021，42（35）：99 – 100.

[8] 丁腊春，郑湘，朱月兰，等．互联网支付平台下医保移动支付研究与实践 [J]．医学信息学杂志，2017，38（08）：19 – 22.

[9] 朱月兰，丁腊春，郑湘．基于互联网支付的诊间结算系统研究与实践 [J]．中国卫生信息管理杂志，2017，14（04）：539 – 542.

[10] 龙涛．基于 SaaS 模式的医保支付系统设计与实现 [D]．电子科技大学，2011.

[11] 吕晓晨，邓勇．我国网上药店医保支付存在的障碍及其对策探讨 [J]．中国药房，2016，27（04）：573 – 576.

[12] 邓杨．"互联网 + 医保"背景下居民医疗保险结算档案管理研究 [J]．兰台内外，2022，37（36）：59 – 60 + 86 + 89.

[13] 何梦文，王国光，羊海锋，等．基于"互联网 +"的门诊慢性病患者医保在线结算系统设计与实现 [J]．中国数字医学，2020，15（10）：12 – 14.

[14] 邱声．医保"双通道"机制下的互联网医院电子处方流转研究与设计 [J]．海峡科学，2022，37（04）：85 – 88.

[15] 黄凤芝．黄山运用大数据推动医保高质量发展的路径和成效分析 [J]．中

贰 运营管理篇

国医疗保险，2021，13（05）：12－13.

［16］刘健，雷凯，韩秋君，等．新型医保移动支付平台构建研究［J］．医学信息学杂志，2017，38（12）：27－31.

［17］姜立文，刘晨红．互联网医疗纳入医保支付的风险与对策分析［J］．中国初级卫生保健，2021，35（10）：13－14＋18.

［18］廖藏宜．"互联网＋"医保服务的政策风险点及其防范［J］．中国社会保障，2020，26（05）：80－81.

［19］崔文彬，顾松涛，寸待丽，等．"互联网＋"医疗服务纳入医保支付后的风险及管控建议［J］．中国医院，2020，24（03）：10－12.

［20］蔺雪钰，李吉人，邌仕明，等．"互联网＋"医疗服务医保支付中的问题及对策［J］．中国医疗管理科学，2021，11（02）：35－37.

贰　运营管理篇

HB.06 互联网医院模式下的医联体分级诊疗服务探索及实践

马骋宇① 孟 开② 刘昊鹏③ 杨彦彬④

摘 要：基于互联网医院模式下的医联体分级诊疗服务，基层医疗机构服务能力的提升、医疗资源合理配置、方便患者就医，可以促进分级诊疗"基层首诊、双向转诊、急慢分治、上下联动"就医格局的实现。从服务组织结构视角，依托医联体构建的互联网医院促进分级诊疗服务的模式可以分为依托单体互联网医院建立的分级诊疗服务模式（B2B），平台型互联网医院分级诊疗模式（B2C），区域中间平台型的互联网医院分级诊疗模式（B2B2C）。基于互联网医院模式下的医联体分级诊疗成为目前发展的趋势和方向，但在实践中仍存在互联网医院的发展定位尚不明确；三医协同不畅制约互联网医院作用发挥；互联网医院的用户参与积极性不高；医联体内部利益分配机制不完善；互联网医院医疗安全和数据安全的监管难度大等问题。对此，应从明确互联网医院发展定位，促进分级诊疗制度构建；统筹规划，引导互联网医院优势发挥；三医联动，促进互联网＋分级诊疗体系制度建设；多措并举，提升互联网医院的用户参与度；统筹安全与发展，优化互联网医院发展环境等方面促进互联网医院发展，促进医联体分级诊疗服务的发展。

关键词：互联网医院；医联体；分级诊疗；互联网＋

① 马骋宇，管理学博士，首都医科大学公共卫生学院副教授，研究方向：智慧医疗服务、卫生政策。
② 孟开，管理学博士，首都医科大学公共卫生学院教授，研究方向：医院管理、卫生政策。
③ 刘昊鹏，首都医科大学公共卫生学院研究生在读，研究方向：智慧医疗、互联网医疗服务。
④ 杨彦彬，首都医科大学公共卫生学院研究生在读，研究方向：智慧医疗、数字鸿沟。

一、互联网医院模式下医联体分级诊疗服务的发展背景

（一）分级诊疗服务体系的发展背景

分级诊疗是指根据疾病的轻重缓急及治疗的难易程度进行分级，不同级别的医疗机构承担不同疾病的治疗，逐步实现从全科到专业化的医疗过程，实现"基层首诊、双向转诊、急慢分治、上下联动"[1]。为解决广大人民群众"看病难、看病贵"问题，国家近年来出台了一系列的政策促进分级诊疗制度建设。2015 年 9 月国务院办公厅发布了《关于推进分级诊疗制度建设的指导意见》明确指出推进中国分级诊疗制度建设的重要性，以强基层为重点完善分级诊疗服务体系、建立健全分级诊疗保障机制。2017 年 4 月国务院办公厅印发了《关于推进医疗联合体建设和发展的指导意见》，通过构建医联体组织体系，实现不同级别、类别医疗机构之间纵向或横向的医疗资源整合。[2] 2020 年 7 月，国家卫生健康委员会与国家中医药管理局联合印发《医疗联合体管理办法（试行）》，标志着中国医联体建设进入规范化发展的新阶段。[3] 2022 年 12 月，国务院应对新型冠状病毒肺炎疫情联防联控机制综合组印发《以医联体为载体做好新冠肺炎分级诊疗工作方案》，再次强调要通过科学统筹利用区域医疗资源，构建新冠肺炎相关症状患者分级诊疗服务网络，形成科学有序的就医秩序。[4]

政策推动下，中国分级诊疗制度建设取得显著成效，十年来组建各种形式的医联体超过 1.5 万个，2021 年跨省就医较 2019 年下降了 9.3%，就医秩序更趋合理。然而，在具体实践中，中国分级诊疗制度发展仍存在一系列问题：第一，区域医疗资源分布不均衡，医疗资源更多集中于三级医院，基层医疗机构的服务设施和服务能力远远落后于三级医院，导致医疗资源的"倒三角"现象。[5] 第二，长期以来，广大居民"就高不就低"的就医习惯没有得到真正扭转，造成大型三级医院人满为患、拥挤不堪及接诊能力不足，但大量的医疗资源其实投入于常见病、多发病和慢性病，优质医疗资源使用效率低下。第三，医联体内部的基层医疗机构与大医院之间服务整合不足，利益分配机制不健全，上下转诊服务衔接不畅、流程烦琐复杂，阻碍和制约了分级诊疗制度的有效推行。[6]

（二） 互联网医院促进分级诊疗制度发展的可行性分析

互联网医院是指以实体医院医疗资源为基础，以互联网技术为依托，为患者提供一系列从线上到线下、前端到后端的"闭环式"医疗服务。[7] 截至2021年6月，中国已建设1700多家互联网医院。依托医联体模式构建的互联网医院，具有跨越时空的特点，能够加速优质医疗资源流动和资源整合，被认为是分级诊疗生态链上促进医疗机构分工协作，医疗、医保和医药资源整合的"连通器"和"加速器"。首先，互联网医院通过远程会诊、远程查房等方式，可以有效促进不同级别医疗机构之间的技术交流和帮扶，有利于医联体中基层医疗机构服务能力的提升和患者信任感的建立。其次，互联网医院提供的互联网诊疗服务可以将常见病、慢性病的复诊患者转移到线上，提高了大医院线下优质医疗资源的利用率和价值。最后，互联网医院的建立更容易实现基层医疗机构与大医院之间的信息共享，在方便患者线上就医，简化双向转诊流程等方面发挥积极作用，有效满足了广大人民群众对医疗服务便捷性、高质量、连续性等多目标的需求，有利于将更多患者留在基层，形成"大医院愿意放、基层医院接得住，基层患者留得住"的分级诊疗格局。

二、互联网医院模式下的医联体分级诊疗发展模式分析

随着中国互联网医院的快速发展，目前已出现了依托医联体开展的互联网＋分级诊疗服务的多种探索模式，各地也开展了丰富的实践，总结了一系列经验。为此，本文从服务的组织结构角度，对目前依托医联体构建的互联网＋分级诊疗服务模式进行总结，以期为中国互联网医院的发展提供借鉴。

（一） 依托单体互联网医院建立的分级诊疗服务模式（B2B）

1. 服务模式分析

以大医院为主导的互联网医院分级诊疗模式（Business－to－Business，B2B），是指依托大医院主导建设的互联网医院，通过在医联体成员单位之间，建立横向或纵向的远程医疗、数据共享、云端查房、线上转诊等协同服务，吸

引医联体各成员积极参与，形成依托医联体共建共享的互联网医院发展模式。适用于远程医疗协作网、远程医疗专科联盟等模式。B2B 模式促进分级诊疗的组织结构如图 1 所示，通常是以传统线下诊疗的医联体组织结构为基础，由医联体中的上级医院或大医院负责建立实体医疗机构第二名称的互联网医院，由医联体中的基层医院负责患者的基层首诊；当基层患者需要转诊时，互联网医院和基层医疗机构之间可通过远程会诊、远程查房、线上转诊等形式开展合作，帮助患者在基层完成全程诊疗，有利于将更多患者留在基层。

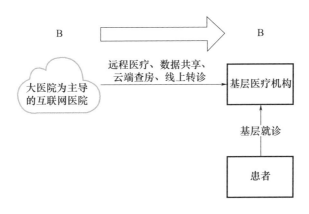

图 1　B2B 模式概念

B2B 服务模式的优势较为突出：一方面，患者可以在基层享受到大医院的远程治疗，减少基层患者流失，有利于医联体分级诊疗和基层首诊政策的实施；另一方面，由于互联网医院的平台化管理和同质化标准的要求，基层医疗机构的服务水平也将获得提升，有利于基层服务质量→患者基层首诊正循环的形成。此外，B2B 模式是互联网医院在传统医联体分级诊疗模式上的延伸和补充，并未打破传统的医联体组织框架，在推行互联网 + 医疗服务中，医联体内各级医疗机构的磨合与协作也相对顺畅，有利于形成紧密的互联网 + 医联体。

然而，B2B 服务模式也存在一些问题。一方面，由于该模式尚处于起步阶段，在医保报销等相关的配套政策以及医联体各利益相关方的权责协议方面尚不完善，将导致 B2B 服务模式在推广中受到一定阻力。另一方面，相对于互联网医院而言，B2B 模式的出现相对较晚，部分互联网医院在建设之初并未考虑医联体的服务协同需求，导致医联体内互联网医院的重复建设，医疗资源配置效率低下，医疗数据标准/接口不统一，信息孤岛等问题，进一步滞后了区域互联网 + 医联体 B2B 模式的发展。

2. 典型案例：苏北人民医院互联网医院

苏北人民医院互联网医院（以下简称苏北人民医院）是一家由江苏省人民医院牵头，联合江苏省 10 余家紧密型医联体以及 100 余家成员单位的互联网医院。[8]于 2019 年 10 月正式上线，并先后推出了云门诊、云会诊、云查房、云诊断、远程会诊等服务。在具体措施方面，一是通过远程专科门诊与各医联体单位成员建立了远程会诊平台，通过 B2B"远程会诊"功能，基层医院将可以与医联体中的专科定点医疗机构进行远程会诊，有利于基层专病患者留在基层。二是与医联体内各基层医疗机构进行了对接，各基层医疗机构可以依托互联互通的信息系统，实现医联体内患者病历、检查结果、检验报告、会诊意见、治疗方案的信息共享、结果互认，提升基层医疗机构开展分级诊疗的意愿与能力。三是通过"云会诊""云转诊"功能，基层医疗机构中的疑难患者将可以在基层接受上级医院的远程会诊服务；而确属疑难杂症需要住院或手术的患者，也能经过绿色通道转诊至上级医院进行线下就诊。四是对于医联体基层医疗机构中的住院患者，上级医院可以通过移动端设备、可穿戴设备、移动查房车等基层线下终端，实现上级医院医师对基层患者心电、血压、血糖等指标的实时监护和远程指导，最终达到基层住院患者 B2B"云查房"的效果，进一步提升医联体中基层患者的医疗水平。

此外，苏北人民医院还积极与医保部门对接，通过医保线上脱卡结算系统，实现医联体内基层医院和上级医院之间，线上与线下之间医保支付的无缝衔接，从医保支付角度解决患者基层首诊的后顾之忧。面向服务地区患者，利用手机 App 提供常见病、慢性病的"云门诊"服务，互联网＋护理服务，互联网慢性病管理、健康宣教、诊后随访等服务。[9]

（二）平台型互联网医院分级诊疗模式（B2C）

1. 服务模式分析

平台型互联网医院为主导的分级诊疗模式（Business－to－Consumer，B2C），是指以一家平台型互联网医院为基础，利用互联网医院平台技术、资源和用户数量优势，吸引医联体内部医护人员采取多点执业方式，向互联网医院平台汇聚；同时通过地区推荐、专病匹配的方法引导患者在平台中主动选择医联体医生线上问诊（B2C）的区域互联网诊疗平台发展模式。平台型互联网医院可以成为线下医联体的线上服务形式，服务范围更为广泛，服务资源也更为丰富，其服务组织模式如图 2 所示。B2C 模式打破了传统医联体中各级医疗机构的边界范围，采取互联网双边市场的模式吸引医患双方在平台中直接进行线上问诊等活动。一方面，患者可根据以往的就医习惯，在平台中找到医联体内线下诊疗中熟悉的基层医生，足不出户地完成视频/电话/图文问诊和续方送药等活动；另一方面对于没有固定医生需求的患者，平台将通过大数据算法等方式、根据患者的地区、症状、疾病为患者推荐医联体中合适的医生，减少患者对于大专家的盲从性。此外，依托大数据和软硬件支持，平台还能直接为患者提供健康管理等预防、康复服务，进一步疏解线下医疗系统压力。

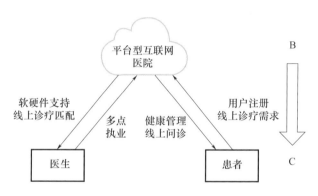

图 2　B2C 模式概念

综上，B2C 服务模式的优势表现为：一是患者和医生均可以通过智能手机等网络终端，足不出户、随时随地地进行线上诊疗服务，打破了传统线下医疗时间和空间的桎梏，节约了患者旅行过程中时间和金钱的花费。二是得益于非接触式医疗的特点，B2C 模式尤其适用于行动不便群体、长期随访群体和疫情形势下的就医群体。三是得益于互联网平台高度扁平化的服务模式，患者可以收集到更多的信息，在一定程度上消除了医患之间的信息不对称。四是平台多点执业为医联体基层医生提供了新的诊疗途径，有利于提升基层的知名度和技术水平。

然而，B2C 模式的缺陷也较为突出：一是由于 B2C 模式近似于将医联体作为一个全科诊室置于云端，即便平台会通过算法和免费义诊的形式吸引患者分级诊疗，但最终就诊的决定权仍在患者手中，对患者基层首诊的吸引力较小。二是由于互联网诊疗与线下门诊相比在检查检验、处方开具、医保报销方面存在诸多限制，导致了 B2C 模式出现了线上线下衔接不畅、适用范围狭窄等问题。三是由于 B2C 模式中医生大部分为多点执业的形式，医生所在的线下医疗机构可能不鼓励甚至不建议医生参与互联网诊疗服务，不利于 B2C 模式对医生人才的吸引。

2. 典型案例：银川京东健康互联网医院

银川京东健康互联网医院（以下简称京东互联网医院）是京东健康集团旗下的一家平台型互联网医院。自 2018 年 3 月获批以来，不断吸纳来自全国各地的医生在平台中多点执业，截至 2020 年 12 月 31 日，已入驻超过 13 万名医生，全年日均问诊量超过 10 万人次。患者在京东互联网医院平台可以足不出户与家庭医生团队进行线上图文/电话/视频/私人医生问诊，在诊疗服务后患者也可以通过平台寻求线上续方购药、送药上门、诊后管理、家庭医生签约等服务。以京东互联网医院糖尿病闭环管理模式为例，一方面，京东互联网医院主动与服务地区的疾控中心和专科医师联盟取得合作，并为入驻的医师配备医生助理和软硬件支持，与内分泌医生共同组成糖尿病云诊室。通过云诊室，糖尿病患者可以直接在京东互联网医院中（B2C）与内分泌医生进行线上问诊、用药指导、处方开药、疾病预后管理等治疗、咨询服务。另一方面，京东互联网医院还积极地与检测设备厂家合作，通过智能血糖仪终端＋后台数据互联共享机制，实现患者血糖的云端监测和云诊室的主动随访，提升患者慢性病管理的精准性和有效性。最后，京东互联网医院还充分利用互联网和大数据优势，在糖尿病患者日常生活疾病管理环节，为糖尿病患者提供个性化的血糖管理计划、居家检测指导、运动方案设计、饮食配方推荐等服务包，进一步帮助患者主动控糖（如图 3 所示）。

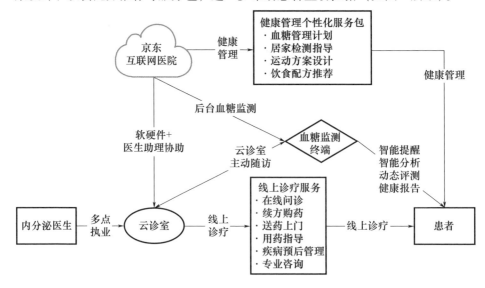

图 3　银川京东互联网医院糖尿病闭环管理模式

（三）区域中间平台型的互联网医院分级诊疗模式（B2B2C）

1. 服务模式分析

区域中间平台型互联网医院分级诊疗模式（Business – to – Business – to – Consumer，B2B2C）是指，区域内通过建立区域中间平台，将大医院的互联网诊疗服务与基层医院连接，通过"云管理""云服务""云药房""云检查"等数字化信息手段，为区域内基层医院赋能，协助基层医院更有效地为患者提供全周期的健康促进服务。B2B2C 中的第一个 B 是指互联网医院诊疗服务的提供方，第二个 B 是指服务整合的中间平台，如区域转诊平台、区域卫生信息平台等，其服务组织模式如图 4 所示。由于在实际运营过程中，基层医疗机构往往需要与多家上级医疗机构或上级医疗机构的多个科室之间进行协作，基层患者的需求也具有多样性，但在现有远程医疗服务体系中，基层医生联系上级医院医生手续繁杂、时间周期长，为此，部分地区构建了区域转诊平台，方便联系不同医疗机构之间的转诊和协作需求。B2B2C 模式相较于前两种模式更强调通过服务的整合实现对于基层医疗机构的赋能。

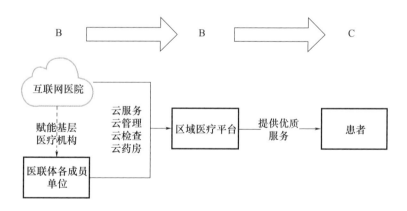

图 4　B2B2C 模式概念

综上，B2B2C 模式的优势体现在：一方面得益于区域医疗平台的联动协作，医联体内的各级医疗机构将突破线下边界，在云端实现交流共进和资源共享，这将有利于医联体内服务的同质化，有利于服务效率的提升，更有利于基层医疗机构的快速发展和基层首诊、分级诊疗制度的推行。另一方面得益于区域医疗平台的扁平化，患者可以在线上享受到更便捷、更高效、更优质、更透明的医联体医疗服务，既丰富了患者的就医选择、避免了信息不对称、节约了线下就医成本，又通过优质的服务引导患者在医联体内完成全流程、全周期的健康服务。

然而，B2B2C 模式也存在一定的局限性，一是由于 B2B2C 需要以区域医疗平台的建设为前提，这就要求互联网医院具有较强的技术储备、资金实力、三医联动能力以及复杂系统的统筹规划能力。二是由于区域医疗平台涉及医联体中的各级单位，运行过程中大量的居民健康档案、诊疗信息等高度敏感医疗数据储存在云端服务器中，具有一定的安全风险。三是由于 B2B2C 是一个由医联体内各成员单位共建共享的新模式，在新体系下各级医疗机构间、各利益相关部门之间的权、责、利关系相对复杂，相应的利益分配机制和激励政策的确定也相对困难，需要在运行中不断修正、完善。

2. 典型案例：上海市浦东新区人民医院互联网医院

上海市浦东新区人民医院互联网医院（以下简称浦东人民医院）于 2020 年 4 月上线，是一家由浦东新区人民医院牵头，联合川沙医联体内 3 家专科医院、10 家基层医疗机构的互联网医院，也是上海市的区域性医疗中心之一。在推进区域分级诊疗政策的过程中浦东人民医院充分发挥互联网医院平台作用，通过搭建一个全医联体共享的分级诊疗平台，实现医联体内大医院医生—基层全科医生—患者三方的扁平化交互、高效化转诊。一方面分级诊疗平台打破了传统医联体机构边界的桎梏，无论是大医院医生还是基层全科医生均可以在分级诊疗平台中进行视频（图文）咨询、复诊续方、送药上门、医保脱卡支付、检查预约、云端会诊等面向患者的互联网＋医疗服务。另一方面由于分级诊疗平台具有数据互通、资源共享、结果互认等优点各级医疗机构的医生可以在线上进行交流学习，更重要的是可以基于医院—社区联动的 CKD 管理知识库在社区医院和大医院之间实现纯线上的、同质化的向上转诊和下转康复服务，既提升了医联体的转诊效率，又减轻了患者线下就诊的成本负担。[10]

（四）小结

综上，经过多年发展，互联网医院模式下的医联体分级诊疗形成了 B2B，B2C，B2B2C 三种发展模式，模式对比如表 1 所示。

表1　互联网医院模式下的医联体分级诊疗模式对比

主要形式	B2B 模式	B2C 模式	B2B2C 模式
典型形式	苏北人民医院互联网医院	京东健康互联网医院	浦东新区人民医院互联网医院
代表地区	江苏省	宁夏回族自治区	上海市
组织形式	以传统医联体为基础，由大医院牵头建立互联网医院，与基层医疗机构通过远程医疗开展合作	医生以多点执业形式在平台汇聚，平台通过医患匹配促进分级诊疗	在大医院和基层医院之间构建区域中间平台，提供转诊匹配服务，由医联体内各单位在平台中协同开展服务
职责分工	基层医疗机构负责首诊，远程会诊由基层申请，互联网医院和基层协同完成线上会诊	互联网医院负责建立和维护平台和算法，并对医患需求进行算法推荐和订单匹配	政府或大医院负责建立中间平台，基层医疗机构提出转诊申请，经过中间平台匹配需求，由互联网医院提供线上诊疗服务
人事管理	非多点执业	多点执业	非多点执业
核心技术支持	远程医疗技术	互联网诊疗平台相关技术	云服务、云管理、云检查、云药房平台相关技术
资源共享	互联网＋紧密医联体内资源互通，数据共享	平台内资源共享	区域医疗平台内资源互通，数据共享
医保支付政策	医保线上脱卡结算，线上线下无缝衔接	异地医保报销限制较大	医保线上脱卡结算，线上线下无缝衔接

贰
运营管理篇

三、互联网医院模式下医联体分级诊疗发展中的问题与挑战分析

随着互联网医院的蓬勃发展和广泛应用，医疗机构之间发挥技术优势，采用多种模式促进了医疗资源的优化配置，已成为分级诊疗服务体系发展的趋势和方向。然而，在实践中，仍存在着互联网医院服务利用率较低、责权利分配不清、信息安全和服务质量有待提高等问题，为此，本文对目前中国互联网医院在促进医联体分级诊疗发展中存在的问题与挑战进行分析。

（一）互联网医院的发展定位尚不明确

互联网医院的发展迅速且模式多样，但定位尚不清晰。一方面，互联网医

院目前允许开展的服务为常见病、慢性病的复诊服务，这与基层医疗机构的服务范围高度重合。实体大医院建设互联网医院，为患者提供更便捷的挂号和诊疗服务的同时，也有可能跨越基层首诊，将患者进一步虹吸到大医院的互联网端，出现逆分级诊疗的现象[8,11]，既浪费了医疗资源，又降低了患者的整体效益。与此同时，由于前期互联网医院建设缺少规划，多采用"野蛮生长"的形式，快速扩张的背后呈现出了地区发展不均，重复建设导致的资源浪费，以及线上线下存在信息壁垒等问题。医联体内部医疗机构之间仍存在着信息共享难、接口/标准不统一、检查结果不互认等问题[12-19]，阻碍了医疗资源的合理配置。

（二）三医协同不畅制约互联网医院作用发挥

互联网医院模式下的医联体分级诊疗体系是一个全方位、全流程的就医服务平台，需要医疗、医保、医药的三方协同。虽然部分地区政策上将"互联网+"医疗服务纳入医疗保险支付，但由于医院内部信息系统与医保支付系统之间存在的信息壁垒问题，线上异地医保结算、医保脱卡结算等无法实现，导致患者满意度较低，成为制约互联网医院快速发展的瓶颈。与此同时，互联网医院的药品配送与在线医保支付流程不畅，成为互联网医院服务的卡点、堵点，互联网医院的处方难以在网上各平台间顺利流转，定点医疗机构外购处方信息与定点零售药店无法实现有效的信息共享，均限制了线上线下分级诊疗服务体系的构建。

（三）互联网医院的用户参与积极性不高

中国已迎来互联网医院的快速发展期，但整体来看互联网医院的服务利用率仍偏低[20,21]，究其原因，是受到患者知晓利用程度较低和医生参与积极性不高等因素的影响[22-24]。从患者角度来看，一是互联网医院作为新兴事物，在人群中的知晓率偏低，尤其像远程会诊、云转诊等新应用还未被人群广泛知晓与认可，特别是老年人接受程度更低。[15]二是互联网医院服务流程尚不完善，所提供的线上服务在服务质量、服务范围、医保报销流程等方面均存在限制[8]，与患者的就医需求契合度不高。三是因为传统的就医观念固化，互联网医院诊疗服务对患者就医习惯的改变需要较长的过程。[16,25]从医生角度来看，互联网医院的诊疗服务定价较低，服务成本高。医生大多需要利用业余时间提供服务，医院内部缺乏配套的激励措施，导致医生参与积极性不强。[26]此外，互联网医院诊疗服务的操作流程复杂，医生学习成本高，特别是对于高年资医生，使用智能系统后反而使日常的工作流程更加繁琐，进一步降低了医生使用热情。[27]

（四）医联体内部利益分配机制不完善

依托医联体建设的互联网医院，在实施过程中，无论是在线上和线下医疗服务之间、上级和下级医院之间、医生和医院之间，在利益分配、责任界定等方面均缺少有效的管理机制。容易产生上下级医院转诊堵塞，医务人员参与积极性不高等问题。此外，在互联网医院的运行过程中，还会涉及医疗机构之外，如患者、政府、医保、投资主体等更广泛利益方。如果协调不好以上利益相关方的关系，没有建立合理的利益分配机制，就会造成各利益相关方权责不清晰的问题，不利于医联体分级诊疗服务的可持续发展。

（五）互联网医院医疗安全和数据安全的监管难度大

互联网医院的医疗安全和数据安全是构建医联体分级诊疗体系的难点之一，尤其是随着互联网医院的快速发展和基层医疗机构接入互联网医院平台，大量的居民电子健康档案、线上会诊、影像检验记录上传到了互联网平台中。与一般的用户生成信息不同，居民医疗数据具备极高的隐私性和敏感性[18]，因此采取先进的医疗数据隐私保护技术以及严格的监管对预防医疗数据泄露至关重要。与此同时，对医疗安全的监管也是政府部门应关注的重点，包括如何界定互联网医院诊疗服务的具体范围，如何进行身份识别和服务质量的监管等，目前尚缺乏有效措施，导致监管缺乏针对性，甚至部分平台打起概念擦边球，影响了互联网医院新模式的发展。

四、互联网医院促进医联体分级诊疗的政策建议

（一）明确互联网医院发展定位，促进分级诊疗制度构建

分级诊疗是中国深化医药卫生体制改革的关键政策，也是解决"看病难""看病贵"的核心解决方案。作为中国分级诊疗制度的重要补充，互联网医院

应将自身发展和医联体建设联系起来。一方面对于互联网诊疗、远程医疗等互联网＋医疗服务不应出现与基层"抢病人"的情况，可以参考 B2C 模式，鼓励基层通过互联网诊疗形式开展常见病、慢性病复诊服务，或是参考 B2B 模式通过远程医疗服务将患者留在基层。另一方面对于区域卫生信息化条件较好的地区，通过构建区域转诊平台，促进互联网医院在分级诊疗体系中发挥作用，如 B2B2C 模式中为基层赋能的发展模式。[11,28]

（二）统筹规划，引导互联网医院优势发挥

当前互联网医院在医联体层面呈现出了发展不均、资源浪费和信息壁垒的问题，因此政府应从分级诊疗制度建设出发，统筹规划区域互联网医院建设，促进互联网医院高质量发展。一方面，对于已经完成建设的互联网医院，政府应根据医联体实际情况引导互联网医院与医联体各成员单位相互协作，促进医联体内的资源共享、结果互认、数据互通、接口/标准统一。另一方面，对于有新建计划的互联网医院，政府应严格审核，及时劝阻重复建设、跟风建设的行为；对于有建设潜力的机构，政府也应在事前与院方做好统筹协商，引导医院提前为分级诊疗体系预留建设空间和对接接口，有条件的地区可采取医联体协同建设互联网医院的方式，减少因顶层设计的缺乏而引起的信息壁垒和资源浪费现象。

（三）三医联动，促进互联网＋分级诊疗体系制度建设

发挥互联网医院连接优势，构建"医、药、险"三医联动的分级诊疗服务体系，完善互联网医院服务流程，改进提升患者体验。一方面，支持医联体内部医疗机构之间，以及医疗机构线上、线下各项业务之间的信息互联互通，包括电子病历、药房、检查、收费等信息的交互共享。另一方面，实现医联体内部与外部医保、医药信息的相互关联。打通医院、医保与医药信息系统之间的壁垒，实现线上看病就医的全流程闭环管理，积极推进电子凭证、电子病历、电子票据等的应用。

（四）多措并举，提升互联网医院的用户参与度

鼓励广大用户积极主动使用互联网医院服务。对于患者来说，首先可以通过加强宣传帮助公众更加清楚互联网医院线上诊疗的便利和优点，鼓励适合的

患者采用互联网医院渠道就诊，同时加强对特殊群体的关怀，如开发适老版应用，提供人工助老服务等，填补老年群体使用互联网医院服务的"数字鸿沟"[21]。其次提升互联网医院的体验和整体服务质量，降低误诊率，以此增加居民对互联网医院的信任。最后扩大互联网诊疗服务纳入医保支付的范围和报销比例。对于医务人员来说，医院需要制定和完善相关的激励政策，提高医生对互联网医院服务的认知和重视程度，可通过逐步完善对互联网医院运行的人员分配、排班及绩效考核机制等方式，将线上工作量纳入业务计算范围或绩效考核范畴，鼓励更多医院和医生提供互联网医院服务。

（五）统筹安全与发展，优化互联网医院发展环境

在做好保障和监管的前提下，促进互联网医院可持续健康有序发展。在保障机制方面，出台支持性政策，适度鼓励开展互联网医院医疗服务模式及技术应用探索。尽快建立统一的信息化标准，推进信息系统融合，建立系统化的医疗信息安全保护机制。在监管机制方面，加强政策储备，做好新情况、新问题的预研、预判，做好互联网医院医疗服务质量和安全监管，健全质量考评体系，保证患者权益。做好互联网诊疗活动的事前、事中、事后监管支撑，包括事前的医生准入，事中医疗信息数据的存储、传输保护以及医疗服务、药品处方等合理监管，事后医疗信息数据的保存、医疗服务质量以及患者评价等，实行全流程闭环监管。

参考文献

[1] 国务院办公厅关于推进分级诊疗制度建设的指导意见 [J]. 中国乡村医药，2015，22（20）：86-88.

[2] 国务院办公厅关于推进医疗联合体建设和发展的指导意见 [J]. 中华人民共和国国务院公报，2017（13）：14-18.

[3] 刘平良，章海燕. 我国分级诊疗的现状及对策研究 [J]. 现代营销（下旬刊），2017（10）：48-49.

[4] 林妍妍，冯星，田健美，等."基层首诊、分级诊疗、双向转诊"就医制度的内涵及实施难点 [J]. 江苏卫生事业管理，2017，28（06）：5-7.

［5］姜道新，李娟，谢川，等．社区康复分级诊疗与双向转诊的现状与对策［J］．按摩与康复医学，2019，10（04）：89－92．

［6］邹荔．南宁市医联体分工协作机制的缺陷与完善研究［D］．南宁：广西大学，2020．

［7］容榕，李礼安，王禹尧，等．互联网医院建设实践与思考［J］．现代医院，2022，22（04）：622－625．

［8］蒋骏．分级诊疗背景下"互联网＋医疗"运行模式研究［D］．南京：东南大学，2020．

［9］国家远程医疗与互联网医学中心．2021中国互联网医院发展报告［R］．健康界，2021．

［10］朱海燕，张琳熠，杨骁俊，等．互联网医院模式下的医联体分级诊疗服务探索及初步实践［J］．中国卫生标准管理，2021，12（05）：9－13．

［11］蒋骏，李志光，张雪静，等．"互联网＋医疗"与分级诊疗制度建设探讨［J］．医学与哲学，2021，42（19）：70－73．

［12］王宇航，宫宇宸．辽宁省"互联网＋"模式下医联体医疗服务质量管理的对策研究［J］．现代审计与会计，2022（10）：36－38．

［13］沈磊．互联网医院发展研究［D］．武汉：华中科技大学，2017．

［14］刘军军，王高玲．新加坡集团式医疗联合体的经验及对我国的启示［J］．卫生软科学，2019，33（07）：94－97．

［15］徐琪，高喆，朱惠芬，等．依托互联网构建区域分级诊疗体系探讨——以苏州市高新区医联体为例［J］．中国初级卫生保健，2021，35（11）：4－6．

［16］姚康．互联网技术对促进分级诊疗建设的实践研究［D］．福州：福建医科大学，2018．

［17］刘胜红，李立，田维淮，等．基于互联网的"云心电"远程心电会诊系统在提升基层医疗机构心电诊断水平的应用研究［J］．智慧健康，2020，6（27）：17－18．

［18］程曦．"互联网＋"背景下基层医疗卫生机构服务能力研究［D］．武汉：华中科技大学，2020．

［19］胡松林，胡雅玲，张培勇．"互联网＋"助力县级医院开展分级诊疗的探索［J］．中国卫生信息管理杂志，2019，16（05）：596－600．

［20］杨叶，张娟，陈皓阳，等．我国互联网医疗政策执行困境及优化策略——基于政策网络理论［J］．卫生经济研究，2022，39（08）：14－17．

［21］李灵炜．健康中国背景下互联网医疗研究演进路径及热点主题可视化分析 ［J］．科技资讯，2022，20（21）：236－239.

［22］王泽炜．山东省 D 医院互联网诊疗服务供需现状及改进对策研究［D］．济 南：山东大学，2021.

［23］伟奇，张利江，孟勇．基于离散选择实验的互联网医院诊疗服务偏好研究 ［J］．卫生软科学，2022，36（11）：47－51.

［24］张鸿文．北京市市属医院互联网诊疗现状分析及发展对策研究［D］．北京： 北京协和医学院，2022.

［25］苏源．宁夏引导居民基层就诊的实施困境与仿真策略研究［D］．济南：山 东大学，2020.

［26］陈羽诗．县级互联网医院的建设现状、影响因素分析与策略研究［D］．武 汉：华中科技大学，2020.

［27］张冠群．三级老年医院互联网医疗发展问题及对策研究［D］．北京：北京 建筑大学，2019.

［28］陈志炜，张纪阳，顾建英．互联网医疗内涵及其对医疗服务流程的重塑 ［J］．中国医院管理，2021，41（02）：70－73.

贰 运营管理篇

HB.07 传统线下医院自建互联网
医院的管理洞察

王　威[①]　董雨桐[②]

摘　要：本文对互联网医院的现状进行了调研，通过文献检索结合平衡计分卡等模型分析了当前互联网医院发展的背景，阐明了互联网医院将成为传统线下医院标配的必然性，同时就传统线下医院建立互联网医院的路径和模式进行了探索。最终得出结论，"铁三角"框架有助于互联网医院建设的初步探索，未来企业管理的思维将在互联网医院的建设中发挥重要作用。

关键词：互联网医院；"铁三角"模式；企业管理

随着中国数字经济的蓬勃发展以及《"健康中国2030"规划纲要》的深入落实，近年来中国"互联网+健康医疗"产业取得了长足进步，互联网医院行业蓬勃发展。加之区域性新冠疫情的影响，线上诊疗量激增，截至2022年6月，国家卫生健康委员会审批通过得到互联网医院已经达到1700余家。[1]一方面，通过线下资源向线上转移，互联网医院可提供多种基础线上诊疗服务，同时打通与线下实体医院的合作。对于患者而言，互联网医院满足了因时间、地域等限制不方便在线下实体医院就诊的人群的就医需求；另一方面，对于医院而言，互联网医院在一定程度上缓解了大三甲医院的接诊压力，同时也促进了远程会诊，有助于跨地域调动与整合优质医疗资源。互联网医院的发展更好地落实了分级诊疗政策，为医院与患者带来切实便利。然而互联网医院的发展也面临着诸多问题，例如缺乏高效的运营战略、跨专业的运营人才和配套

---

①　王威，北京中医药大学医学学士，台湾大学农业经济学士，杭州易圆投资管理有限公司总经理，研究方向：互联网医院经营管理。
②　董雨桐，硕士，北京中医药大学管理学院，研究方向：药事管理。

的系统化管理办法等。如何解决上述问题，提升医院、医生、患者、药企等关联方的体验和效率，促进互联网医院产业生态的持续完善是值得我们关注的。

一、当前阶段互联网医院发展的背景

（一）传统线下医院发展步入瓶颈

1. 患者分流效应

目前互联网医院的用户端应用多数依托于移动互联网，患者可随时随地在手机上触达医疗服务。加上新冠疫情期间限制了线下医院的就诊人次，使得互联网医院抢占了病患流量的制高点。

在互联网医院获得的流量中，一部分医疗需求在线上得到满足，而其他未被满足的部分，则被引导至互联网医院体系内的线下医疗机构。因此，那些不具备互联网医院的传统线下医院，在其他互联网医院的分流效应下，能够触达的患者流量日益减少。

2. 患者截流效应

许多医院聘请名医的主要目的，一方面是打造特色专科的品牌定位以吸引新患者，另一方面也希望通过名医自带的患者流量来增加医院的线下门诊人次。

当名医已经通过公域型互联网医院沉淀了自己的流量后，传统线下医院为名医坐诊投入的推广宣传成本就很难收到预期回报。因为患者得到名医在某医院坐诊的宣传信息后，通常都会在网上搜寻名医的相关信息与看诊时间。此时，善于经营流量的公域型互联网医院很容易将患者截流，引导至该互联网医院体系内的线下医疗机构，或是依据大数据算法推荐其他医生，导致传统线下医院聘请名医坐诊以增加门诊人次的模式受到冲击。

3. 医生管理趋于复杂

医生为追求个人利益的最大化，除自己任职的实体医院外，也可能同时进驻第三方的互联网医院服务。接下来发生以下任意一种情况，都可能会导致医院与医生的关系复杂化，对任职医院的管理立场带来一定的挑战。

情况一：医生可能在未取得任职医院同意的情况下，让门诊患者注册第三方互联网医院账号，并让患者在线上直接找医生复诊、更新处方或续方。这种做法虽然能为患者带来便利、提高患者的依从性、降低疗程的断诊率，但是也可能导致所任职医院的门诊量降低。

情况二：大多数患者受到其他互联网产品的影响，已经对线上即时响应具有一定的期待。因此，医师为了争取互联网医院上的陌生患者流量，可能会利用上班的碎片时间，更快地答复第三方互联网医院的患者。在此期间来自第三方互联网医院的利益可能仅与医生个人效益挂钩，而不会使任职医院的价值最大化。

4. 成本结构恶化

面对患者逐步依赖线上医疗服务的趋势，为了维持患者流量水平，传统线下医院势必要在移动端投入一定的品牌推广成本，以获取患者流量。然而传统线下医院由于不具有互联网的管理思维，在相关媒体的投入产出比势必低于互联网医院。

与此同时，由于流量本身又具有一定的集中性，在移动端能够有效触达患者流量的媒体数量，随着互联网医院数目的增加呈现边际递减趋势。加上线上医疗机构在本身的互联网商业逻辑推动下，会不断投入资金竞逐媒体上的有限流量资源，导致医疗机构在搜索引擎、短视频平台、直播平台等媒体的推广费用也水涨船高。

因此，在患者流量减少导致收入减少和品牌推广成本上升的双面夹击下，传统线下医院如果不能改革管理思路，必将导致成本结构的持续恶化。

（二）互联网医院成为传统线下医院标配的三大理由

1. 以互联网医院作为公域流量的统一入口

传统线下医院的管理层必须直面上述的分流与截流效应，关注医院在互联流量竞争中的优劣，同时还必须结合自身能力采取有效的竞争方法，以确保医院整体的成本结构和获利情况保持在健康水平。

考虑到上述问题，就必须先明确在取得互联网流量后，如何进行流量的转化，让新用户成自己的私域流量。传统的答案是将流量导入医院网站，然而大部分医院网站的设计已经过时，不符合目前移动端用户的使用习惯，导致用户很难迅速找到自己需要的功能。当用户丧失耐心后，就会不可避免地流失，用户留存率下降，也降低了医院推广的投资产出比。即使用户最终找到自己需要的功能，仍然可能被烦琐的线下流程"劝退"，转而寻找能在线上迅速解决需求的互联网医院。

有些传统线下医院开始尝试用公众号来解决医院网站承接新流量低效的问题，但是不难发现其公众号的设计思路和医院网站如出一辙，同样无法让满足患者希望快速找到自己需要的信息。根本原因还是在于传统线下医院不具备互联网的运营管理基因，导致公众号没有以患者需求和体验为核心来设计。

综上所述，互联网医院可能将从现在线下医院的附属品，逐步成为传统线下医院的标配，作为线下医院品牌在公域流量进行推广的统一入口（图1）。

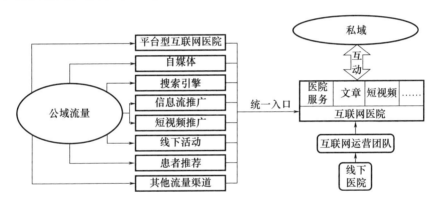

图1 互联网医院与公域流量的结合

2. 以互联网医院作为私域流量的抓手

传统线下医院已经逐渐开始重视私域流量的运营，通常采取以下两种模式：一是以医生个人为主体的朋友圈或短视频账号；二是以医院为主体的公众号。然而，这些模式由于缺乏整体的协同规划，以及跨平台无法有效整合流量等问题，导致私域流量无法汇聚在单一体系内运营，且无法随时随地让医院或医生精准触达患者的需求。

互联网医院丰富的功能为传统线下医院的流量运营带来了一站式、系统化的解决方案。患者只需一次登录，就可以享受所有自己需要的服务，如图2所示。这种模式也有利于所有流量汇聚在一个体系内，便于互联网运营团队进行管理，大幅提升了私域流量运营的效率。

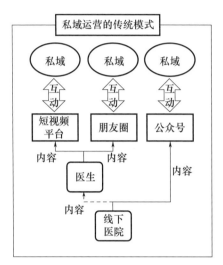
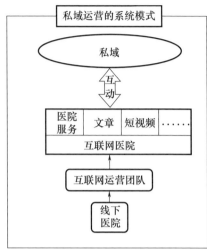

图2　互联网医院运营模式

以检验检查流程为例，在线查询报告在传统线下医院信息化之后已经相当普及，但仍存在患者线上挂号后需到线下诊室找医生开单才能进行检查检验的情况。2021年，同济医院推出了十项检查检验的线上自助开单服务，只需简单的三步就可开出申请单；全年自助开单量高达56.7万人次，到线下进行检验检查和治疗的执行量为47.9万人次。[2]

3. 依托互联网医院，重构以患者体验为核心的运营战略

上海儿童医学中心在2021中国医院互联网影响力排行榜发布会上，公布从第三方互联网医院精准预约患者已经达到了9057人，是历年的最高值（见图3），由此可见互联网医院的重要性与日俱增。

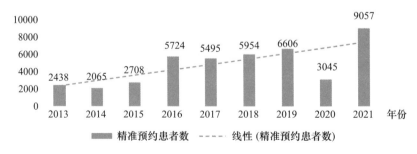

图3　历年预约患者数

虽然目前许多自建的互联网医院是传统线下医院的附属，但是随着患者习惯的改变、政府政策的推动、医院与企业的创新，互联网医院的挂号量超过传统线下医院指日可待。医院管理团队应该认识到互联网医院并不是简单地把医疗服务从线下搬到线上，而是对包括医院管理团队、医生、护士、患者、患者家属在内等用户行为的改变。

互联网医疗服务将成为广大群众日常生活的一部分，医院管理团队从更全面的视角看待互联网医院在医疗版图中的战略地位。在合法合规的前提下，重新以患者体验为核心串接医疗体系内线上、线下价值活动，在保证医疗品质的同时，在网络上创造口碑效应，逐步提高自然流量的比率，进而优化整体成本结构。

互联网医院除了在移动端操作界面较传统医院网站更为友好、流程更能快速满足患者需求之外，未来在政策上还可能逐步开放首诊，这将大幅提升互联网医院在移动端争夺流量的地位。2021 年 4 月 14 日，国家发展改革委、中央网信办联合印发的《关于推进"上云用数赋智"行动 培育新经济发展实施方案》中提出："以国家数字经济创新发展试验区为载体，在卫生健康领域探索推进互联网医疗医保首诊制和预约分诊制，开展互联网医疗的医保结算、支付标准、药品网售、分级诊疗、远程会诊、多点执业、家庭医生、线上生态圈接诊等改革试点、实践探索和应用推广。"据悉，目前河北省（雄安新区）、浙江省、福建省、广东省、重庆市、四川省等 6 个省市，可能率先试点互联网医疗医保首诊制。

二、自建互联网医院的三大管理问题

（一）缺乏能主动造血的运营战略

新冠疫情期间，为了减少人群聚集、有效防范交叉感染、保证医疗资源最大程度有效利用，掀起了一股公立医院建立互联网医院的浪潮。[3]虽然建立互联网医院优化了部分线上线下一体化的流程，也提升了医院数字化程度与效率，但仍未充分发挥其本身应有的价值。患者使用较多的功能仅有线上预约挂号、移动支付、线上查看检验报告等，大量功能处于建而不用的状态。

同时，许多互联网医院也缺乏合理的实体空间规划。以线上问诊为例，虽然加大线上复诊量是减轻线下医院资源负担的有效措施，但是线下医院在自建互联网医院时，极少考虑配套的实体空间规划，只能安排医生在原本的诊室或办公室进行线上问诊。由于没有避开线下门诊的复杂人群，也没有适宜的灯光与隔声，因此损害了医生与患者线上问诊的体验。

互联网医院成为线下医院的附庸也反映在互联网医院的财务状况。在医院整体财务报表内，互联网医院通常只是医院信息化费用支出下的一部分，缺乏一套衡量自身价值的财务管理报表，因此互联网医院节省了哪些成本、创造了哪些收益，都无法进行有效衡量。既然无法有效衡量互联网医院创造的价值，也就无法对互联网运营团队给予精准的绩效激励，长此以往会对互联网医院人才建设产生不良影响。

（二）缺乏专业专职的运营人才

绝大部分实体医院在建立互联网医院之前，对运营互联网医院所需要的相关人才并没有储备计划，通常的解决方案是由线下医院人员组建临时的项目团队。

该团队在互联网建设期的主要任务是与服务提供商确认互联网医院项目的实施需求、确保互联网医院与现有实体医院的信息系统完成对接，进而保证互联网项目如期投入使用。

在开始运营后，项目团队的任务也告一段落，通常大部分人员将回归到原岗位，但仍会保留项目经理定期召开会议解决后续收尾工作。此时互联网医院的运营工作大多移交给线下医院的信息管理部门，作为线下医院全部信息化模块之一来进行维护。然而维护互联网医院软件、硬件系统只是互联网医院运营的基础工作之一，互联网医院的其他运营目标也同样重要，例如患者引流、转化等。但是传统线下医院的信息管理部门并不具备这些人才，所以这些运营目标很难得到实现。

根据 2021 年 1 月上海申康互联网医院运营数据显示，从 2020 年 3 月到 2021 年 1 月底，华山医院互联网医院、上海市第六人民医院互联网医院、上海市第一人民医院互联网医院、上海市儿童医院互联网医院、上海仁济医院互联网医院线上诊疗人次分别达到 45209 人次、47120 人次、22873 人次、16079 和 148078 人次，平均日均问诊量 186 人次，而一般实体医疗机构互联网医院日均诊疗量平均为 55 人/天[1]，可见互联网医院的运营成果在不同机构间差异显著。

（三）缺乏配套的系统化管理方法

互联网医院和线下实体医院一样，在运营团队到位之后，必须有一套系统化的工作规则作为运作的标准方法，例如战略管理、医务管理、品牌管理、组织管理、会议管理、流程管理、绩效管理、激励管理、人才管理、品质管理等机制。理论上这些机制必须同时运作，才能确保互联网医院的正常运行。然而在实际工作中，这些方法很难一步到位。在不断试错的过程中，互联网医院可能都处于亏损状态，导致最高决策层丧失信心，进而紧缩预算与人力投入，最终导致互联网医院进入有限运营的状态或是交由线下信息管理部门维护其基本运作。

目前对于传统线下医院而言，互联网医院是一个新兴的事业，同时也是一个额外的成本负担，所以会出现建而不用、有限使用的情形。

三、传统线下医院建立互联网医院的三种路径

传统线下医院成立互联网医院的路径，可以分为以下三类。

（一）路径一：自主建立互联网医院

一般大型公立医院在政策驱动下，首先采取自主建立互联网医院的模式，简称 A 类牌照。其优点是具有互联网医院长期且稳定的运营权，缺点是经营团队缺乏经验，无法以实体医院现有的管理能力在短期内建立系统性的互联网医院运营管理制度，容易出现互联网医院建而不用或是有限使用的情况。

（二）路径二：与企业合作建立互联网医院

由实体医院与企业合作，依托实体医院建立互联网医院，简称 B 类牌照。其优点是投入由双方分摊，财务压力对实体医院而言较小，且依托于企业成熟的互联网运营能力，互联网医院能够快速启动；缺点是互联网医院团队与线下医院团队融合不易，长期还有互联网医院运营主导权不清晰的隐忧。

（三）路径三：先采取 O2O 互联网＋模式的触网，再选择路径一或路径二

该路径的优点是在最低且可控的成本投入下，有一定的时间与空间能让传统线下医院团队培育出互联网运营的组织能力，甚至能够有一定的投资回报。换句话说，在正式建立互联网医院之前，传统线下医院可以先跟各种互联网机构尝试建立 O2O 的合作模式，从最基础的线上医院品牌推广以获取更多流量开始，到就诊流程优化以节省患者的就诊等候时间、提升患者体验与实体医院效率等方式，都能给传统线下医院带来组织能力的提升、决策层运营思维的改变。综合以上三种路径的比较分析如表1所列。

表1　路径对比分析

	路径一	路径二	路径三
说明	直接自主建立互联网医院	与企业合作建立互联网医院	先采取 O2O 互联网＋模式触网，再选择路径一或路径二
资质类别	A 类互联网医院	B 类互联网医院	—
适用对象	财务充足的线下实体医院互联网	短期不考虑自建互联网医院的线下实体医院	所有线下实体医院
主要优点	医院的长期经营权自主且完整	启动快	风险较低
主要瓶颈	启动成本最高	双方团队沟通成本高	决策层的触网意愿

四、自建互联网医院的管理框架——铁三角模式

互联网医院是一种非典型的互联网企业，其特殊之处在于政府对互联网医院的监管比一般互联网企业更加严格。互联网医院除了要遵守一般的工商法律法规之外，还必须严格遵守政府针对医药卫生领域的相关规定。

互联网医院不仅仅是一个软件或是依托于信息化的医疗流程改造项目，其在法律角度上是独立法人，从商业角度上也是一个完整的事业体。因此，互联网医院的运营团队应该有一套逻辑自洽的管理框架作为抓手。

本报告提出"铁三角"框架，尝试能够应对上述所提及的互联网医院管理问题，该框架包含 4 个模块，以互联网运营思维为核心，延伸出战略定位、组织运作、绩效激励，进而对互联网医院形成系统化管理（图 4）。

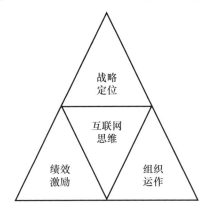

图 4　互联网医院运营管理"铁三角"示意

（一）　互联网思维

互联网运营团队同时具备互联网与医疗两类人才，其互联网医院的运营思维具有很大的差异。团队之间的思维差异如果不能展示出来，就无法进行有效沟通，也无法形成共识。没有思维共识的组织将出现各自为政的情况，最终将导致运营低效等各种管理问题。

然而，思维是一系列复杂的心智模式，很难用语言或文字做清晰的表达，因此可以采用可视化的模型作为运营团队的沟通工具，让不同成员的思维能够清晰地展示，进而形成互联网医院的运营共识。首先采用互联网企业常见的 AARRR 漏斗模型，将互联网医院的运营思维可视化（图 5）。AARRR

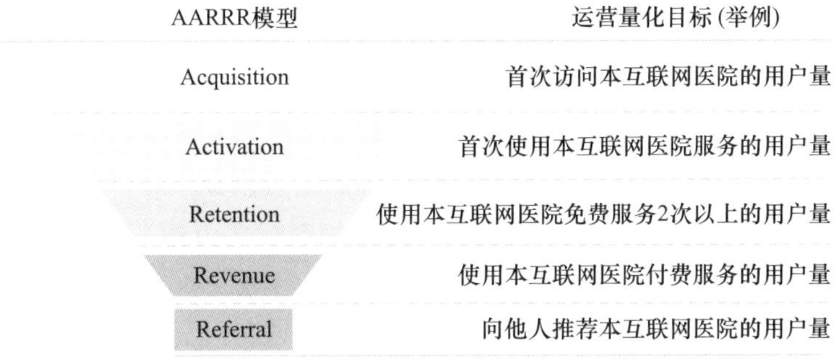

AARRR模型	运营量化目标（举例）
Acquisition	首次访问本互联网医院的用户量
Activation	首次使用本互联网医院服务的用户量
Retention	使用本互联网医院免费服务2次以上的用户量
Revenue	使用本互联网医院付费服务的用户量
Referral	向他人推荐本互联网医院的用户量

图 5　AARRR 漏斗模型示意

是 Acquisition、Activation、Retention、Revenue、Referral 首字母，分别对应用户生命周期中的用户获取、用户激活、用户留存、获得收益、推荐传播 5 个阶段，在 2007 年由戴夫·麦克卢尔（Dave McClure）提出。

上述的 AARRR 模型只是可用于展示互联网思维的漏斗模型之一，也可以考虑采用其他模型，只要能让团队快速形成思维共识即可，例如平衡计分卡（图6）。平衡计分卡的概念来自卡普兰（Kaplan）和诺顿（Norton）在 1992 年初在《哈佛商业评论》上公开发表的论文，后来普及全球企业实务中。

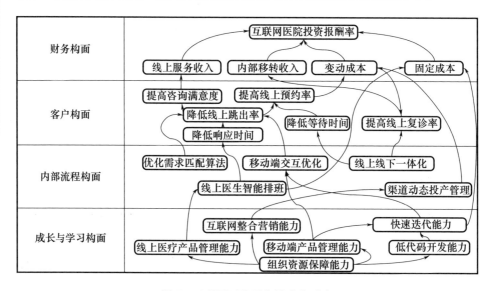

图 6　互联网医院平衡计分卡示意

从上述的工具将互联网思维可视化，有利于互联网医院运营团队之间、互联网医院与线下实体医院之间，进行探索、理解、交流，形成线上线下一体化运营的核心逻辑。

（二）战略定位

互联网医院的战略定位，就是其在目标市场中的竞争位置。下面首先探讨互联网医院的目标市场，然后再介绍如何规划竞争位置。

考虑自建互联网医院的目标市场时，必须同时考虑线下医院的目标市场，才能做到线上线下一体化的运营战略。由于线下实体医院的目标市场受到地理区域的限制，与互联网医院的目标市场会呈现部分重叠的情况（图7）。因此，笔者建议将目标市场分成三类进行规划。

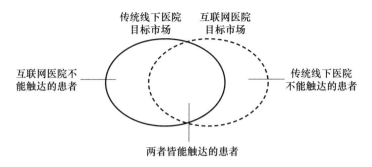

图 7　传统医院与互联网医院目标市场的市场分析示意

1. 第一类目标市场：两者皆能触达的患者

对于此类患者，首要任务是与线下医院团队共同构建线上线下一体化的医疗流程，为患者提供更具竞争力的线下医疗体验和线上复诊体验。

以同济医院互联网医院为例，复诊患者可以线上购买金叶败毒颗粒、维生素 E 乳膏、鱼腥草滴鼻液等 40 多种同济医院"明星"自制药，无须再到线下实体医院跑腿，2021 全年共完成 8.5 万单配送。[3]

2. 第二类目标市场：传统线下医院不能触达的患者

对于此类患者，互联网医院运营团队可以根据上述 AARRR 模型来设计更有竞争优势的互联网医院服务，以满足无法到线下医院就诊的患者需求。

同济医院互联网医院开展了健康管理服务，为检后患者提供线上咨询，目前已经开通消化内科、肿瘤科、综合医疗科等 10 个健康管理咨询团队；另外，也为患者提供远程会诊、远程影像诊断、远程心电诊断等远程医疗服务，2021 年全年共服务 0.28 万人次。

3. 第三类目标市场：互联网医院不能触达的患者

这类患者通常是高龄人群，较不适应移动互联网日新月异的变化，而这类患者也是慢性疾病的高发群体。根据国家卫生健康委员会发布的关于《中国居民营养与慢性病状况报告》的数据显示，中国慢性疾病患者超 3 亿人，死亡率高达 5.33‰，占全部死亡人数 86.6%，慢性疾病占总体疾病负担达到 70%。[4]

互联网医院运营团队可考虑配合线下医院的特色专科，共同开发基于医疗传感器的移动穿戴产品。例如利用可穿戴设备获取慢性病患者心率及脉搏等数据，建立监测记录数据库，并通过智能算法监测数据，实现对患者的慢性病管理服务。

在通过上述三类目标市场规划医疗服务后，仍必须同时考虑在充分竞争的互联网环境下完整的战略定位，即如何让患者选择使用自己的服务，而不是竞争对手。

接下来笔者尝试使用"蓝海战略"的价值曲线，作为策划互联网医院在目标市场中选择竞争位置的可视化工具（图8）。蓝海战略（Blue Ocean Strategy）是由欧洲工商管理学院的 W. 钱·金（W. Chan Kim）和莫博涅（Mauborgne）提出，现在已经成为全球企业普遍采用的战略定位工具。透过价值曲线这类可视化的工具，可以有效协助运营团队说明互联网医院的在目标市场中的战略定位。

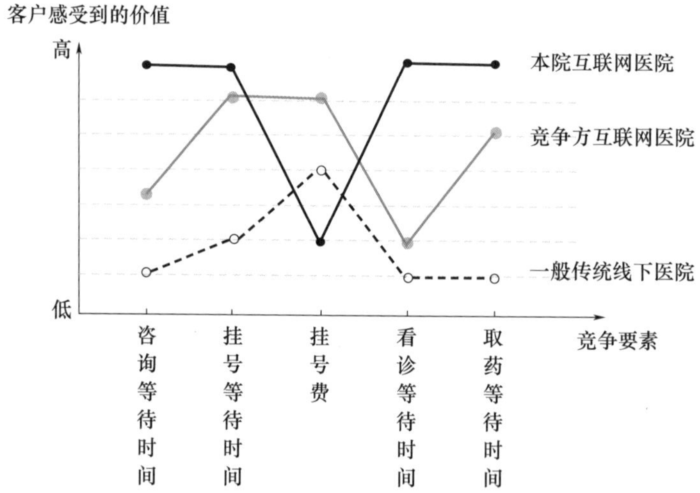

图8 互联网医院价值曲线示意

传统线下医院运营团队常以"特色专科"描述战略定位。实际上可以把"特色专科"拆分成"特色"与"专科"两个概念来说明，"专科"就是确定了医院聚焦在哪些病种，也就是目标市场；"特色"则是确定了医院能提供相对其他医院对于此病种具有竞争优势的医疗服务。

自建互联网应该在线下实体医院特色专科的基础上进行战略地位的规划，这样一方面能形成线上线下一体化的战略定位，另一方面也有助于线下医院的运营团队重新思考实体医院的发展方向。

明确的战略定位或是特色专科规划，对于中小型医院的重要性远大于大型综合医院。战略定位可以使得中小型医院有限的运营资源更加聚焦，对外更容易在广大互联网流量竞争中建立清晰的品牌认知，对内有助于形成具有竞争力的医疗服务资源。

（三）组织运作

组织运作是指基于互联网思维所建立的组织构架。

战略定位与组织运作是企业顶层设计的一体之两面，彼此相辅相成，因为组织有了明确的战略定位之后，需要不同专业的人员，以既能分工又能合作的工作方法，使得战略定位得以落地。

笔者建议在建立互联网医院的初期，运营团队可以参考上述 AARRR 漏斗模型的互联网思维，盘点所需要的组织功能，再据此建立部门架构（图9），形成组织结构与互联网思维相匹配的组织运作模式，让互联网医院的日常运营具有基本的资源保障。

贰　运营管理篇

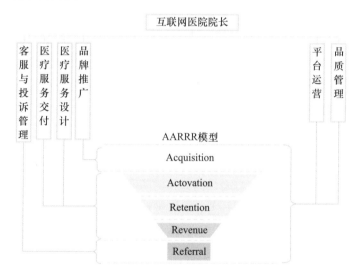

图9　依据 AARRR 漏斗模型构建的互联网医院组织结构示意

以下分别简述六个组织功能。

1. 品牌推广

针对目标市场以适合的渠道推广本院互联网医疗服务，在合理的推广成本控制下，为互联网医院不断获取新流量，同时引导其使用互联网医院的医疗服务。

2. 医疗服务交付

根据医院的互联网医疗与服务标准，向患者或用户交付医疗与服务，通过增加患者满意度，提升互联网医院的留存用户数及收入。

3. 医疗服务设计

根据战略定位或特色专科、循证医学、品质管理等要求，设计本院的医疗与服务标准，并培训"医疗与服务交付"部门能够根据该标准来执行互联网医院的相关业务。上述标准包含了交付的内涵和符合战略定位以及线上线下一体化要求的交付流程、定价、成本结构等设计。

4. 平台运营

负责协同内部信息管理部门与外部服务提供商，持续优化互联网医院上各种应用软件的功能、交互流程、美术设计，同时处理相关报错，确保互联网医院的软硬件系统稳定运营，并使得"医疗与服务交付"部门能在互联网医院平台上向用户与患者实现高效的交付。

5. 品质管理

负责互联网医院的品质保证体系与品质管理机制，确保本院的全过程业务符合中国相关法律法规，同时符合本院在目标市场中的战略定位。

6. 客服与投诉管理

负责以用户体验为核心，执行用户服务相关工作，并接受、跟踪、回复互联医院的用户投诉，以提升本院在互联网上的口碑和用户数量。

上述未提及的其他组织功能，例如人力资源管理、财务管理、法务管理、信息管理等，在初期可以考虑与线下实体医院整合，以提高资源的利用率。换句话说，这些部门同时支持传统线下医院与互联网医院的日常运作。

（四）绩效激励

组织分工之后，各组织功能的执行需要依靠组织内的每一位个人，所以互联网医院的运营团队必须提出一套能将组织目标与个人绩效目标结合的管理模式，并且根据个人工作目标的完成情况给予对应的激励，将组织的运营成果与个人的薪酬鼓励实现有机的结合。

根据上述管理框架，员工个人的绩效目标应涵盖三类来源：战略定位、组织运作、互联网思维。本报告尝试以 ABC 绩效模式（图 10）来说明，ABC 绩效模式分别代表 3 个英文单词：Advanced、Basic、Culture（高级、基础、文化），具体如下。

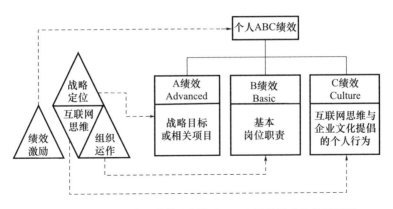

图 10　互联联网医院运营管理框架与 ABC 绩效模式的关系示意

1. 个人的 A 绩效

互联网医院最重要的组织目标就是满足患者的需求，在目标市场中超越竞争者。以 AARRR 漏斗模型来举例，互联网医院应关注以下指标：首次访问本互联网医院的用户量、首次使用本互联网医院服务的用户量、使用本互联网医院免费服务 2 次以上的用户量、使用本互联网医院付费服务的用户量、向他人推荐本互联网医院的用户量等。以上指标可以有效衡量互联网医院的运营状况。

为了提高这些指标必须明确达成的路径以及子项目，落实到个人完成（图 11），成为个人 A 绩效的来源。

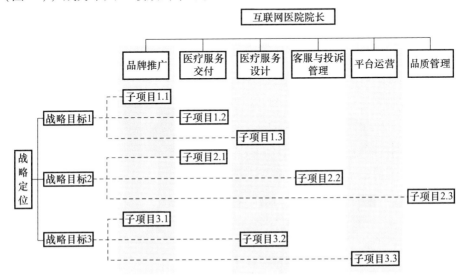

图 11　战略定位落实到 A 绩效的路径示意

贰　运营管理篇

2. 个人的 B 绩效

B 绩效来自组织功能的细节设计，也就是个人的岗位说明书。本报告以无锡某互联网医院的互联网医生的 5 项岗位职责举例（表 2）。

表 2　无锡某互联网医院医生岗位职责举例

序号	岗位职责	B 绩效（衡量方式）
1	根据医疗专业与本院标准回复线上用户咨询	分诊转单后首次回应时间平均 5 分钟内
2	引导有医疗需求与初诊意愿的患者至线下门诊	初诊预约挂号量/总咨询量
3	提高完成初诊预约的患者的依从性	初诊实际到诊量/初诊预约挂号量
4	提高慢性病管理线上复诊患者的依从性	慢性病复诊线上实际挂号量/ 慢性病复诊线上预约挂号量
5	确保线上/线下门诊的信息同步	咨询与门诊电子记录检查通过率

B 绩效代表担任岗位的基本要求，如果不能满足，代表不适任此岗位。因此，每个岗位不一定有 A 绩效，但是一定有 B 绩效。

3. 个人的 C 绩效

A 绩效与 B 绩效大多是可以量化的衡量指标，然而这并不足以确保组织的目标实现。尤其是强调线上线下一体化运营的互联网医院和实体医院，为了组织价值最大化，更需要两个团队的成员在完成自己岗位的基本职责之外，还能展现实现部门与部门之间价值的传递行为。企业文化是这类管理行为的主要根据，故本报告称这类管理行为为 C 绩效。

互联网医院作为非典型的互联网企业，运营团队在设计自身的企业文化时，应纳入互联网思维的元素，例如关注用户体验、快速响应与迭代。另外，一般企业达成整体目标不可或缺的管理行为，也可纳入考量，例如主动合作、勇于担责等。以勇于担责作为举例，通过行为锚定法，将行为描述等级性量化，每一水平的行为均用明确的标准行为加以界定，成为可以使用周期性 360 度测评技术来衡量的 C 绩效（表 3）。

表 3　个人 C 绩效的举例

勇于担责		自评	上级	下属	上游	下游
说明：勇于担责是职业化的一种具体表，反映了一个人能认真、全面、及时、不打折扣完成组织目标的程度						
1 级	对职责范围内的工作任务，不推托，不讨价还价，能及时响应					

续表

勇于担责		自评	上级	下属	上游	下游
说明：勇于担责是职业化的一种具体表，反映了一个人能认真、全面、及时、不打折扣完成组织目标的程度						
2 级	对职责范围内的工作进展情况，及时进行核查，对发现的问题采取必要的行动，以保证工作按要求标准完成					
3 级	在工作中，面临需要同时处理职责内和职责外的任务时，能够主动采取应对措施，保证不因为职责以外的任务而影响职责内工作完成情况。不以职责外的工作负担作为解释未完成职责内任务的理由					
4 级	主动公开地承担本职工作中的责任问题。主动向上级报告工作中出现的重大过失以及造成的损失。不欺上瞒下。并及时主动地采取补救预防措施，防止类似的问题再次发生；对表现优秀的工作，及时总结经验，举一反三，并能与人分享，共同进步					
5 级	当完成工作职责面临巨大压力时，仍能不折不扣完成对公司有利的工作，不介意个人受到损失（该损失包括实际利益、名誉、升迁渠道、人情世故、心理压力、内心冲突甚至煎熬等）。例如：不怕别人嘲笑，不怕与他人发生冲突，也包括在受威胁、受委屈或被错误对待后依然能够有强烈意愿和实际行为投入工作中					

贰 运营管理篇

A 绩效、B 绩效、C 绩效在个人总绩评价的占比，可以考虑根据管理层级来进行设计，管理层级越高，其 A 绩效与 C 绩效的占比越大（图 12）。因为，岗位在组织中的层级越高，通常代表刚岗位的决策权越多，个人专业也越资深，同时承担组织战性略目标、企业文化的责任就越大。

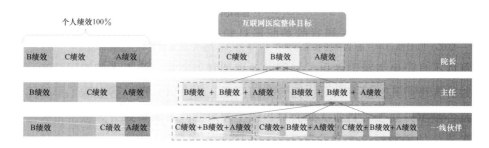

图 12　不同层级的个人绩效占比示意

个人绩效目标达成，组织应该给予即时、正向的反馈，让个人明确知道组织的期望与要求。所以，建立个人绩效模型与激励模型是一体的两面，两者应该共同设计。激励模型基本可以分为两类，一类是财务激励，例如薪酬、福利等；另一类是非财务激励，例如培训机会、升迁机会等。

一般企业给予员工的财务激励以薪酬为主，因此本报告根据上述 ABC 绩效模型，提出配套的"目标年薪"薪酬概念。"目标年薪"强调的是个人达成岗位年度绩效目标时，组织所给予的年薪。换句话说，对岗位设计有清晰、合理的绩效目标，是实施"目标年薪"的前提，这也是运营团队管理能力的体现。

"目标年薪"的结构分为两个部分，即固定薪和浮动薪。固定薪是对个人薪酬的基本保障，也就是和 B 绩效挂钩；浮动薪与 A 绩效、C 绩效的达成率挂钩（图 13）。

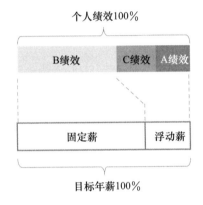

图 13　目标年薪结构与 ABC 绩效占比关系示意

非财务激励的部分，也可以与 ABC 绩效模型结合，以员工的晋升机会为例，本报告提出根据 ABC 绩效模型的达成情况来设计一套透明公平的晋升规则（图 14）。所有员工只有在行为表现符合企业文化且优秀者，才能获得晋升机会。这样可以确保企业文化深入每一个高阶人员的管理信仰，并以此驱动组织能力的提升。

		A、B绩效（年度绩效目标）		
		未完成	完成	超额完成
C绩效	优秀	绩效改善计划	第二晋升顺位	第一晋升顺位
	符合	绩效改善计划	续任原岗位	续任原岗位
	不符合	淘汰	限期行为改善计划	限期行为改善计划

图 14　ABC 绩效模型之用人矩阵示意

五、总结

本报告提及的互联网医院运营"铁三角"框架，可以作为传统线下医院迈入互联网医院运营的初步探索。随着政策与科技进步，自建互联网医院在医疗体系中所扮演的角色将更加清晰，企业管理在互联网医院的运营中也将发挥更重要的作用。

参考文献

［1］上海交通大学.2022 中国互联网医院发展调研报告［EB/OL］.http：//www.100ec.cn/index.php/detail－－6620464.html，2022－11－11.

［2］同济医院.2021《互联网医院一周年报告》［EB/OL］.https：//mp.weixin.qq.com/s/id3nliyGJAVzdkzQeSlZkQ，2022－01－10.

［3］徐书贤.互联网医院建设新浪潮［J］.中国医院院长，2020（10）：28－38

［4］2021 中国医院互联网影响力排行榜发布会.张浩院长：医院和第三方平台能和平共处吗［EB/OL］.https：//weibo.com/ttarticle/p/show？id＝2309404709278664491077，2021－11－30.

［5］国家卫生健康委.中国居民营养与慢性病状况报告（2020 年）［R］.（2020－12－23）［2021－5－31］.

HB.08 互联网医院 O2O 服务模式研究及创新建议

孙　婷[①]　卫建营[②]

摘　要： 随着互联网技术的飞速发展，以线上线下相结合并且融会贯通使资源得到充分利用，即互联网医院 O2O 服务模式成为解决医疗服务诸多问题、促进医疗服务变革的重要手段。报告对中国互联网医院 O2O 服务模式总体框架及服务主体进行全面剖析，探索不同互联网医院 O2O 服务模式应用现状。通过现状研究发现目前存在平台兼容性差，平台优势参差不齐；O2O 医疗配送价格高，药剂师资质问题差；在线移动医疗平台业务结构不完整等主要问题。并据此提出加强互联网医院平台连接，促进优势互补，打造云医院智能新模式；全面优化医药供应体系，打造大健康产业生态圈，探索"医药＋互联网"新零售 O2O 服务模式；建立患者隐私保密机制，细化医疗服务流程，创新移动智慧医疗综合服务模式等对策建议。最后探索性提出互联网医院 O2O 服务模式可能的发展趋势，包括中医康养个性化 O2O 医疗服务模式；元宇宙助力互联网医院 O2O 模式新发展；"互联网＋森林康养"满足新需求等方面，以推动互联网医疗服务的健康发展。

关键词： 互联网医院；O2O 服务模式；问题；创新建议；发展趋势

---

① 孙婷，中药学（经营管理方向）硕士，辽宁中医药大学讲师，研究方向：中医药发展战略、医药政策与管理。

② 卫建营，企业管理硕士，辽宁大学在读硕士，研究方向：市场营销、消费经济与消费者行为。

引言

近年来，互联网医疗行业呈现井喷式增长，市场规模也随之飞速扩张，据艾媒咨询《2020—2021 年中国互联网医疗行业发展白皮书》统计，2020 年中国移动医疗健康市场规模达到 544.7 亿元，预计 2024 年超过 800 亿元。在线医疗用户已经有了初步的基础，据中国互联网络信息中心发布的《中国互联网络发展状况统计报告》数据显示，截至 2022 年 6 月，中国在线医疗用户规模高达 3.00 亿人，同比增长 25%。[1]新冠疫情期间互联网医院也迎来了爆发式的增长，据 2021 中国互联网医院发展报告显示，截至 2021 年 12 月底，全国已建成互联网医院超 1600 家，仅在 2020 年与 2021 年这两年里，新建互联网医院就超过千家。[2]众多互联网医疗健康企业积极参加新冠疫情防控，2020 年 1 月 26 日至 4 月 30 日，京东健康互联网医院累计免费服务用户超1000 万人次；丁香园为方便公众查询疫情实况提供了全国疫情地图和动态播报服务；好大夫在线与超过 200 家"线上社区"打通接口，广泛输送医生服务。此外，在人民对健康服务的需求进一步提升的背景下，国家大力支持互联网医院的发展，2019 年，国家医疗保障局发布《关于完善"互联网＋"医疗服务价格和医保支付政策的指导意见》，将医保纳入"互联网＋"服务平台；2020 年，国家卫生健康委与国家医疗保障局等相关部门联合发布了《关于深入推进"互联网＋医疗健康""五个一"服务行动的通知》，要求医疗卫生行业深入利用互联网信息技术创新医疗服务模式；2021 年政府工作报告明确指出，促进"互联网＋医疗健康"规范发展；2021 年 10 月，国家卫生健康委医政医管局发布《关于互联网诊疗监管细则（征求意见稿）公开征求意见的公告》，明确了责任倒追的监管原则保障医疗质量和安全。由此可见，中国互联网医院的发展进入了全盛时期。

互联网医院 O2O 服务模式的发展和应用在新冠肺炎疫情防控期间发挥了重要作用。互联网医院 O2O 服务模式是基于互联网医疗发展而来的一种新型的模式，将线下的医疗机构与资源同线上的信息平台相结合，为公众提供基础的医疗咨询和心理健康疏导等服务，有效降低了医院交叉感染的可能性，同时为解决医疗资源浪费且分布不均等众多问题提供了有力的方法。近年来，国家的各项政策加速了 O2O 医疗服务模式建设完善的进程[4]，一些企业和医院相继开始开展 O2O 医疗服务模式，探索符合中国的医疗服务模式新途径。

互联网医院 O2O 服务模式是互联网技术在医疗领域的新应用，随着云计算、大数据、物联网等互联网技术的逐步完善，将互联网的快捷、便捷、开放、高效率、高精准度的思维模式和线下的医疗机构、第三方辅助机构相结合，变革医院的经营方式、医生的诊疗模式、患者的就诊模式等，而衍生出的一种新型的 O2O 医疗模式。该模式将线下就医的各个环节同线上医疗平台相结合，实现患者就诊的人机交互和人际交互相结合，重新调整患者就医过程，以移动支付为载体缩短患者就医流程，达到患者节约时间成本、医疗机构减轻负担和提高服务效率的效果，使互联网在"医生—患者—医院—第三方"的各自闭环中充分结合和延伸。[5]因此，O2O 医疗服务已完全实现了线上线下资源的有效对接与整合和患者就医流程的全方位闭环式服务。成熟的互联网医院 O2O 服务模式的应用主体包括患者、医生、医疗机构、社区、保险公司和物流等，其范围涉及以互联网为载体和技术手段的健康咨询与教育、电子健康信息档案、挂号、线上诊疗、电子处方、远程会诊以及远程治疗和康复等健康医疗全产业服务链条。[6]

一、互联网医院 O2O 服务模式的发展现状

（一）现有互联网医院 O2O 服务模式的总体架构及服务主体分析

互联网医院 O2O 服务模式总体框架主要是通过医疗云计算平台来完成的，该平台包含健康服务、医药服务、医保服务、医疗健康数据等海量的资源池，把丰富的医疗资源融入医疗云中，可以实现在线资源随时随地的获取、共享。将传统的医疗服务资源包括医药、医疗机构、医保等医疗服务资源与医疗云相融合，实现整个医疗服务链的贯通，整合线上线下各个环节，实现网络与实体的相互补充，打造全方位智能化的医疗服务体系。[7]互联网医院 O2O 服务模式总体框架详见图 1。

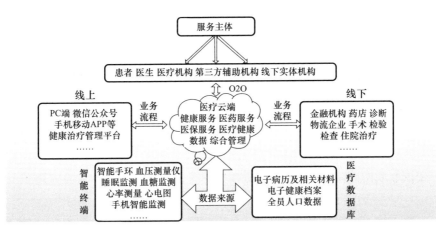

图 1   互联网医院 O2O 服务模式总体框架

1. 服务主体

患者、医生、医疗机构、第三方辅助机构、线下实体机构构成了互联网医院 O2O 服务模式总体框架的主体，O2O 服务模式协调各方资源，相互融合相互促进，满足各主体之间的需求，促进医疗服务流程的创新优化。医生和患者是互联网医院 O2O 服务链的主要要素，所有服务的开展都是围绕这两大群体进行的。医疗机构是医疗服务的提供方，其开展的 O2O 线上服务模式为患者提供主要的医疗服务，同时也是 O2O 服务模式流程创新的主体。第三方辅助机构包括社区、保险机构、金融机构、物流机构等，为患者线上医治诊疗、医保报销、线上支付、线上购药及配送提供技术保障。线下实体包括在线上不能完成或无法满足患者要求的实体服务以及与医疗机构实时相连药店和中医特色诊疗服务等。

2. 功能流程

患者和医生为构成互联网医院 O2O 服务模式的主体，两者的接入方式有三种，可以通过手机、PC 等由微信公众平台、App、医院网站等方式与互联网医院系统接入。[7]医疗服务的功能流程覆盖以互联网医院为主导的诊前、诊中、诊后各个环节。诊前服务包括预约挂号、智能导诊服务和医患双方的精确匹配服务，确保患者找到适合自己的医生，节约患者就诊时间。在线检查检验报告中，利用互联网的关联性，采取就近医疗机构完成检查检验工作，检查检验结果由当地分诊中心上报互联网医院，为医生做出进一步诊断提供保障。医生可以根据患者情况开展医生端和医生端的在线会诊，通过图文、语音、视频等方式完成最后诊断。情况复杂者可实现在线转诊，并通过线上直接完成转诊服务。诊后开方、配药服务中，医生需要获得在线开具处方权，并在诊疗后为患者在线开具处方并完成后续的审方点评环节，医生开具的电子处方通过医院—药店的网络实时连接，传送到药店，最后由药店完成药物的配送。[8]

（二）不同互联网医院O2O服务模式应用现状

中国互联网医院O2O服务模式的发展仍处于初级阶段，主要应用于三个方面。

一是应用于线上购药付费，线下配送药物的"互联网＋医药"平台，这种模式主要由互联网企业发起，依托其搭建的互联网医疗平台和线上药店，主要满足用户药物线上购买、线下实时配送的需求。万应送药和叮当快药的相继问世打通了线下医药环节的闭环，实现了线上线下体系完善的医疗服务。万应送药是国内首家由药剂师送药上门的线上送药平台，其主打的服务包括用药咨询、药品配送、用药指导以及药效追踪四方面服务。通过线上平台使用户了解到用药知识并且完成用药后的线上追踪，随时享受售后用药的一系列服务。京东健康坚持自营、在线平台和全渠道布局相结合的运营模式，截至2021年12月31日，京东健康全国范围内的药品仓库数量增至19个，借助其配送体系的优势，80%的自营药品订单已经实现了次日达和同城当日达的服务。"京东药急送"通过商家自配送、平台配送、同城送等多种履约方式，也已携手约5万家药房门店，在全国超过300个城市为用户提供全时段送药上门服务，能满足用户紧急用药需求。[9]

二是应用于线上咨询就诊，完成对用户的初步诊断提供全方位、全疾病的医疗知识和预防技巧，满足慢性病以及轻微伤病用户的需求，该模式把互联网企业和医疗人员相结合，聚集各地医疗资源，主要向用户提供基础的在线咨询，帮助用户初步了解自己的病情，并且推荐区域内合适的机构和专家，方便完成后续的线下就诊服务。京东健康旗下"京东家医"平台通过连接更多优势资源，全新上线了"电话家医"服务和支持多方同时在线的音视频问诊功能，并在2021年相继感染及肝病中心、脑营养中心等9个线上咨询问诊模块，同时配备了线上全场景用药安全体系指导，日均在线问诊咨询量已超过19万。2022年阿里健康为包括基层在内的用户完善"三朵云"建设，包括"云基建""云药房""云医院",为亿万家庭提供普惠便捷、高效安全的线上线下医疗健康服务。[10]丁香医生借助丁香园的用户群体,依靠微信公众号、移动终端、知乎、微信公众号的微传播矩阵,主要向用户提供医生问诊服务,同时该App向大众提供药品信息查询,在线医生咨询服务、健康教育等医疗服务。春雨医生聘请有二甲、三甲公立医院主治医师以上资格的专业医生在线为用户解答,并以图文、语音和电话的方式通知用户,让用户及时地了解自己的健康情况,促进用户关注自身身体健康状况,以此特色吸引了大批的用户。

三是应用于企业联合实体医院为其打造的第三方互联网诊疗平台,实体医院负责安排医疗人员开展在线服务,包括线上预约挂号、付费、健康咨询,线下问诊、送药等功能,实现线上线下连接性诊疗,避免医院人满为患,"三短一长"现象的出现。卓健科技已累计为包括浙江大学附属医院、东南大学附属中大医院在内的 32 家医院提供了互联网医院的设计方案,其改造内容包括图文视频进行远程线上问诊,实现 WEB、线上平台和企业微信的合并消除地域限制,同时还增加了服务于医生和护士的智慧医教,提升医护人员医学智慧。北京协和医院与互联网企业合作,搭建线上医疗服务平台,患者可以在线预约挂号,在线检查检验结果查询,构建出完整的互联网医疗结果框架。浙江台州医院成立互联网医学中心,构建临床信息平台和数据中心为技术支撑的互联网医院,实现如 EMS、HIS、CIS、HERP 等技术的充分对接,分级诊疗的医联体设计思路的应用实现。[11]阿里健康利用阿里云强大的数据计算能力开展改善医疗服务全流程的"未来医院"计划,2020 年 11 月,阿里健康关联公司熙牛医疗为浙江大学医学院附属第一医院开发出全球首个基于云架构搭建的医院智慧信息系统云 HIS 系统。该系统在云端实现医院海量动态数据的实时运算,对患者信息和医疗资源进行集中管理调度,让患者和医疗资源得到智能化高效匹配[8],该系统确保 7×24 小时的不间断运行,确保线上资源的实时共享,线下就医患者仅凭一部手机就能完成全部的诊疗服务,全面提升就诊效率。

二、互联网医院 O2O 服务模式的问题分析

(一)平台兼容性差,平台优势参差不齐

三大互联网运营商纷纷踏足互联网医疗行业,阿里健康、京东健康和腾讯

微医都有十分庞大的客户群体，阿里健康依靠庞大的数字化运算能力开展"三朵云"建设，助力"互联网＋医院"的发展；京东健康的优势在于极强的供应链管理能力和配送体系，保证疫情防控期间的医药配送需求；腾讯微医的前身是中国最大的预约挂号平台—挂号网，在预约挂号、在线问诊、电子处方、移动支付等在线医疗服务方面，具备绝对的优势和经验。同时三大互联网运营商又是互相竞争关系，虽然在各自的领域有着诸多优势，但是平台之间没有建立起联结合作关系，导致各平台之间开展 O2O 医疗服务标准不一，兼容性很难完成，致使用户不能在一个平台享受全套的最优服务，患者在医院看病需要下载多个 App，关注多个医院公众号，平台兼容性有待发展和提高。其他在线医疗平台也存在着同样的问题，平台之间不兼容导致用户每次使用不同平台都要重新输入个人信息，重新完成就医过程。平台兼容性差，既浪费了医疗资源又削减了用户的就医体验。

（二）O2O 医疗配送价格高，药剂师资质问题差

互联网医院促进了"互联网＋医药"的飞速发展，京东健康、万应送药和叮当快药的不断成熟，打通了线下医药配送环节的闭环，充分实现线上线下完善的医疗服务体系的一部分。由于消费者对医药配送及时的特殊需求，药品价格也随之成为制约"互联网＋医药"行业发展的问题之一，高昂的药价（包括配送费）使大多数消费宁愿去实体药店购药。此外，送药上门的药剂师资质问题难以解决，由于相关法律法规没有统一的管理标准，导致许多药剂师资历不够，致使消费者对医疗配送体系信任缺失。同时，由于成本问题，很多互联网医疗 App 没有完善的药效追踪，致使消费者更愿意去实体药店，经过专业医师的用药讲解和病情梳理后进行购药消费。

（三）在线移动医疗平台业务结构不完整

目前中国医疗平台数不胜数，但是都存在着诸多共性的问题，大多数移动医疗平台只应用于用户初步的线上医疗诊断，对于线上不能解决的问题，只能去医疗机构进行重复治疗，并且各医疗平台服务内容错综复杂，业务单一，尚未深入治疗的核心内容。在医疗服务中，医疗诊断准确率偏低，收费模式不清晰仍制约着医疗平台的深入发展。在线移动医疗平台或 App 市场准入门槛较低，对相关医疗数据的储存和处理不够完善，移动医疗技术应对数据的稳定程度、可靠性

和真实性要求高，才能对用户的身体健康甚至生命安全有切实的保障。因此，在移动医疗技术使用过程中对于医疗数据的传输、整理和应用都应有严格的安全保证和质量把控。此外，移动医疗收集庞大用户数据的同时，大量的用户隐私数据夹杂在其中，特别是关于用户安全的个人健康隐私数据以及个人的生活习惯和医疗需求数据等都可能被他人窃取或利用，给用户个人生活带来极大的干扰。

三、互联网医院 O2O 服务模式创新建议

（一）加强互联网医院平台联结，促进优势互补——打造云医院智能新模式

面对各平台之间参差不齐的优势服务，相关平台应该建立起合作关系，共同为患者建立集患者所有医疗信息和医疗服务于一体的云平台，该平台更像是用户的医疗数据身份证，拥有信息资源交换机制，具备统一的标准，统一的信息资源编码与分配标准，可以在多个合作平台交互使用，使得用户可以在一个统一的平台上享受预约挂号、检验报告查询、费用查询、智能导分诊、医院导航、寻医问药、健康资讯、专病知识等全套服务。该平台打破了各网站平台的空间局限性，将实现用户医疗数据信息资源的充分共享。同时能够集各项碎片化服务内容于一体打造线上线下无缝连接的全方位服务，用户通过一次就诊就能够享受各大平台的优质服务，此外该平台还能通过大数据等技术与基因测序、分子检测等方法结合收集个人信息，为用户提供更加精准的诊疗等个性化的服务。云医院智能新模式的构建可以很好地解决平台之间存在的兼容性等问题，该模式集互联网大数据技术、云计算技术、物联网技术、传感器技术以及AI人工智能技术等搭建的一个虚拟的线上云医院，该云医院像是一个集成化的云仓库，可以汇总用户在任何平台的就诊和咨询记录，用户可以采用登录的方式获取自己的信息达到隐私保护的效果，避免用户在不同平台重复就诊的现象，该云端能够完成医院之间、医生之间、医患之间、医护之间的线上连接，全面整合医疗实体机构、在线医疗平台、医疗管理机构、医生、医药企业、医保机构、康复养生护理、金融机构等全医药产业链的资源，为患者提供线上预约就诊、线上候诊、线上视频问诊、线上电子处方、线下药品配送、慢性病管

理以及诊后随访观察等全方位线上线下一站式服务。为此，相关部门和互联网运营商应加快互联网医院改革进程，努力构建基础云医院框架，为用户搭建起了全网全平台实时连接和转换的线上线下 O2O 医疗服务体系。

（二）全面优化医药供应体系，打造大健康产业生态圈——探索"医药＋互联网"新零售 O2O 服务模式

医药作为特殊品，其研发和生产过程都极其复杂，医药价格本就高昂再加上配送费，导致医药需求极大的中老年群体宁愿去线下实体药店购药。线上购药贵的问题一直制约着互联网医药的发展。为此，互联网企业可以协助制药企业优化药品从原材料到生产制造的各个环节，把传统的医药采购转移到互联网上，实现药品采购信息流、药品流、资金流线上"三流合一"，将供需两端系统全面打通。努力搭建药品采购平台，实现药品公平竞标和集中采购和交易信息的透明化。该模式可以解决在传统环境下，医药制造企业在原材料采购中遇到的成本高，原料分散等问题，从产业链的上游降低药品制造成本，从而降低药品成本，减轻老百姓的用药负担，并规定线上线下药品价格相同，向用户只收取低廉的配送费用。相关部门应加快医药改革进程，努力构建"医药＋互联网"新零售 O2O 服务模式，该模式能够整合各医疗相关行业资源，优化医药供应链体系，有效连接医疗机构、互联网医院、药店、经销商、互联网零售药店、制药企业、医药原材料供应企业等企业实体，打造"原材料—药厂—药店—医院—消费者"为一体的大健康产业生态圈，有效解决人民最关心的药价问题。此外，针对送药上门医师资质问题，相关配药 App 和平台可以开通医生服务模块，该模块可以和医疗机构对接，构建知识库用来存储海量的医学信息和相关病历，并开通用户交流功能，使用药经验能够相互共享。该服务模块的构建既能减少医师送药上门的成本，又能满足用户的用药体验。叮当快药正在尝试建立 FSC 药企联盟创新模式，并与 460 多家药企合作，探索构建集合"药企—渠道—用户"的生态机制，扩大找药服务范围，消除中间环节，把优惠和便利让给群众。

（三）建立患者隐私保密机制，细化医疗服务流程——创新移动智慧医疗综合服务模式

随着互联网政策环境逐步宽松，轻型及慢性病管理从线下逐步转移到线

上，促使医疗服务体系持续升级。移动医疗平台应该细化医疗服务流程，分块收费，并且明码标价，不收取任何叠加费用，解决用户重复诊疗问题。充分利用智能可穿戴设备的优势，全面应用于以老年人为代表人群的健康监测和糖尿病等慢性疾病的管理，降低老年人患病风险。同时要健全医疗健康数据的保护机制，规范医疗数据泄露的责任权限，保护医疗数据的安全，并且平台应设置用户隐私保障机制，通过人工智能技术筛选出不透露用户隐私的信息，平台间只共享用户病情数据。因此，本报告创新性地提出移动智慧医疗综合服务模式，该模式能够将智能可穿戴设备、移动终端和医疗机构综合连接起来，以智能设备大规模使用为基础，综合大数据、人工智能、物联网和区域链等前端技术，对用户的生命体征进行实时的、不间断的监测，并及时地对用户心率、血压和血糖等异常数据发出报警信号，以便做出及时的反馈和干预，并迅速将数据传送给互联网医疗机构。互联网医院专家通过大数据以及云计算技术收集来的用户数据分析患者信息，制订合理的诊疗方案，然后通过移动端分享电子病历给社区医疗机构，该机构医生提供上门送药服务以及药后疗效的跟踪随访，确保患者用药安全稳定。该模式能够解决了收费标准不一，服务内容粗糙，用户隐私安全等一系列移动医疗O2O服务模式的问题。现有一些企业已经开始探索新的模式，例如丁香园努力打造"未病—患病—治病—养病"的全方位患者服务体系，针对内容模块模糊问题进行细分化管理，患者未病时提供高资质专家的健康教育平台，患者患病时提供高标准的在线就诊服务，患者治病时提供丁香诊所，患者养病时提供关爱中心平台，为患者提供综合的医疗服务，满足患者的个性化需求。同时，该模式在"三早"（早预防、早评估、早干预）健康管理系统中发挥重要的价值，特别是在2020年，"老年人""糖尿病""心律失常"成为疾病高频关键词，该模式在老年人的健康监测、健康风险评估、健康干预等健康管理系统中发挥重要作用。[12]

四、互联网医院O2O服务模式的发展趋势

（一）中医康养个性化O2O医疗服务模式

全球范围内的老年人急速增长，中国人口老龄化呈加速态势，2021年，

中国 60 周岁以上人口达到了 2.6 亿，随之带来的日益严重的慢性非传染病和流行病，加重了医疗卫生行业的负担。伴随着人们对健康知识和健康保健认知的转变，其在健康服务、健康管理以及全健康产业链等方面提出了更高的要求和期望。此外，随着人们居住环境的变化和生活水平的提高，城镇化水平加速发展，大数据创新技术的不断普及，环境气候的不断恶化等均对健康产生了潜在的影响，以个性化和特定病历的医疗需求不断加剧等各方面因素，不断催生中医康养保健服务模式的发展。中医康养个性化 O2O 服务模式注重"治未病"，满足用户对中医医疗和康养保健的需求。[13]该模式具备社区医生上门服务、家庭医生服务和智能化健康管理服务等功能，搭配互联网技术全方位全时段地监测社区用户的身心健康。根据中医康养"药食同源"的特点，能够为用户提供个性化的中医饮食建议，培养饮食习惯，并且提供有关疾病预防、治疗等方面的知识，从根源上降低老年人患病的风险。未来提倡"治未病"的医疗服务模式能够为用户提供更高效、更智能的医疗服务，实现医疗健康行业向着更加大众化、个性化的方向发展，并且推动医院和互联网医疗共同实现高质量发展。

（二）元宇宙助力互联网医院 O2O 模式新发展

新冠疫情前，患者传统的就医习惯是在医院与医生面对面地交流、问诊，新冠疫情暴发之后，为了避免交叉感染的可能性，患者不得不改变传统的就医方式，把面对面的交流和问诊的过程搬到了线上。然而，线上医疗问诊的过程不可避免地会缺少人文关怀，加之医生参与互联网医院积极性不高、工作时间有限、激励不足等一系列的问题，严重影响患者的就医体验，这也是医患之间信息不对称问题一直存在的原因，用户对互联网医疗服务仍存在抵触心理。"元宇宙"模式的发展很好地解决了医患之间的问题。在技术层面，虚拟现实技术（VR）能够把现实世界搬到虚拟中，增强现实技术（AR）能够把虚拟世界融合到现实中，数字孪生技术试图把现实世界的一切物体拷贝到一个虚拟世界中，5G 技术致力于实现及时、高效的大容量信息的传输，这些技术的融合体就是元宇宙技术的简单雏形。[14]元宇宙技术和互联网医院的融合能够在医患之间搭建虚拟与现实世界的桥梁，用户线上就医能够观看到现实世界医生的数字模拟，通过这种方式可以让线上的用户感受到线下的人文关怀，给用户沉浸式的就医体验和高效的就医流程。随着元宇宙技术库的不断丰富和完善，互联网医院 O2O 模式将会呈现出革命性的改变。

（三）"互联网＋森林康养"满足新需求

随着城市居民慢性病患病率和老年人口占比的不断上升，森林康养旅游作为大健康工程的重要组成部分，所具有的健康促进效果逐渐凸显。森林康养是指依托森林及其环境，开展康复、修复和促进健康的活动[15]，对糖尿病、抑郁症等慢性疾病具有不可替代的恢复作用。森林康养注重慢性疾病的提前预防和疾病后的康养恢复，其和智能可穿戴技术的相互融合可以实时地把用户的医疗数据传送到互联网终端，方便医疗人员全方位地监测康复数据，使用户在休闲娱乐过程中达到治病的效果，同时针对未病用户起到调理身心健康的作用。森林良好的生态环境、优美的自然景观和配套完全的基础设施，同时吸引年轻群体的参加，他们越来越偏好这种类似于休闲、养生的康养旅游方式。该模式一方面在缓解医疗资源，解决就医压力问题上起到了关键作用；另一方面，"健康中国行动"的提出促进森林康养走向新的高度。但是由于目前各地区对森林康养旅游的开发还处于初步阶段，相关管制制度和互联网化程度不够完善，需要进一步地融合发展。此外，还应充分利用互联网、大数据技术创新性开展全国范围的森林康养营销宣传工作，努力建设全国范围的森林康养基地。

参考文献

［1］中国互联网络信息中心（CNNIC）.第50次中国互联网络发展状况统计报告
［R］.2022.

［2］健康界智库.2021互联网医院发展研究报告［R］.北京：健康界，2021.

［3］冯文，张靓囡，李璟媛，等.基于互联网的新型冠状病毒肺炎健康咨询服务
分析［J］.北京大学学报（医学版），2020，52（02）：302－307.

［4］国家卫生健康委员会.关于深入推进"互联网＋医疗健康""五个一"服务行
动的通知［Z］.2021.

［5］周倩，王秋野.我国互联网医疗发展模式探析［J］.信息通信技术与政策，
2022（08）：70－74.

［6］聂良刚，蓝耿，何良泉，等.互联网医院建设探索与实践［J］.网络安全技
术与用，2019（12）：123－125.

貳　运营管理篇

［7］马晓亚．互联网医院总体架构及内网数据层接入方式探析［J］．网络安全技术与应用，2017（03）：158 – 159.

［8］杨雅各，陈传国．浅析"医院＋互联网"平台的架构设计模式［J］．中国医疗器械信息，2016，22（22）：119 – 122.

［9］姜虹．京东健康深度布局医疗健康服务生态［N］．中华工商时报，2022 – 03 – 30（008）．

［10］梁倩．持续加大投入阿里健康为基层医疗支"大招"［N］．经济参考报，2022 – 06 – 01（005）．

［11］项艳，陈爱芬，马宗庆．基于临床数据中心的互联网医院建设探讨［J］．医院管理论坛，2019，36（12）：72 – 73 + 17.

［12］杨鑫鑫，郭清，王晓迪，等．近十年我国可穿戴设备在健康管理领域的研究现状及发展趋势［J/OL］．中国全科医学：1 – 10［2022 – 12 – 28］．http：//kns. cnki. net/kcms/detail/13. 1222. R. 20221122. 1359. 004. html.

［13］李玲，周良荣．中医医生参与在线医疗服务的意愿及影响因素分析［J］．湖南中医药大学学报，2022，42（10）：1732 – 1736.

［14］蒋建国．元宇宙：同质化体验与文化幻象［J］．阅江学刊，2022，14（01）：56 – 63 + 173.

［15］郭诗宇，周新玲，石林墅．基于SWOT分析的湖北省森林康养产业发展研究［J］．经济师，2022（10）：119 – 120.

贰
运营管理篇

HB.09 互联网医院患者就医行为研究报告

王　辉[①]　刘雅兰[②]　王丹丹[③]　李九玖[④]　许　睿[⑤]

摘　要： 互联网医院是以互联网为载体，运用大数据、人工智能等新兴技术手段，融合传统医疗服务并提供在线医疗服务的主体。患者基于身体异常征兆和就医环境认知所做出的在线就医决策谓之互联网医院患者就医行为。本报告旨在从互联网医院需求端解析患者就医行为，寻找互联网医院发展痛点，推动中国互联网医院高质量发展。本团队对通过数据挖掘、访谈和问卷调查等形式获取的数据进行论证分析，得出如下结论。第一，随着科技的发展，下游患者用户成为互联网医院的深度参与者。第二，互联网医院发展迅速，但部分患者对互联网医院发展信心不足，帮助患者树立在线就医信心是解决互联网医院"僵尸状态"的关键。第三，慢性病轻症的女性、中青年、高中以上学历和个体经营者的互联网医院就医意愿更为明显。第四，根据患者就医偏好，有效提高在线医患沟通的效率成为互联网医院发展的必然选择。第五，患者自身价值和风险感知、其他患者反馈内容、医生信息内容、新媒介利用等多种因素影响着互联网医院患者就医行为。第六，持续关注患者对隐私安全、就医服务质量等方面的需求，是互联网医院在未来运营需要重点完善的内容。

关键词： 互联网医院；患者就医意愿；患者就医行为；就医偏好

---

① 王辉，管理学博士，湖南中医药大学人文与管理学院副教授，研究方向：医药经济与管理、医疗服务营销。

② 刘雅兰，管理学硕士，湖南中医药大学人文与管理学院副教授，研究方向：医药营销。

③ 王丹丹，硕士研究生，湖南中医药大学人文与管理学院，研究方向：医药经济与管理。

④ 李九玖，硕士研究生，湖南中医药大学人文与管理学院，研究方向：医药经济与管理。

⑤ 许睿，硕士研究生，湖南中医药大学人文与管理学院，研究方向：医药经济与管理。

引言

随着政策推动、科技发展，中国互联网医院得到了飞速发展。互联网医院可以打破医疗服务提供方的时间、空间限制，有效缩短患者用户的就医时间，在优化医疗卫生资源配置、弥补传统医院就医拥挤、适应用户慢性病就医需求等方面发挥了一定作用。然而，中国九成以上的互联网医院处于建而不用或浅尝辄止的"僵尸状态"，甚至有大多互联网医院沦为了传统医疗机构的挂号、缴费等辅助工具。以上数据背后说明，目前互联网医院尚未让医疗服务行业产生蜕变，在线就医不能满足患者用户的医疗服务需求，没有实现互联网医疗供需的有效对接。而解决互联网医院的"僵尸状态"，终究离不开线上医疗服务实际需求方——患者的就医选择。患者，作为互联网医疗服务需求侧的核心资源，作为互联网医疗服务质量的体验方，其就医行为影响着互联网医院所构建的商业模式。表面上，互联网医院患者就医行为看似是一种无序的就医行为决策，但海量就医行为背后其实隐藏着规律性的行为逻辑。互联网医院管理者只有掌握了患者在线就医行为的逻辑，才能有效对接患者的在线就医需求，从而更好地推动互联网医院的可持续发展。

区别于实体医院，互联网医院以互联网为载体，以信息技术为手段，已延伸出了很多新的服务态势，包括医疗信息查询、健康科普、在线疾病咨询、电子健康档案、电子处方、远程医疗、家庭医生签约服务等。从 2018 年起，中国互联网医院政策密集发布，互联网医院发展迎来政策红利期。截至 2022 年 6 月，中国互联网医院已超过 1700 家（见图 1）。

2020 年年初开始，互联网医院的下游用户规模持续增长，根据《中国互联网络发展状况统计报告》[1]，截至 2022 年 6 月，中国在线医疗用户突破了 3 亿人，在线医疗网民利用率稳步增长。根据国家远程医疗与互联网医学中心、国家卫生健康委基层远程医疗发展指导中心等联合发布的《2022 中国互联网医院发展报告》，2020 年互联网医院在线诊疗为 55 人/日，2021 年在线诊疗达到了 133 人/日，同比增长 141.8%（见图 2），下游患者已经成为互联网医院发展的深度参与者之一。

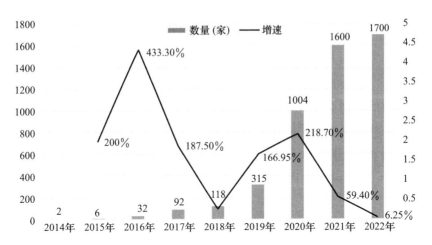

图1   2014—2022 年中国互联网医院数量变化统计

数据来源：根据网络公开数据整理

贰 运营管理篇

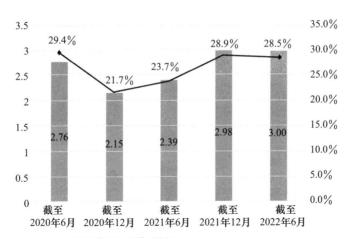

图2   在线医疗用户规模与利用率变化趋势

数据来源：中国互联网网络信息中心

　　基于以上，本团队面向患者用户发起调研，深入挖掘患者对互联网医院的认知、在线就医行为偏好以及影响互联网医院患者就医行为的因素等，并结合对互联网医院平台数据挖掘、行业专家和患者用户的深入访谈，提炼洞察。

一、患者用户的样本特征

本次调研共收集 2,017 份有效问卷，数据采样范围涵盖了 24 个省份 179 个城市。本次调查男女比例比较均匀，各占比例 45.8% 和 54.2% 。被调查者年龄主要分布在 19～65 岁，其中 24～39 岁的被调查者占比 36.4%。教育程度上，初中及以下占比 16%，高中（中职）占比 39.5%，本科/专科层次占比 30.8%，硕士及以上占比 13.4% ，具体样本特征如表 1 所示。

表 1　样本特征（N=2017）

		频数	占比（%）	累计占比（%）
性别	男	924	45.8	45.8
	女	1093	54.2	100
年龄	18 岁及以下	44	2.2	2.2
	19～23 岁	311	15.4	17.6
	24～39 岁	735	36.4	54.0
	40～55 岁	492	24.4	78.4
	56～65 岁	219	10.9	89.3
	66～75 岁	158	7.8	97.1
	76 岁以上	58	2.9	100
教育程度	初中及以下	323	16.0	16.0
	高中（中专）	802	39.8	55.8
	本科/专科	621	30.8	86.6
	硕士及以上	271	13.4	100
职业	公务员	210	10.4	10.4
	医务人员	284	14.1	24.5
	其他事业单位	282	14.0	38.5
	企业职工	506	25.1	63.6
	个体经营者	73	3.6	67.2
	农民	119	5.9	73.1
	学生	341	16.9	90
	退休	202	10.0	100
	其他	0	0	100

贰　运营管理篇

二、患者用户对互联网医院的就医认知

(一) 患者对互联网医院的整体认知

互联网医院作为一种新型的就医选择，正逐渐进入人们的就医需求视野。认知是影响行为的关键因素，为了梳理患者用户在线就医行为背后的逻辑，先调查了患者用户对互联网医院的认知情况。结果发现（见图3），仅有14.08%的患者用户比较了解互联网医院，31.68%的患者用户对互联网医院的认知停留在一般了解水平，还有9.37%的患者用户完全不了解。由此可见，尽管在政策、技术等因素的共同作用下，互联网医院自身发展迅速，但患者用户对互联网医院的认知程度有待进一步提高。因此，如何实现互联网医院的高质量发展与患者用户对其互联网医院认知提高的有效对接，探索让患者用户从认知到接受互联网医院的途径，是解决互联网医院"僵尸状态"问题的关键。

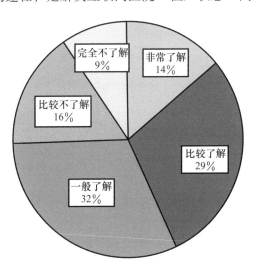

图3　受访者对互联网医院的了解情况

随着在线医疗逐渐在患者日常就医过程中发挥更重要的作用，患者用户可以从多方面多渠道了解到互联网医院有关资讯。根据调查数据（见图4），患者用户主要通过手机互联网等新媒体推送（52.60%）、电视广告/新闻（51%）、广播（41.60%）、医院海报和宣传（41.70%）等渠道或途径了解到

貳　运营管理篇

互联网医院的相关就医信息；医生告知（25.80%）或熟人介绍（14.0%）并非患者了解互联网医院的主要途径。由此可见，医生在互联网医院行医坐诊，或许更多是被动式地接受工作上的安排，而医生时间与精力往往有限，其推荐患者用户采取在线就医的积极性自然也不高。此外，在与医务人员的访谈中有医生坦言，在互联网平台上与患者沟通感觉吃力，尤其是遇到一些患者对此认识程度较低时更是沟通不畅，久而久之，医生推荐患者在线就医的意愿就大大降低了。

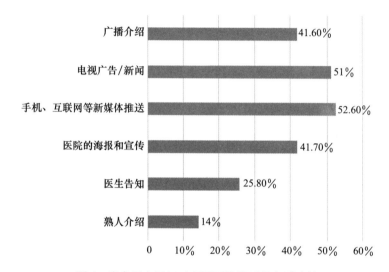

图4　患者用户了解互联网医院就医的主要途径

　　医生是互联网医疗服务的直接提供者，如何有效激发医生推广互联网医院的动力，加强互联网医院的口碑宣传，开拓出符合中国用户口口相传的互联网医院宣传渠道，是互联网医院在未来运营中需要着力解决的问题。

（二）患者对互联网医院就医服务的认知

　　自从2014年互联网医院启动以来，互联网医院在医疗健康咨询、在线问诊、预约挂号、在线缴费、预约检查、报告查询、智能预检分诊、复诊配药到家、健康知识科普等方面发挥了巨大效能，最大可能为互联网患者提供丰富完善的在线医疗服务需求。调查结果显示（见图5），大部分患者用户认为互联网医院可以提供医疗健康咨询（50.1%）、预约挂号（61.2%）、在线缴费（56.4%）、预约检查（41.2%）；仅有30.4%的患者认为互联网医院可以提供在线问诊服务，7.6%的患者认为互联网医院可以提供复诊配药到家。由此可见，大部分患者用户仅仅把互联网医院当作线下问诊的预约挂号、在线缴费等辅助性工具。患者用户对互联网医院服务的了解与互联网实际能提供的服务并不匹配，互联网医院的服务宣传、服务创新模式等是互联网医院在运营时要进一步关注的重点。

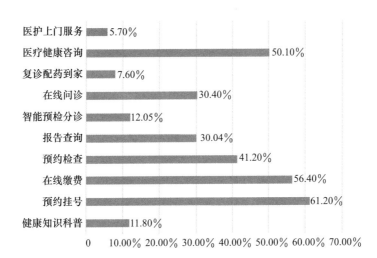

图5　患者对互联网医院就医服务的了解情况

（三）患者对互联网医院发展趋势的认知

受新冠疫情驱动，加上医疗、医保及药品相关政策联动发力，互联网医院升级、改造持续推进，但互联网医院未来的发展终究离不开患者的支持。调查显示（见图6），仅约有两成（22.11%）的被调查者认为互联网医院是未来的

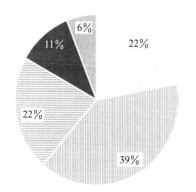

互联网医院会成为未来患者就医的趋势，比实体医院的就诊作用大

互联网医院是实体医院的辅助，未来可以为患者提供线上线下互转医疗需求

对互联网医院的前景保持中立

互联网医院仍存在很多问题，短期内无法快速发展

互联网医院会因为一些阻碍因素逐渐被边缘化

图6　对互联网医院未来发展趋势的看法

贰
运营管理篇

就医趋势；有近四成（39.22%）被调查者认为互联网医院是实体医院的辅助；约两成（21.81%）被调查者就互联网医院的发展趋势保持中立态度；有10.86%的被调查者认为互联网医院仍存在很多问题，短期内无法快速发展，有6%的被调查者不看好互联网医院的发展前景，认为互联网医院会因为一些阻碍因素逐渐被边缘化。由此可见，从需求端来看，大部分患者还是认可互联网医院的发展趋势，但对其短期内快速发展的信心不够，将互联网医院视为实体医院的辅助工具，认为当前存在的问题阻碍了互联网医院的快速发展。因此，互联网医院在未来需要通过提供比实体医院更高质量、更加规范的医疗服务，更好地展示互联网赋能卫生健康事业的广阔前景，方能打开机遇大门，最终赢得互联网医院下游端患者的青睐与支持。

（四）患者对互联网医院就医现存问题的认知

互联网医院从最初的医疗＋互联网模式发展至今，初步实现了医患之间的在线沟通交流，但大多数互联网医院处在运营困难、没有盈利的境地。调查显示（见图7），相比传统医院，大部分被调查者认为互联网医院在目前存在着法律不健全（40.8%）、存在隐私泄露的风险（58.5%）、网络不安全（49.4%）、互联网使用不便（56%）以及患者无法与医生面对面交流导致的沟通效率低（41.7%）等问题；有22%的被调查者认为在实体医院就医难以改变的习惯是当前互联网医院发展的一大障碍；有17%的被调查者认为在线医生的医疗水平不够。由此可见，除了在宏观层面上要建立健全互联网医院的

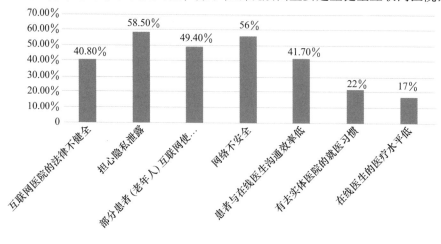

图7　互联网医院存在的主要问题

法律法规体系，降低患者对于隐私泄露和信息安全的担忧外，互联网医院也要探索行之有效的方式以提高医患双方线上沟通效率，创新在线医疗服务模式以促进患者接受在线医疗服务的意愿。

三、患者用户互联网医院就医意愿与行为偏好情况

（一）互联网医院就医意愿

作为一种行为倾向，患者用户互联网医院就医意愿引导甚至决定着患者用户互联网医院的就医行为。调查结果显示（见图8），有超过六成的被调查者十分愿意或基本愿意互联网医院就医，仅有13.73%的被调查者不愿意互联网医院就医（非常不愿意5.5%＋基本不愿意8.23%），但仍有16.46%的被调查者对利用互联网医院持一般态度，这与前面"对互联网医院未来发展趋势的看法"的调查结论基本一致。虽然近年来培养了部分患者在互联网医院就医的习惯，但从前面"对互联网医院现存问题的认知"调查结果可知，患者往往认为互联网医院存在法律不健全、隐私泄露风险、网络不安全等问题，进而对互联网医院提供的在线医疗持不乐观的态度。由此可见，互联网医院真正成为实体医院的延伸尚有很长的路要走，网络的复杂性需要互联网医院重视网络医疗信息的环境建设，并通过多种媒体宣传、强化、推广与普及互联网医院的安全性与专业性，消除患者担心，才能真正树立患者的信任，让其愿意在互联网医院看病就医。

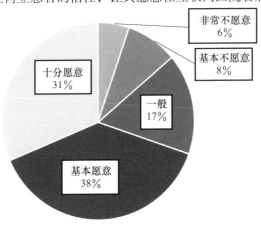

图8　互联网医院的就医意愿

（二）　互联网医院的实际就医频率

为进一步了解被调查者"互联网医院就医情况"，首先进行就医情况的整体分析，再结合被调查者的"性别、年龄、教育程度、职业"与"互联网医院就医情况"进行交叉分析。根据调查结果（见图9），约有45.51%的被调查者没有利用过互联网医院服务。

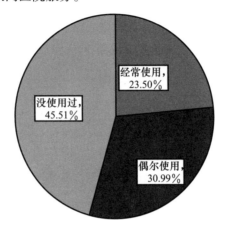

经常使用，
23.50%

没使用过，
45.51%

偶尔使用，
30.99%

图9　互联网医院就医情况

根据交叉分析结果（见表2），男性没有互联网医院就医经历的比例高达61.7%，而仅有38.8%的女性没有在线就医经历。年龄段19~23岁、40~55岁、56~65岁的被调查者利用过互联网医院服务的比例均超过了60%，其中40~55岁的被调查者利用过互联网医院服务的比例最高，经常利用互联网医院就医的比例高达39.7%，偶尔利用为41.1%；其次是56~65岁和24~39岁两个年龄段，经常利用互联网医院就医的比例分别达到了30.5%%和27.8%。其他年龄段的被调查者利用过互联网医院服务的比例不高，66~75岁约有70.2%的患者用户没有过互联网医院就医经历，而76岁以上有88.3%%的患者用户没有过互联网医院就医经历。由此可见，中青年是在互联网医院就医的主流，这可能与中青年能熟练运用互联网、易于接受新鲜事物等有关。18岁以下和66岁以上的老年人需要就医时多依赖于其父母或子女，获取信息的渠道与能力较差，故互联网医院实际就医比例较低。教育程度上，初中及以下学历的被调查者利用互联网医院的比例最低，仅为31%，高中及以上的学历被调查者在利用互联网医院的比例上几乎没有区别，经常使用和偶尔使用加起来分别为60%、60.1%、61.4%。可见，教育水平对互联网医院服务利用情况的影响并不大，这与之前很多研究认为"教育水平越高，患者利用互联网医院的比例越大"的结论并不相同。此外，职业不同，利用互联网医院服务的比例明显不同。体制内的公务员、医务人员和其他事业单位的被调查者和个体经营者利用互联网医院服务的比例较高，经常使用的比例分别达到了35.7%、45.1%、27.7%和28.8%。

综上，互联网医院就医患者用户表现出一定的群体特征，其患者用户以女性、中青年、高中以上学历、体制内和个体经营者居多。将来互联网医院的运营模式可以围绕这部分群体的用户进行优化管理，进一步提高女性、中青年、高中学历和体制内用户的忠诚度。在此基础上，加强多媒体传播与宣传力度，逐步提高其他群体用户对互联网医院的认知度、接受度。

表2　不同性别、年龄、教育程度、职业的被调查者互联网医院就医情况

		经常（%）	偶尔（%）	没就医过（%）
性别	男	19.2	19.1	61.7
	女	28.6	32.6	38.8
年龄	18岁及以下	10.5	35.5	54.0
	19~23岁	7.7	32.5	59.8
	24~39岁	27.8	36.0	36.2
	40~55岁	39.7	41.1	19.2
	56~65岁	30.5	31.3	38.2
	66~75岁	8.9	20.9	70.2
	76岁以上	0	11.7	88.3
教育程度	初中及以下	15.8	15.2	69
	高中（中专）	26.8	33.2	40
	本科/专科	22.3	33.8	39.9
	硕士及以上	24.9	40.5	38.6
职业	公务员	35.7	37.1	27.2
	医务人员	45.1	34.5	20.4
	其他事业单位	27.7	39	33.3
	企业职工	17.5	34.1	48.4
	个体经营者	28.8	31.5	39.7
	农民	0.8	5.0	94.2
	学生	8.5	31.7	59.8
	退休	10.2	11.5	78.3

（三）互联网医院就医科室

根据调查数据（见图10），被调查者在线就医时选择在儿科（57%）、心血管内科（42%）、消化科（42%）、皮肤科（39%）、普通内科（38%）、呼吸内科（35%）、妇科（33%）等诊疗慢性病、轻症的科室看病较多，总的来说，这些疾病症状较轻且治疗时间较长。可见，互联网医院可以发挥为患者提供分诊的作用，避免无实际诊疗需求的患者前往拥挤的三甲医院。

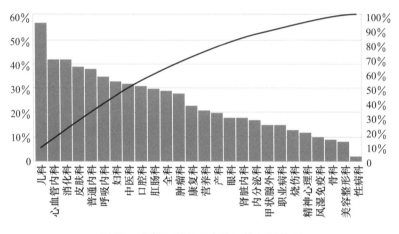

图10　患者互联网医院就医的主要科室

注：帕累托图按频率的降序顺序绘制数据的分布，累积线位于次坐标轴上，标识占总数的百分比

（四）互联网医院的就医时间偏好

互联网医院在线就医能突破时空限制的优势，减少患者用户实体医院就医拥挤，因此越来越多的患者用户会挑选合适的时间为自己或家人就医。根据调查数据（见图11），50%左右的被调查者集中会选择在工作日的12点—18点在线就医，其次，40.61%的被调查者选择在工作日8点—12点就医，还有37.15%的被调查者在工作日晚上就医，也有一部分被调查者会偏好于周末就医。可见，患者用户在线就医也呈现出工作日就医的规律性，因此基于科学算法合理安排线上看诊医生，以满足不同时间段患者的就医需求，并采取相关激励措施引导患者避开实体医院就医高峰时间段，是互联网医院未来发展过程需要考虑的问题。

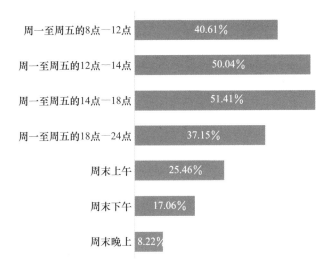

图 11　患者互联网医院就医的时间偏好

（五）互联网医院就医的问诊价格偏好

互联网医院就医的问诊价格在一定程度上影响群众对互联网医院的就医需求。调查数据显示（见图12），仅20%的被调查者希望能免费线上就医，大部分被调查者愿意接受互联网医院的付费就医，且偏好互联网医院问诊价格在100元以下，仅7%的被调查者偏好问诊价格在100～199元，10%被调查者偏好200元以上。可见，推动合理的问诊定价，协同医、患、互联网医院三方利益诉求，既要吸引患者流量进入互联网医院就医，又要补充互联网医院的运营成本，是未来互联网医院在运营中需关注的问题。

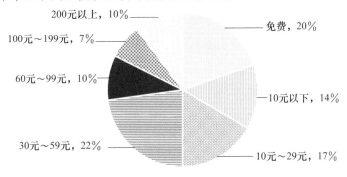

图 12　患者互联网医院就医的问诊价格偏好

（六）互联网医院就医的沟通方式偏好

互联网就医行为实质上也是一种患者与医生的互动沟通，目前互联网医院所提供的沟通方式有视频、语音通话、语言信息、纯文字、文字＋图片等。根据调查数据（见图13），患者倾向于与在线医生发文字＋图片和视频通话方式进行交流，分别占比65.11%和51.81%，超过四成的患者也倾向于选择语音通话方式与医生交流；而倾向于纯文字和语音信息沟通的患者相对比较少。文字＋图片交流相比其他沟通方式，所花费的时间相对较多。有效利用VR、AR等技术，降低在线医患交互的等待时间，提高交流效率，达到面对面沟通的临场感效果是未来发展的必然选择。

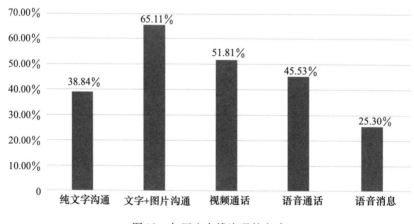

图13　与医生在线沟通的方式

（七）利用互联网医院的类型与主要就医服务

目前，中国互联网医院发展主要有三种模式，即公立医院或民营医院自办的、企业自办的、医院＋企业一起办的。根据调查数据（见图14），约有58%的患者用户倾向于选择公立医院自办的互联网医院，可能是公立医院自身的品牌效应，以及医院原本的线下患者经过医院的宣传推广直接迁移到公立医院提供的线上医疗服务。而患者选择民营医院自办、企业自办、医院＋企业一起办的互联网医院的患者在比较时没有显著区别，分别为23%、6%和13%。可见，患者更相信由有实体医疗机构提供在线医疗服务的互联网医院。

随着"互联网＋医疗健康"的发展成型和一系列政策的发布，互联网医院提供的在线就医服务内容也在不断完善与丰富，预约挂号、在线缴费、医疗咨询、在线复诊、报告查询等服务成为满足患者用户就医需求的有力保障。根据调查数据（见图 15），预约挂号是患者利用过最多的互联网医院服务（60.19%），其次利用过的互联网医疗服务是在线缴费、医疗健康咨询、预约检查和报告查询，分别为 49.64%、41.98%、32.96% 和 22.16%。而利用过在线复诊配药到家、远程专家会诊、健康知识科普等服务的患者还不到 10%。结果表明，大部分患者把互联网医院仅仅当作线下挂号、缴费的辅助性工具，未来互联网医院运营需要解决这些"僵尸"在线服务，加大宣传与推广这些实质性医疗服务，并学习与借助其他互联网产品或服务的推广手段，让患者快速了解、熟悉并接受不同的在线医疗服务，解决互联网医院所提供的在线医疗服务"有而不僵"的问题。

贰　运营管理篇

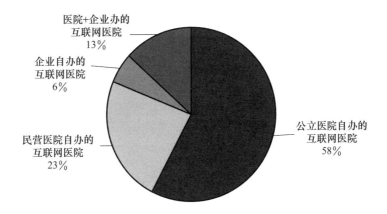

图 14　选择互联网医院的类型

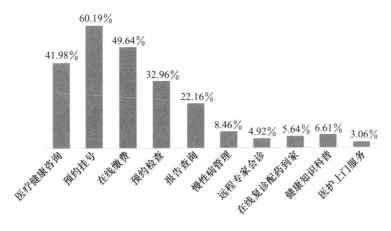

图 15　患者互联网医院的主要就医服务

四、互联网医院患者就医行为的影响因素

（一）选择或不选择互联网医院就医的原因

当问及"身体出现不适需要就医时，是选择实体医院还是互联网医院"时，68.77%的被调查者仍倾向于选择到实体医疗机构与医生面对面交流看病（见图16）。

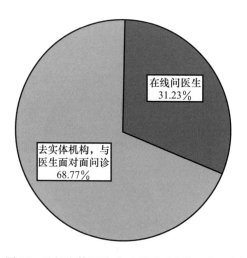

图16 选择实体医院或互联网医院就医的比例

调查发现（见表3），患者不选择互联网医院就医的主要原因是：患者隐私安全难以保障（62.94%）、在线医生不可靠（52.68%），还有部分认为是因为在线医生回复不及时、在线操作复杂等。相比之下，选择互联网医院的主要原因是：因疫情导致无法线下就医（53.3%）、在线可以随时问诊（46.7%）、病情较轻，不需要线下问诊（31.92）、在线不需要排队，可以节省等候时间（37.54%）等（见表4）。由此可见，尽管大部分人愿意利用互联网医院，但改变患者的就医习惯需要一个漫长的过程，未来互联网运营推广需要有的放矢，通过正面宣传提高患者对在线医生的信任感，注重利用智能手段提高患者线上问诊的真实临场感；通过一些激励措施激发在线医生积极主动、有温度地与患者及时沟通，向患者传递出关爱和尊重，降低患者陷入隐私暴露的风险感知。

表3　患者不选择互联网医院问诊的原因

医生线上回复不及时		27.27%
在线医生不可靠		52.68%
患者隐私安全难以保障		62.94%
线上操作复杂，流程不熟悉		37.43%
在线问诊缺少真实感		31.55%
没有可靠的互联网医院		25.67%
线上医院缺乏可靠的检验检查手段		21.39%

表4　选择互联网医院问诊的原因

不需要排队，可以节省等候时间		37.54%
疫情导致无法线下就医		53.3%
在线可以随时问诊		46.7%
病情较轻，不需要线下问诊		31.92%
复诊，不需要线下就医		15.17%
足不出户，很方便		7.88%
可以找到很好的医生		2.96%
费用比实体医院低		3.74%

（二）患者反馈评价内容成为患者互联网就医行为的重要参考依据

互联网医院为患者提供在线就医服务的同时，也为缓解医患信息不对称局面提供了新途径。患者用户在互联网医院就医时，往往通过其他患者在线问诊评价信息或在线口碑来判断该医生的可靠性或专业性，进而决定是否选择该医生就医。[2] 根据调查数据（见图17），大部分患者在线就医时会参考其他患者的就医服务体验评价信息。超过七成的被调查者"会"和"基本会"参考其他患者对该医生的在线反馈、在线评论、评分、感谢信、疗效满意度、推荐，少数患者会（17.93%）或基本会（16.16%）参考其他就医患者对该医生的暖心礼物。可见，如何有效利用在线患者就医体验产生的信息内容是未来互联网医院运营需要进一步关注的重点。

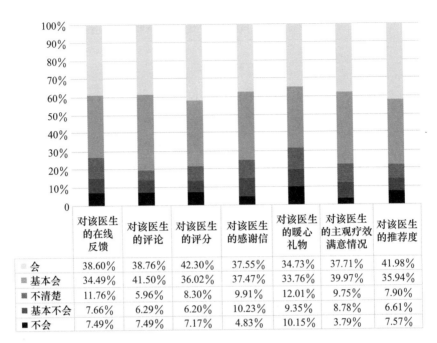

	对该医生的在线反馈	对该医生的评论	对该医生的评分	对该医生的感谢信	对该医生的暖心礼物	对该医生的主观疗效满意情况	对该医生的推荐度
会	38.60%	38.76%	42.30%	37.55%	34.73%	37.71%	41.98%
基本会	34.49%	41.50%	36.02%	37.47%	33.76%	39.97%	35.94%
不清楚	11.76%	5.96%	8.30%	9.91%	12.01%	9.75%	7.90%
基本不会	7.66%	6.29%	6.20%	10.23%	9.35%	8.78%	6.61%
不会	7.49%	7.49%	7.17%	4.83%	10.15%	3.79%	7.57%

图 17 参考其他患者对该医生的反馈评价信息程度

（三）患者自身的感知价值和风险是影响患者互联网就医行为的重要因素

1. 患者互联网就医的感知价值

患者对在线就医的主观感知价值在一定程度上会正向影响患者互联网医院就医行为。[3]根据调查数据（见图18），超过七成有互联网医院就医经历的患者认为能在任何时间任何地点向在线医生求助、在线医生能够给予患者鼓励和宽慰、在线医生能很好地理解患者的病情与困境、在线医生愿意倾听患者的忧虑，且在线医生给出的建议也能满足患者的就诊需求，但仍有15%的患者无法感受到互联网医院所提供的这些价值感，非常不同意能在任何时间任何地点向在线医生求助（6.6%）、在线医生能够给予患者鼓励和宽慰（3.25%）、能很好地理解患者的病情与困境（6.4%）、在线医生愿意倾听患者的忧虑（9.85%）、在线医生给出的建议也能满足患者的就诊需求（6.9%），还有一部分患者不清楚互联网医院能否提供这些价值。可见，及时收集患者就医感受，引导在线医生提高患者问诊体验，是互联网医院在未来获取更多患者就医的关注焦点。

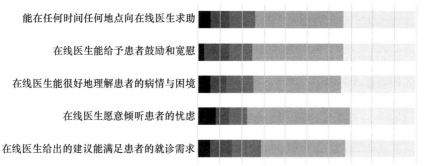

	在线医生给出的建议能满足患者的就诊需求	在线医生愿意倾听患者的忧虑	在线医生能很好地理解患者的病情与困境	在线医生能给予患者鼓励和宽慰	能在任何时间任何地点向在线医生求助
■ 非常不同意	5.80%	8.22%	5.40%	2.74%	5.64%
■ 基本不同意	9.51%	5.96%	7.33%	11.60%	8.62%
■ 不同意	13.46%	8.38%	12.57%	10.72%	11.60%
▨ 基本同意	38.92%	47.22%	40.21%	40.85%	40.93%
□ 非常同意	32.31%	30.22%	34.49%	34.09%	33.20%

图 18　患者互联网医院就医的主观价值感知程度

2. 患者互联网医院就医的感知风险

与传统医院"面对面""一对一"就医模式相比，因患者无法现场接受医疗检查，加上提供详细患者用户信息让其陷入隐私暴露危机，互联网医院就医让患者面临的健康、隐私等风险更大。患者互联网医院就医的风险感知，无疑会消极影响患者在线就医行为。[4,5]根据调查数据（见图19），超3

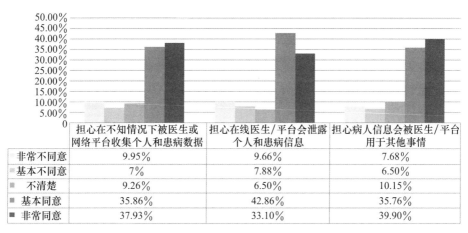

	担心在不知情况下被医生或网络平台收集个人和患病数据	担心在线医生/平台会泄露个人和患病信息	担心病人信息会被医生/平台用于其他事情
非常不同意	9.95%	9.66%	7.68%
基本不同意	7%	7.88%	6.50%
不清楚	9.26%	6.50%	10.15%
基本同意	35.86%	42.86%	35.76%
非常同意	37.93%	33.10%	39.90%

图 19　患者互联网医院就医的风险感知程度

成的被调查者非常担心在不知情的时候被在线医生或互联网医院收集和泄露个人和患病数据等信息，还有3成以上的被调查者比较担心在不知情的情况下被在线医生或互联网医院收集和泄露个人和患病数据等信息。可见，如何降低或消除患者对互联网医院风险感知是未来互联网医院发展中需要急切解决的问题。

（四）医生信息内容成为患者互联网医院就医行为的重要选择标准

互联网医院的快速发展为患者提供了新的就医平台，能找到线下无法获得的关于医生质量的相关信息。患者在互联网医院接受医疗健康服务过程中，诸多客观因素可能会影响患者对就诊医生的选择，比如能否面对面与医生进行交流、医生是否可靠、是否专业等；仅凭其他患者评价信息和患者自身能力难以判断就诊医生水平，于是就需要通过浏览互联网医院平台提供的相关医生信息来更好地了解医生属性，进而决策是否选择在该医生处就诊。[6,7]

调查数据显示（见图20），大部分患者在选择在线就诊时会参考医生信息

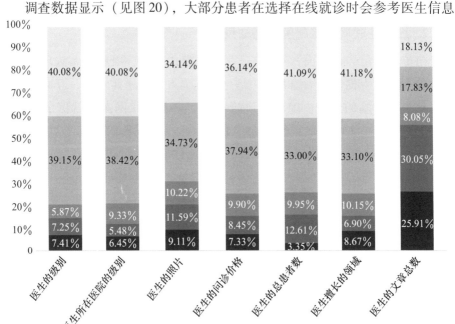

图20　患者在线就诊时参考医生信息内容的程度

内容，其中，患者"会"和"基本会"参考就诊医生的级别、医生所在医院的级别、医生的照片、医生的问诊价格、医生的总患者数、医生擅长的领域的占比分别达到79.22%、78.50%、68.86%、74.08%、74.09%、74.28%，仅18.13%的患者会参考医生的文章总数。可见，在就医前，互联网医院平台引导在线医生上传有效资料来提高患者对医生的了解，是互联网医院平台运营的一项重要工作。

（五）新媒介利用可驱动患者互联网医院的就医行为

随着社会日趋媒介化，健康传播方式和患者就医行为在不断发生转变。新媒介（微信、App、网络等）作为一种健康传播工具与渠道，影响着患者互联网医院的就医行为。[8]根据调查数据（见图21），发现32.71%的被调查者利用新媒介在互联网医院寻医、就医的情况非常多，34.97%的被调查者比较多地利用新媒介在互联网医院寻医就医，仅有2.33%的被调查者几乎不利用新媒介在互联网医院寻医、就医。

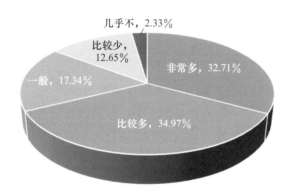

图21 利用新媒介在互联网平台上寻医就医情况

再结合"新媒介利用对患者互联网医院就医行为影响"的结构方程模型分析（见图22），新媒介利用正向影响患者互联网医院就医意向（路径系数为

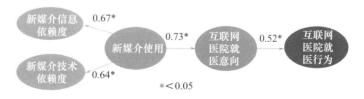

图22 新媒介利用对患者互联网医院就医行为影响的结构方程模型

0.73*），进而影响患者互联网医院就医行为（路径系数为 0.52*）。由此可见，互联网医院可以利用新媒介向患者宣传健康科普知识，传递医者正面形象，消除患者担忧；通过新媒介互动，推广密不可分的医疗活动，以此改善在线医患关系，形成良好口碑。

五、患者未来互联网医院就医行为的持续性

互联网医院 2014 年启动以来，尤其是新冠疫情暴发以来，互联网医院已成为一些人的就医新选择，但互联网医院想在未来发挥更大的效能，主要取决于患者重复利用意愿和互联网医院患者推荐度。根据调查数据（见图 23），70.85% 的被调查者会（含基本会）不断学习互联网医院就医知识，45.15% 的被调查者会（含基本会）重复利用互联网医院服务，47.71% 的被调查者会（含基本会）向身边人推荐在互联网医院就医，这说明大部分人会愿意去学习如何在互联网医院就医，其中超四成的患者对互联网医院有一定的忠诚度。但调查数据显示，有 26.14% 的被调查者不会（含基本不会）重复利用互联网医院服务，28.70% 的被调查对重复利用互联网医院服务持中立态度，33% 的被调查者不会（含基本不会）将互联网医院推荐给身边人，这说明互联网医院服务可能无法满足一部分群众的就医需求，距离较高的重复利用率或推荐意愿仍有一定空间。可见，未来互联网医院运营过程中需要关注患者对互联网医院就医服务质量的需求，采取相关措施激励患者有需求时多利用互联网医院服务。

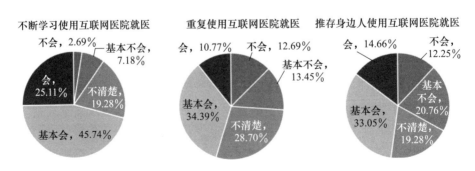

图 23　患者未来互联网医院就医行为的持续性

六、互联网医院未来运营与发展建议

解决互联网医院"僵尸状态"问题不可能一蹴而就，只有通过不断挖掘患者在线医疗服务的需求，了解患者在线就医行为背后的逻辑，才能推动互联网医院提供患者满意的服务。

（一）利用新媒介、多渠道，加强互联网医院就医的优势宣传引导

互联网医院和各级卫生健康部门要充分利用新媒体，通过公众号、视频号等多渠道，有针对性引导亚健康青年群体在线就医，提高互联网医院就医的认知水平，带动慢性病的中老年群体对互联网就医的态度。同时，利用实体医联体、养老机构等渠道对老年群体宣传互联网就医，发挥在线医学专家义诊的影响力，提高群众互联网就医的知晓度和信任度。

（二）鼓励互联网就医患者积极反馈在线就医体验，形成口碑传播

患者体验在线就医后的评价信息是反映互联网就医质量高低的强信号。大部分患者的在线就医会参考其他患者的就医体验评价信息。因此，互联网医院管理者可以借鉴其他消费互联网行业的服务反馈机制，设计一些激励措施获取患者就医良好体验反馈，比如发表有见解的反馈信息可以获得免费体检、知名专家问诊等。此外，在线反馈或评价就医体验是需要患者花费时间成本的，可以设计一些有效的补偿机制以弥补患者在线评价所付出的成本，比如，发表有效评价信息后获得每月免费问诊、每诊优惠等。

（三）丰富患者画像，精准匹配患者需求

患者在线就医有其群体特征，有其就医偏好的时间、价格、沟通方式。根据患者就医的群体特征和就医偏好，建立智能匹配患者用户和预约调度系统、形成合理问诊价格，开发易用好用的智能 App。基于业界影响力和患者口碑等指标体系，推动合理的问诊定价。有效利用 VR、AR 等智能化方案，开发操

作方便、简单易用、富有人性化的 App，丰富在线医患沟通手段。

（四）平台、医生、患者等多方参与，实现互联网医院诊前—诊中—诊后一站式就医全流程贯通

就医前，平台构建医生和患者画像，实现用户分类管理。一方面，设计相关准入制度，引导医生优化医生自身的相关信息资料，具体包括所在医院级别、医生照片、就医价格、就诊患者数、擅长领域等。另一方面，平台通过提示和引导患者实名认证、上传与完善资料等内容，过滤低质量患者，为患者构建精准的就医画像，智能匹配在线医生。

就医中，根据画像匹配，为患者提供更精准更有深度的在线医疗服务。根据就医前医生和患者用户画像匹配基础上，通过互联网医院平台的便捷性和技术性，以及线上线下医疗服务对接系统，为患者提供精准优质的在线医疗服务。比如，互联网医院平台采取时间序列法解决在线医生回复不及时的问题，即基于医患沟通、就医时频和就医周期规律等历史数据，预测不同时间段患者需求。引导医生就医过程中积极主动、有温度地与患者及时沟通，向患者传递出关爱和尊重，提高患者在线就医满意度。平台还可以通过提供多种智能化组合交流方式、向医生和患者进行风险提示、全程记录医患交流等方式来降低患者陷入隐私暴露的风险感知。

就医后，加强互联网医院的智能随访与人工随访，引导患者在线评价。一方面，平台通过智能技术，提醒医生定期随访，提醒患者规律用药与复诊复查、定期推送健康科普内容等举措来提升患者用药依从度、健康管理依从性、最终改善治疗和康复效果，以此提升患者满意度和忠诚度；另一方面，借鉴其他互联网服务行业的做法，激励患者参与互联网医院平台建设，就医后及时进行就医体验满意度评价展示，充分利用患者口碑，吸引潜在的患者用户。同时，强化线上线下对接，做到互联网就医问诊的同时，可以预约线下一对一的诊疗随访服务，形成完整的诊疗过程。

参考文献

［1］李政葳. 第 50 次《中国互联网络发展状况统计报告》发布［N］. 光明日报，

2022 年 9 月 1 日（10）.

［2］魏洁，杨正玲．患者、医生和系统产生内容对患者择医行为的影响［J］．管理科学，2022，35（04）：44－56.

［3］曹雪霏，宁智鹏，侯艳红．患者互联网诊疗采纳意愿影响因素的 Meta 分析［J］．中国循证医学杂志，2022，22（03）：316－323.

［4］赖儒斌．基于感知风险的患者网络就医行为影响因素研究［D］．杭州：浙江大学，2016.

［5］朱张祥，刘咏梅．青年群体从传统就医渠道向移动医疗转移利用研究［J］．管理学报，2016，13（11）：1728－1736.

［6］陈东华，张润彤．在线健康社区医生多模态信息融合对患者决策行为影响研究［J］．现代情报，2022，42（08）：37－49.

［7］曾宇颖，郭道猛．基于信任视角的在线健康社区患者择医行为研究——以好大夫在线为例［J］．情报理论与实践，2018，41（9）：96－101.

［8］雷禹．患者新媒介利用对其就医行为的影响［J］．中国公共卫生，2022，38（02）：246－249.

贰　运营管理篇

叁

技术应用篇

HB.10 人工智能技术在互联网医院中的应用现状调研报告

翟　兴[①]　聂亚青[②]　王沁翔[③]

摘　要：随着信息技术的飞速发展，有越来越多的人工智能技术应用在互联网医院中，该技术的应用将极大地促进医疗健康产业的发展，并使其快速进入智能医疗阶段。为了更好地指导和规范人工智能技术在互联网医院中的应用，本报告通过文献分析法系统分析了有关人工智能技术在互联网医院中应用的相关文献，同时利用案例分析法分别从中国东部、中部、西部选取三家首批上线的互联网医院对人工智能技术的应用情况进行案例分析。根据分析发现人工智能技术在互联网医院中的应用的相关研究呈逐年增加的趋势，区块链、医联体、分级诊疗、疫情防控、健康管理、就医体验和医保支付是当前的研究热点问题。最后，本报告根据研究结果总结了目前人工智能技术应用在互联网医院中还存在的一些问题，并就此提出了如何促进人工智能技术在互联网医院中应用的意见和建议。

关键词：互联网医院；人工智能技术；研究热点；发展建议

引言

近年来，《健康中国 2030 规划纲要》[1]和《新一代人工智能发展规划》[2]等一系列重大决策部署，为中国医疗卫生事业科学发展指明了方向。随着人工

---

① 翟兴，管理学博士，北京中医药大学管理学院副教授，研究方向：健康信息学、信息分析。
② 聂亚青，北京中医药大学管理学院研究生，研究方向：健康信息学。
③ 王沁翔，北京中医药大学管理学院研究生，研究方向：健康信息学。

叁　技术应用篇

147 ·

智能技术的发展，医疗健康产业正在进入智能医疗阶段，人工智能技术将全面应用和融入医疗健康全环节，现阶段对互联网医院体系的打造是下一步向智能医疗发展的重要基础。2018 年，国务院办公厅印发《关于促进"互联网＋医疗健康"发展的意见》[3]，明确支持"互联网＋医疗保健"的发展，允许依托医疗机构发展互联网医院。国务院印发《"十四五"数字经济发展规划》[4]，提出加快互联网医院发展，推广健康咨询、在线问诊、远程会诊等互联网医疗服务。

互联网医院是以线下实体医疗机构或第三方机构为依托，以互联网为载体，利用信息技术将医院的医疗资源从医院延伸到互联网上，直接为患者提供医疗服务的互联网医疗平台[5]，是互联网与医疗健康产业的结合，有利于均衡医疗资源和提升医疗服务效率。

人工智能技术是随着计算机技术和互联网技术的不断发展诞生出来的一类新技术，通过一些计算机程序实现机器对人类的一些智能行为的模拟、延伸和扩展。[6]目前的人工智能已经在医学方面得到了初步应用，并获取了较好的口碑。人工智能大数据产业的迅猛发展，亦有效帮助中国互联网医院更便利地进行健康状况监测和信息收集，便于提供更有效和个性化的诊疗方案。人工智能在互联网医院中通过产学研用深度融合，加快医学人工智能创新成果转化与应用，让百姓少跑腿，数据多跑路，不断提升公共服务均等化、普惠化、便捷化水平，从而智慧化解"看病烦"与"就医繁"，促进医疗资源跨时空的均衡配置，将优质医疗资源和优秀医生智力资源送到老百姓的家门口，进而为助力全民健康水平提升、促进健康产业发展提供有力支撑。

2020 年以来，居民对于互联网医院的需求迅速增长，与此同时，5G、人工智能等信息技术的出现促使互联网医院加速发展。《2022 互联网医院报告》数据显示，当前在线医疗用户数量已突破 3 亿人，互联网医院数量超过 1700 家，互联网诊疗服务量也持续增长。[7]在当前互联网医院迅猛发展的背景下，我们亟须了解人工智能技术在互联网医院中的应用现状、研究热点，以期为人工智能技术在互联网医院中的应用领域研究的进一步发展提供新思路。因此，本研究应用文献计量学对人工智能技术在互联网医院中的应用的研究现状和研究热点进行研究，并结合人工智能技术在互联网医院中的实际应用案例，提出了促进人工智能技术在互联网医院中应用发展的建议。

一、研究方法

本文选取中国知网中与"互联网医院"和"人工智能"相关的文献作为研究的数据来源,设置文献类型为"期刊",为全面精准把握人工智能技术在互联网医院中的应用现状,将检索条件设定为("人工智能"OR"物联网"OR"云计算"OR"大数据"OR"AI"OR"信息化"OR"数字化"OR"智能"OR"智慧")AND"互联网医院",初步检索到的文献总量有348条,剔除重复、与主题明显不相关等文献,最终得到有效文献312篇。接着采用Citespace5.8. R3信息可视化分析软件对检索到的312篇有效研究文献进行分析,以了解成果的年发表量、研究现状、研究热点和发展趋势。

二、文献分析

(一)发文量分析

人工智能技术应用关于互联网医院相关研究的发文量如图1所示。本文对中国知网中筛选出的312篇文献的发表年份及发表数量进行描述性统计分析,由图1可以看出2015年发文量最少,2016—2018年,发文量缓慢增长,

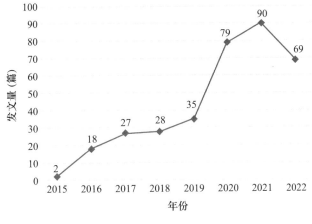

图1　发文量趋势

149

技术应用篇

2019—2021 年发文量迅速增长，并于 2021 年达到高峰（90 篇），在此之后发文量有所下降，总体来说，发文量总体呈上升趋势。

（二）主题演进分析

1. 关键词时间线图

关键词时间线图谱不仅能展示每一聚类标签所包含的关键词，还能清楚每一个聚类主题的开始和结束的时间节点，从而可以有效解读人工智能互联网医院领域研究的演变路径。如图 2 所示，从时间维度直观看出，2015—2018 年"智慧医疗""智慧医院""医联体""人工智能"等是本阶段的关键词。2019—2022 年"远程医疗""智慧门诊""互联互通""区块链"是当前研究的热点领域。

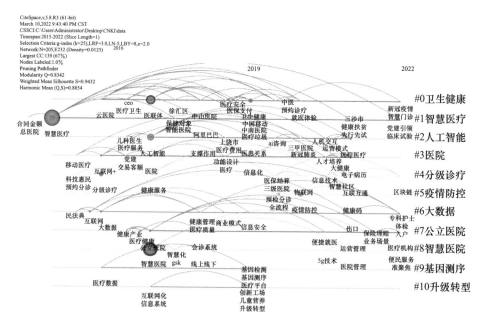

图 2　关键词时间线图谱

2. 关键词时区图

人工智能技术在互联网医院中的应用的关键词时区图如图 3 所示。图中横轴为时间轴，时区（柱形）间隔为 1 年，各时区内显示关键词节点大小与词汇出现频次高低正相关。从图谱中可以看出 2016—2020 年出现的新的主题词较多，处于较为热门的研究时期，从图谱中的连线来看，各个时间段的研究主题有着较强的关联关系。近年来，"远程医疗""区块链""新模式"等关键词涌现，是当前的研究热点领域。

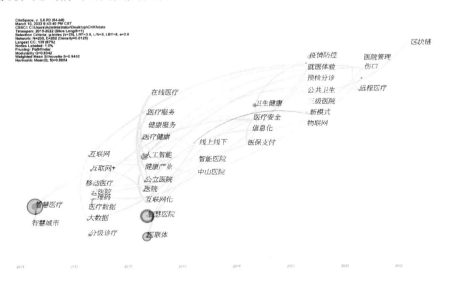

图3　关键词时区图

3. 关键词突现分析

关键词突现图谱可以直观地了解关键词随着时间的改变而改变的动态发展过程，以及每个阶段关键词的突现强度，从而客观地展现该学科领域的研究前沿。[8]图4显示2015—2022年出现的11个具有高突发强度的关键词，同时也是相应时间领域内的研究前沿。2015年，"云计算"是互联网医院研究突发主

关键词	起始年份	突现强度	突现开始时间	突现结束时间	2015—2022年
云计算	2015	1.1	2015	2016	
移动医疗	2015	1.37	2016	2017	
云医院	2015	1.13	2016	2018	
医疗服务	2015	2.62	2017	2018	
健康产业	2015	1.04	2017	2018	
医疗健康	2015	0.88	2017	2020	
智慧医疗	2015	2.17	2018	2019	
健康管理	2015	1.13	2018	2019	
卫生健康	2015	1.97	2019	2020	
医保支付	2015	0.97	2019	2020	
就医体验	2015	0.98	2020	2022	

图4　关键词突现图谱

叁　技术应用篇

题词。2016—2018 年，"移动医疗""云医院""医疗服务""健康产业""医疗健康""智慧医疗""健康管理"等与医疗健康相关的主题词成为该时间段的研究热点。"卫生健康""医保支付""就医体验"等关键词可以看作2019—2022 年的人工智能在互联网医院中的应用研究领域的热点话题。

结合以上图谱，可以对人工智能技术在互联网医院中的应用领域的主题演进情况进行分析：

2015 年是人工智能技术在互联网医院中的应用的研究起步期，主要以移动互联网医院的描述性研究为主。该阶段研究进展缓慢，出现的热点关键词数量和文献数量较少，研究内容多聚焦在医疗服务的新模式的拓展，如关键词"智慧医疗"和"云平台"。自 2015 年，《国务院关于积极推进"互联网＋"行动的指导意见》印发后[3]，此阶段伴随着互联网、物联网、云计算的快速发展，国家倡导并鼓励用"互联网＋"思维与技术来促进医疗领域的深度改革和发展。在政策的不断鼓励下，医疗界各行各业凭借自身资源开始不断进行互联网＋医疗的深度探索，并在下一阶段形成互联网医院的多领域研究。

2016—2019 年是人工智能技术在互联网医院中的应用的研究发展期。2017 年 7 月，国务院发布了《新一代人工智能发展规划》[2]，该规划特别提出要在医疗领域发展高效的智能服务，围绕医疗等方面的迫切民生需求，加快AI 创新应用，为人工智能技术在医疗领域的发展提供政策支持，相关研究开始呈上升趋势，发文量在 2017 年以后有小幅提升；2018 年 4 月 25 日，国务院办公厅印发了《关于促进"互联网＋医疗健康"发展的意见》[9]，允许依托医疗机构发展互联网医院，推动医疗健康与互联网的深度融合，加快推进了医疗"互联网＋"的进程。根据相关研究数据[10]，截至 2019 年 11 月，全国互联网医院数量共有 294 家。随着政府各项政策的出台，在此期间出现的文献数量和热点关键词数量开始增多，发文量逐渐增加。研究内容上，一方面关注智慧医院的发展，如关键词"智慧医院"；另一方面，关注人工智能技术在互联网医院中的应用研究，如关键词"人工智能""互联网＋""医联体"。

2020—2022 年是人工智能技术在互联网医院中的应用的研究活跃期。2020 年后，互联网医疗行业迎来重要发展机遇。随着《健康中国 2030 规划纲要》[1]、"互联网＋医疗健康"[9]的国家倡导和执行方针落实，截至 2022 年 6月，中国互联网医院的数量已经超过 1700 家。[7]2020 年 9 月 27 日，国家卫生健康委员会办公厅及国家中医药管理局办公室发布《关于加强全民健康信息标准化体系建设的意见》[11]，提出推动医疗健康人工智能应用标准化建设。在此阶段，发文量有了大幅提升，在2021年（90篇）达到高峰，表明国家政策对人工智能技术在互联网医院中的应用发展研究起着重要的导向作用。研究内容主要集中在互联网医院的医保支付和患者的就医体验，如关键词"医保支付"和"就医体验"。尽管近年来越来越多的学者开展了对人工智能技术在互联网医院中的应用的研究，但是从历年发文量来看，人工智能技术在互联网医院中的应用相关研究仍然处于"小众"领域。

（三）研究热点分析

关键词中心性与词频能够反映该时期互联网医院研究的热点所在[12]，从图5可以看出"智慧医疗""智慧医院""医联体""分级诊疗""疫情防控"及"公立医院"这些话题是学者对于人工智能技术在互联网医院中应用领域最为关注的话题内容。人工智能技术在互联网医院中的应用的相关文献前10位高频及高中心性关键词如表1所示。从关键词频次来看，出现频次最高的是"智慧医疗"，共出现35次，其次为"智慧医院"出现34次，"医联体"出现21次，"人工智能"出现19次，表明这些关键词是互联网医院的研究热点。

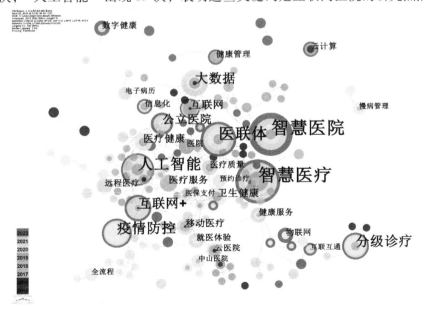

图5 关键词共现知识图谱

表1　高频及高中心性关键词（前10位）

序号	高频关键词	年份	频次	高中心性关键词	中心性
1	智慧医疗	2015	35	医联体	0.42
2	智慧医院	2017	34	智慧医疗	0.29
3	医联体	2017	21	医疗安全	0.28
4	人工智能	2017	19	云医院	0.26
5	疫情防控	2020	15	疫情防控	0.2
6	分级诊疗	2016	14	互联网＋	0.2
7	互联网＋	2016	12	人工智能	0.18
8	大数据	2016	12	健康服务	0.15
9	公立医院	2017	9	智慧医院	0.14
10	互联网	2016	7	就医体验	0.14

关键词中心性表示某一关键词在该研究领域的桥梁作用和影响程度，若中心性大于0.1则表示连接作用与影响程度较大。[13]由表1可知，关键词中心性最高的是"医联体"，达到了0.42，其次为"智慧医疗""医疗安全""云医院""疫情防控""互联网＋"等，中心性均大于0.1，表明这些关键词对互联网医院的研究具有较强的连接作用，影响程度较大。

通过以上分析可以发现，2015—2022年人工智能在互联网医院中的应用领域的研究热点主要集中在以下四个方面：①人工智能技术研究，如物联网、云计算、区块链、大数据、智能终端、机器人等技术的研究。②互联网医院信息服务的研究，如远程医疗服务、电子病历服务、健康管理服务、预约诊疗服务、云药房服务、医疗影像服务等信息服务内容。③互联网医院的相关应用研究，如医联体、分级诊疗、疫情防控、互联互通等研究。④智慧医院建设的研究，如区域卫生信息平台、互联网＋健康管理、合规管理、智能监管、升级转型等研究。

三、案例分析

为了解当前人工智能技术在互联网医院中的应用现状，以及不同地区的互联网医院应用人工智能技术存在的问题，本文分别从中国东部、中部、西部选取3家首批挂牌成立上线的互联网医院，在上述分析结果的基础上，归纳筛选并构建了人工智能技术在互联网医院中的应用现状的评价指标体系，包括电子病历、影像诊断、远程会诊、医疗机器人、健康管理五个一级指标和自然语言处理、区块链、语音识别、计算机视觉技术、图像识别、云计算、5G技术、深度学习、机器人技术、大数据分析、智能终端11个二级指标。本研究之所以选择以上指标主要基于以下3方面考虑，一是根据网站中人工智能技术在医疗领域各个应用场景的应用而设立的指标[14]；二是根据上述关键词聚类分析发现互联网医院各应用场景所使用到的人工智能技术而设立的指标，如区块链[15]、机器人技术[16]、云计算[17]等；三是根据文献研究总结而设计的指标，如图像识别[18]。

本文对中国东部互联网医院案例的选取，分别是北京市首家获批的北京协和医院互联网医院、上海市首家儿童医院互联网医院以及中国首家互联网医院——浙江乌镇互联网医院；对中部互联网医院案例的选取，分别是武汉市、郑州市首家获批的武汉市第一人民医院互联网医院、郑州市中心医院互联网医院和安徽省首批上线的安徽省立医院互联网医院；对西部互联网医院案例的选取，分别是率先拿到全省第一张互联网医院执业许可证的四川省人民医院互联网医院、宁夏回族自治区首家由"好大夫"在线与银川市政府合作共建的银川市智慧互联网医院，以及内蒙古自治区首家"互联网＋中医诊疗服务"平台内蒙古自治区中医医院互联网医院。

通过对人工智能技术在互联网医院中的应用现状的评价指标进行设计与内容遴选，构建评价指标体系并进行案例分析，可以为促进人工智能技术在互联网医院中应用发展提供建议。根据最终建立的评价指标体系，从一级指标各个应用场景来评价东中西部互联网医院应用人工智能技术的现状。人工智能技术在互联网医院中的应用的评价指标及评价结果见表2。

叁　技术应用篇

表2　人工智能技术在互联网医院中的应用情况

一级指标	二级指标	东部			中部			西部		
		北京协和医院互联网医院	上海市儿童医院互联网医院	浙江乌镇互联网医院	武汉市第一人民医院互联网医院	郑州市中心医院互联网医院	安徽省立医院互联网医院	四川省人民医院互联网医院	宁夏银川市互联网医院	内蒙古自治区中医医院互联网医院
A	A1	√	√	√	√	√	√	√	√	√
	A2	—	—	—	—	—	√	—	—	—
	A3	√	√	√	√	√	√	√	√	√

续表

一级指标	二级指标	东部			中部			西部		
		北京协和医院互联网医院	上海市儿童医院互联网医院	浙江乌镇互联网医院	武汉市第一人民医院互联网医院	郑州市中心医院互联网医院	安徽省立医院互联网医院	四川省人民医院互联网医院	宁夏银川市互联网医院	内蒙古自治区中医医院互联网医院
B	B1	√	√	√	√	√	√	—	√	√
	B2	√	√	√	√	√	√	—	√	√
C	C1	√	√	√	√	√	√	√	√	√
	C2	√	√	√	√	√	√	√	√	√
D	D1	√	√	√	—	√	√	√	—	—
	D2	√	—	√	—	—	√	—	—	—
E	E1	√	√	√	√	√	√	√	—	—
	E2	√	√	√	√	√	√	√	√	√

注：1. A：电子病历、A1：自然语言处理、A2：区块链、A3：语音识别；B：影像诊断、B1：计算机视觉技术、B2：图像识别；C：远程会诊、C1：云计算、C2：5G技术；D：随访机器人、D1：深度学习、D2：机器人技术；E：健康管理、E1：大数据分析、E2：智能终端。

2. √表示该互联网医院应用了此项技术，—表示未涉及。

从电子病历应用场景分析，选取的中国东部、中部、西部各3家互联网医院均应用了"自然语言处理"和"语音识别"技术，而中部地区仅有安徽省立医院互联网医院应用了"区块链"技术。由此可见，"自然语言处理"和"语音识别"技术的应用已经比较完善，而互联网医院中的"区块链"技术还有待后续加强应用。从影像诊断应用场景分析，上述互联网医院仅有西部地区四川省人民医院互联网医院还未应用"计算机视觉技术"和"图像识别"等人工智能技术。可见当前互联网医院影像诊断的技术已经发展较为完善，但仍有少部分互联网医院暂未涉及，有待进一步拓展。

从远程会诊应用场景分析，上述互联网医院均已应用到"云计算"和"5G技术"，表明东部、中部、西部地区的互联网医院均对远程会诊予以重视，且人工智能技术应用已较成熟。由于中国东部、中部、西部地区医疗资源分布不均衡，所以患者对优质医疗资源的获取也存在不均衡性[19]，而互联网医院直接连接了患者和医生，通过远程会诊，患者可以更快、更容易找到合适的医生，获得及时有效的诊疗咨询服务，避免因延误诊治而引起病情加重。[20]

从随访机器人应用场景分析，东部地区的互联网医院对"深度学习"技术的应用发展较为成熟，而西部地区的互联网医院还未广泛应用这一人工智能技术。另外，"机器人技术"在东部、中部、西部地区各互联网医院中均未被广泛应用。随访机器人不但可以按照医生设定的阈值时间定期随访病人，也可以接受病人的主动询问，不仅提高了医生的工作效率，同时也提升了病患的满意度[21]，预测"机器人"技术在互联网医院中的应用将是未来一段时间内研究的重点。

从健康管理应用场景分析，上述互联网医院均应用到了"大数据分析"和"智能终端"技术，表明该技术已经被广泛应用到互联网医院的健康管理服务中。利用"大数据分析"和"智能终端"等人工智能技术，通过互联网医院平台安全的信息交互机制和齐全的功能化服务，能够为健康管理提供及时性、周期性、多样性、全方位的服务。[22]

由于中国各地医疗资源、医疗水平、医疗信息化水平不尽相同，各地建设互联网医院的情况也有较大差别。互联网医院主要分布在东部、南部沿海省份，这些区域具有集中的优质医疗资源和较高的医疗信息化程度[23]，但是，互联网医院也不再局限于这些先行先试的区域。现阶段，互联网医院还呈现出从沿海城市逐渐向内陆地区发展、并逐渐往地级市、县或县级市拓展的特点。据统计，位于直辖市和省会城市的互联网医院共有215家，位于地级市的互联网医院有206家。[24]总的来说，由于中国东部地区沿海城市优质医疗资源集中、医疗信息化程度高，互联网医院发展速度较快，人工智能技术在互联网医院中的应用也更加成熟，而中部和西部内陆地区由于缺乏优质医疗资源且人工智能技术发展较缓慢，人工智能技术在互联网医院中的应用相对有限。

四、人工智能技术在互联网医院应用中存在的问题

(一) 法律监管待完善

目前，中国还没有规范人工智能技术的立法，而作为人工智能技术基础的医疗大数据也缺少一部完整的法律条文来规范，隐私保护、责任监管、数据安全性等方面的法律指引尚不明确。人工智能技术在医疗领域应用的质量标准、准入制度、评价体系尚未建立，阻碍了对人工智能技术的数据和算法的有效检

叁 技术应用篇

验与评估，无助于监管，互联网人工智能诊疗的规范性、准确性、安全性仍有待在实践中不断探索完善。[25]

（二）数据质量不佳

高质量的医疗数据在提升人工智能技术在互联网医院应用的准确性发挥着重要作用，尽管中国拥有大量的医疗数据，但其中绝大多数属于非结构化数据，无法充分利用"大数据"创造价值。由于疾病的复杂程度，数据维度、特性各异，数据质量良莠不齐，例如，对数据按疾病进行细分，现有的医学人工智能算法所产出的分类结果种类较少，难以针对不同患者得出个性化的结果[26]，对于复杂疾病尚无法实现精准诊疗[27]，加大了模型应用于精准医疗的难度。此外，互联网医院之间的数据孤岛现象、全数据库共享权限等均会制约人工智能在互联网医院的进一步发展[28]。综上所述，只有数据土壤足够优质，才能让人工智能的应用落到实处。

（三）复合型人才匮乏

目前，中国普遍缺乏交叉学科的人才，极度缺乏同时精通医疗和人工智能技术的复合型创新人才。一方面，大部分人工智能技术人员没有医学背景，医学专业教学单一，缺乏系统性交叉学科的培养体系和方案。[29]另一方面，医护人员对人工智能的接受程度不够，有些医护人员甚至对其产生了排斥情绪，使用人工智能技术需要对医护人员进行专业和标准化的培训，为此，制定一套健全的人才培养与引进机制是当务之急。

（四）区域发展不均衡

在2021年度中国互联网医院100强榜单中，东部地区上榜的互联网医院数量遥遥领先，这表明互联网医院服务区域发展仍存在较大差异。[30]现阶段，中国东部地区的医疗卫生机构已具备在互联网医院应用人工智能技术的基本条件，但是中国中部、西部等部分地区仍然缺乏，这些地区由于经济水平和医疗条件不佳，对利用远程医疗、人工诊疗助手等技术的意愿更加强烈。另外，由于中国农村地区网络基础设施建设不完善，中国农村互联网医院的发展相对于城市也存在较大差距，医疗服务市场供求不均衡。

五、促进人工智能技术在互联网医院中应用的发展建议

(一) 加强法律监管，强化行业指导

首先，相关部门应尽快制定人工智能相关的法律法规，加强对人工智能的监管，并采取一系列措施强化监管来完善对数据的保护，以避免因数据泄露而造成个人隐私损害，甚至威胁国家安全。在此基础上，还需要制定互联网医院使用人工智能技术的标准和规范，以确保人工智能技术的质量。其次，政府部门需要清楚人工智能在医疗领域的定位，并明确指出人工智能不得冒用或取代医生本身，即使是在线咨询，为患者提供诊疗服务的依然是具有合法资质的医务人员，人工智能在医疗领域仅作为辅助诊疗的工具，最终将由医生承担决策责任。此外，政府需发挥主导作用，在实施层面应支持鼓励各地区互联网医院积极探索，要有示范、有试点、见成效，平衡监管与创新，创造健康可持续发展的环境。[31]

(二) 加强数据管理，提高数据质量

不同医院的医疗数据互不开放，形成了一个个信息孤岛，直接掣肘互联网医院的发展，特别是用户医疗数据的缺失，直接导致了整个互联网医院服务链条的断裂，健康管理、远程协作等也无从谈起。[31]可见，数据的质量和数量是人工智能竞争的核心所在。由于医疗健康数据种类繁多、标准不统一，应当加强数据库、算法、通用技术等基础层面的研发与投资力度，加快医疗数据的数字化和标准化进程，建立标准化的人工智能数据库，为人工智能技术的应用奠定坚实的数据基础。同时，建立统一数据标准，"书同文，车同轨"，促进数据共享流通，强化数据安全建设[32]，努力维持数据开放共享和安全隐私保护的平衡。此外，目前互联网的基础体系已经基本健全，但仍然有虚假数据，这就违背了大数据的初衷，即不受统计模型的约束，直接用真实的数据进行分析。因此，未来发展有必要打破医疗机构与政府部门之间的数据壁垒，整合数据资源，实现各机构、各地区之间的数据互联互通，形成真正意义上的大数据。

（三）加强复合型人才培养

面对医疗人工智能领域人才短缺的严峻局面，政府、科研机构、高等院校和医疗卫生机构等多方力量应融合应用，加强多层面资源融合，发挥多方联动作用，加强交叉学科复合型智慧健康人才的培养。政府应对现有人工智能领域专业体系进行调整升级，推进"新工科""新医科"建设，加快培养同时精通人工智能技术和医疗的复合型创新人才，构建"人工智能＋医疗"复合型人才的新型培养模式。[33]同时，指导高校建立人工智能学院、研究院或交叉研究机构，通过增量扶持和存量调整，积极引进、培养能推动交叉学科发展的复合型人才。在高等职业院校大数据、信息管理等相关专业中增设人工智能相关课程，以培养人工智能应用领域的技术人才。[34]此外，要加大对医务人员运用人工智能技术的培训力度，确保人工智能能够更好地为互联网医院的运行提供有效的支持，使人工智能技术在互联网医院实践中发挥更大作用。

（四）加强基层设施建设，深度推进新技术的广泛应用

首先，要充分发挥政府的财政导向功能，调动企业投资积极性，加快完善中西部地区中小城市的信息化建设，大力提升基层网络基础设施水平，将优质医疗资源引向基层，实现资源共享，推进分级诊疗制度，促进互联网应用的全面发展。其次，公共部门应提供政策方面的指导和支持，相关部门应将人工智能技术更多地瞄准农村地区，并进行实地研究调研，了解农村需求，以满足农村地区特定的关于医疗方面的需求。最后，传统企业转型健康产业，可以借助或融入拥有人工智能技术和移动医疗技术的互联网公司，根据自己产品或服务的性质，把人工智能技术的应用，尽量设计到产品或服务中，走进医院，共建移动医疗产业生态平台，创建大小不一、内容多元化的互联网医院。

参考文献

［1］国务院．《"健康中国2030"规划纲要》［EB/OL］．（2016 – 10 – 25）［2022 – 12 – 31］．http：//www.gov.cn/zhengce/2016 – 10/25/content_5124174.htm.

［2］国务院．关于印发新一代人工智能发展规划的通知［EB/OL］．（2017 – 07 – 20）［2022 – 12 – 31］．http：//www.gov.cn/zhengce/content/2017 – 07/20/content_ 5211996. htm.

[3] 国务院. 关于积极推进"互联网 +"行动的指导意见 [EB/OL]. (2015 – 07 – 04) [2022 – 12 – 31]. http：//www. gov. cn/zhengce/content/2015 – 07/04/content_ 10002. htm.

[4] 国务院. 关于印发"十四五"数字经济发展规划的通知 [EB/OL]. (2022 – 01 – 12) [2022 – 12 – 31]. http：//www. gov. cn/zhengce/content/2022 – 01/12/content_ 5667817. htm.

[5] 杨阳. 后疫情时代天津地区互联网医院使用意愿影响因素研究 [D]. 天津：天津师范大学，2022.

[6] 孙阳. 大数据时代人工智能在医保信息化管理中的应用 [J]. 数字技术与应用，2022，40 (10)：71 – 73.

[7] 张玉辉，胡海燕. 互联网医院超 1700 家，用户破 3 亿 [N]. 医师报，2022 – 11 – 24 (A04).

[8] 齐虹，闫静璇. 基于知识图谱的我国信息行为研究态势分析 [J]. 现代情报，2018，38 (5)：131 – 139.

[9] 国务院. 国务院关于促进"互联网 + 医疗健康"发展意见 [EB/OL]. (2018 – 04 – 28) [2022 – 12 – 31]. http：//www, gov. cn/zhengce/content/2018 – 04/28/content_ 5286645. htm.

[10] 健康界研究院. 2020 中国互联网医院发展研究报告 [EB/OL]. 2020 – 01 – 10/2022 – 12 – 31. http：//ihealth. dxy. cn/article/672915.

[11] 规划发展与信息化司. 关于加强全民健康信息标准化体系建设的意见 [EB/OL]. (2020 – 10 – 10) [2022 – 12 – 31]. http：//www. nhc. gov. cn/guihuaxxs/gongwen12/202010/4114443b613546148b275f191da4662b. shtml.

[12] 姚辰欢. 后疫情时期互联网医院发展现状与应用研究 [D]. 合肥：安徽医科大学，2022.

[13] 朱蓉蓉，王文天，尧肖，等. 近十年我国就医选择的研究热点与发展趋势——基于 CiteSpace 的可视化分析 [J]. 包头医学院学报，2022，38 (08)：56 – 61.

[14] 中南检验. 人工智能技术在医疗领域应用 [EB/OL]. (2020 – 06 – 13) [2022 – 12 – 31]. https：//new. qq. com/rain/a/20200613A0IL9M00#.

[15] 李静元，王佳，张珂. 基于区块链和环签名的电子病历共享系统设计 [J]. 现代电子技术，2022，45 (22)：116 – 120.

[16] 任佳妮，张薇，杨阳，等. "人工智能 + 医疗"新兴技术识别研究——以医

疗机器人为例［J］. 情报杂志, 2021, 40 (12): 45 – 50.

［17］贾斐, 冯天宜, 云梦妍, 等. 云计算技术在智慧医疗中的应用［J］. 信息通信技术与政策, 2022 (11): 93 – 96.

［18］范文斌, 王亚平, 张世武, 等. 基于图像识别技术在智慧医疗领的研究［J］. 电子测试, 2022, 36 (11): 117 – 119 + 55.

［19］闫凤茹. 我国医疗卫生服务资源配置公平性研究［J］. 中国卫生资源, 2010, 13 (06): 296 – 298.

［20］于广军, 顾松涛, 崔文彬, 等. 上海首家儿童互联网医院的实践探索［J］. 中国卫生资源, 2020, 23 (02): 106 – 109.

［21］徐来, 陈树越, 徐潭, 等. 远程诊疗中随访机器人的应用研究［J］. 中国新通信, 2021, 23 (18): 78 – 80.

［22］汤明坤, 谢强. 依托互联网医院构建闭环式健康管理系统［J］. 中国卫生标准管理, 2022, 13 (17): 6 – 9.

［23］金智旸. 互联网医院用户满意度影响因素研究［D］. 武汉: 华中科技大学, 2020: 20 – 21.

［24］张晓旭. 497 家互联网医院名单全角度分析, 实体医院主导占八成、疫情后增速放缓［EB/OL］. 2020 – 5 – 7/2022 – 12 – 31. https://vcbeat.top/OTU2NDIWYmFjYmViYWYxZWUzYWRmMWIwYTk5OTNhYmQ=.

［25］吴晓航, 陈晴晶, 刘臻臻, 等. 新冠肺炎疫情期间眼科互联网人工智能诊疗服务开展效果分析［J］. 中国数字医学, 2020, 15 (09): 6 – 11.

［26］黄柳. 医疗提档与管理升级中的数字化革新［J］. 中国医院院长, 2022, 18 (18): 58 – 61.

［27］阎德文. 互联网医疗与深圳糖尿病防控高质量可持续发展［J］. 深圳中西医结合杂志, 2021, 31 (14): 191 – 194 + 203 – 204.

［28］徐维维, 彭沪, 杨佳芳, 等. 人工智能在医疗健康领域的应用与发展前景分析［J］. 中国医疗管理科学, 2019, 9 (05): 37 – 41.

［29］廆敏, 侯梦婷, 鲍娟. 人工智能在医疗领域的应用现状和思考［J］. 中国现代医生, 2022, 60 (22): 72 – 75.

［30］柳树. 2021 年度互联网医院 100 强榜单发布［EB/OL］. 2022 – 05 – 05/2022 – 12 – 31. https://www.maigoo.com/news/623963.html.

［31］Alter. 互联网医疗撞上天花板? "智能医疗 + 终端"或是未来出路［EB/OL］. 2017 – 12 – 03/2022 – 12 – 31. https://baijiahao.baidu.com/s? id =

1585727514 618577360.

［32］陈文雄．人工智能在医疗领域的发展应用和挑战［EB/OL］．2019 – 11 – 12/
2022 – 12 –31. https：//page. om. qq. com/page/Ox1BL_ 4 – rx0MpL8d34J9a0PA0.

［33］秦江涛，王继荣，肖一浩，等．人工智能在医学领域的应用综述［J］．中国
医学物理学杂志，2022，39（12）：1574 – 1578.

［34］樊占东，邢培振．浅析高职院校人工智能专业建设的必要性［J］．现代信息
科技，2019，3（12）：184 – 186 + 188.

叁　技术应用篇

HB.11 元宇宙视域下互联网医院的机遇、挑战与发展路径

黄友良①　包鹏飞②　徐晓新③　杜松星④

摘　要： 满足人民群众的医疗健康需求是实施健康中国战略的重要基础。随着互联网技术的广泛应用，互联网医院的建设在近几年得到了大力发展，互联网医疗逐渐成为中国医疗体系的重要组成部分。元宇宙的出现，将打破传统的互联网医疗服务模式，为构建虚实融生的新型互联网医院提供更多的机遇和可能。本文在分析元宇宙和互联网医院概念、特征及其研究现状的基础上，探讨元宇宙视域下互联网医院的机遇、挑战和发展路径，以期为元宇宙在互联网医院中的应用研究提供借鉴参考。

关键词： 元宇宙；互联网医院；发展路径

目前，中国医疗卫生资源供给不足且分布不均，"看病难、看病贵"两个问题虽得到缓解但仍旧存在，现有医疗服务体系难以满足人民群众多层次多样化的医疗健康需求。随着互联网医疗服务模式的普及和人们认可程度的提高，互联网医院应运而生。元宇宙概念的提出，为构建虚实融生的互联网医院提供了新的思路和机遇，既可以弥补现有互联网诊疗服务模式的不足，又可以对服务领域进行完善，为互联网医院健康服务应用场景的重构和升级打开了想象空间。元宇宙和互联网医院的交叉融合将进一步促进优质医疗资源下沉，提高医疗资源利用和服务效率，提升中国卫生系统的服务能力，推进医疗卫生服务体系完善，推动医疗健康产业发展。

---

① 黄友良，博士，北京中医药大学管理学院副教授，研究方向：卫生管理与政策。
② 包鹏飞，北京交通大学经济管理学院硕士研究生，研究方向：医学信息学。
③ 徐晓新，硕士，北京中医药大学信息与教育技术中心高级实验师，研究方向：信息与教育技术。
④ 杜松星，学士，北京中医药大学东方医院信息中心主任、工程师，研究方向：医疗健康大数据。

本文通过探讨元宇宙视域下互联网医院的现状、机遇和挑战，为今后互联网医院的可持续创新发展提供参考和建议。

一、元宇宙与互联网医院

（一）元宇宙概念、特征及现状

1. 元宇宙及特征

元宇宙（Metaverse）是一个主要由一系列的现有技术，如虚拟现实（VR）、增强现实（AR）和互联网所组成的平行于现实世界并始终在线的虚拟世界。[1]它最早出现在1992年尼尔·斯蒂芬森（Neal Stephenson）出版的科幻小说《雪崩》中，书中将元宇宙描写成一个平行于现实世界的网络世界，现实世界中的每个人通过数字替身（Avatar）在元宇宙中生活。[2]元宇宙的本质是一个具有现实属性的数字虚拟社会，是一种虚拟空间与现实世界高度融合的新型社会形态。[3]世界知名的多人在线创作游戏平台Roblox的联合创始人兼首席执行官大卫·巴斯祖基（David Baszucki）从深度体验的角度，把元宇宙的主要特征归结为身份、社交、沉浸感、低延迟、多元化、随地性、经济系统和文明等八个方面[4]，如图1所示。游戏开发服务平台Beamable公司创始人乔·拉多夫（Jon Radoff）则从构造的角度把元宇宙分为体验、发现、创作者经济、空间计算、去中心化、人机互动和基础设施等七个层面。[5]

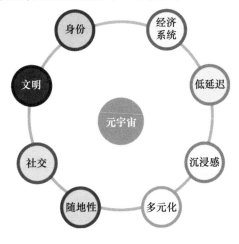

图1　元宇宙的特征

叁　技术应用篇

2. 元宇宙研究现状

随着新技术的迭代升级和新应用的融合创新，元宇宙内涵和外延不断拓展延伸。元宇宙将以虚拟与现实相结合为核心特征，并通过数字孪生、云计算、大数据等先进技术实现人—机交互以及物理空间中时空要素间相互转换，从而让用户在虚拟世界体验到真实场景或生活内容，提升了人们对数字化社会的认知程度及使用意愿。可以预见，元宇宙将在游戏、社交、教育、商业、医疗等领域有着广泛的应用前景，同时给未来人类的生存环境和生活方式带来无尽想象，如图 2 所示。

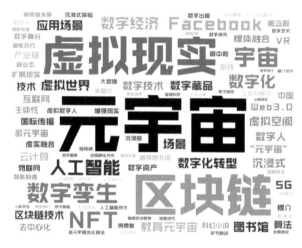

图 2　元宇宙的应用

各地政府积极布局元宇宙产业，不少城市已经开始探索相关业务，新模式新业态不断涌现。如北京、上海、深圳等地已出台相关政策支持元宇宙的发展。截至 2022 年 6 月，据不完全统计，全国已有 29 个省（自治区、直辖市）的地方支持并发布了推动元宇宙发展的措施和行动计划，如表 1 所示，引导元宇宙产业融合，鼓励元宇宙技术创新，推动元宇宙示范应用，促进数字经济高质量发展。

表 1　元宇宙相关政策节选

时间	发布单位	政策范围	相关政策
2021 年 1 月	工业和信息化部	全国	《基础电子元器件产业发展行动计划（2021—2023 年）》
2021 年 3 月	商务部等 8 单位	全国	《全国供应链创新与应用示范创建工作规范》

叁　技术应用篇

续表

时间	发布单位	政策范围	相关政策
2021 年 3 月	工业和信息化部	全国	《"双千兆"网络协同发展行动计划（2021—2023 年)》
2021 年 5 月	国家新闻出版署	全国	《关于开展出版业科技与标准创新示范项目试点工作的通知》
2021 年 6 月	工业和信息化部 中央网络安全和信息化委员会办公室	全国	《关于加快推动区块链技术应用和产业发展的指导意见》
2021 年 12 月	国务院	全国	《"十四五"数字经济发展规划》
2021 年 12 月	中央网络安全和信息化委员会	全国	《"十四五"国家信息化规划》
2021 年 12 月	上海市经济和信息化委员会	上海市	《上海市电子信息产业发展"十四五"规划》
2022 年 1 月	上海市徐汇区人民政府	上海市	《上海徐汇区 2022 年政府工作报告》
2022 年 1 月	浙江省数字经济发展领导小组办公室	浙江省	《关于浙江省未来产业先导区建设的指导意见》
2022 年 1 月	河南省人民政府	河南省	《2022 年河南省政府工作报告》
2022 年 3 月	杭州市人民政府	杭州市	《2022 年杭州市政府工作报告》
2022 年 3 月	杭州未来科技城	杭州市	《杭州余杭区未来科技城扩展现实（XR）产业发展计划》
2022 年 4 月	南京市人民政府	南京市	《2022 年南京市政府工作报告》
2022 年 9 月	河南省人民政府	河南省	《河南省元宇宙产业发展行动计划（2022—2025 年)》
2022 年 10 月	工业和信息化部文化发展中心 工业元宇宙协同发展组织	全国	《工业元宇宙创新发展三年行动计划（2022—2025 年)》
2022 年 12 月	浙江省发展和改革委员会等 5 部门	浙江省	《浙江省元宇宙产业发展行动计划（2023—2025 年)》

（二）互联网医院概念、模式及现状

1. 互联网医院概念及模式

互联网诊疗是指具有资质的医疗技术人员，借助互联网信息技术为患者提供部分常见病、慢性病复诊等相关医疗服务。[6] 互联网医院是提供互联网诊疗

叁 技术应用篇

服务的平台，通常指以实体医院为依托，运用云计算、物联网、大数据等信息技术，完成复诊和常规咨询的一站式服务平台，诊疗范围以慢性病和部分常见病复诊为主，并且严禁首诊。[7]目前，中国互联网医院主要分为三种建设模式：一是线下实体医疗机构以底层数据化、服务互联网化为特征，通过 PC、App、微信服务号、小程序等渠道，将既有线下服务向线上扩展延伸，包括但不限于预约挂号、费用支付、患者管理及远程问诊等；二是医院与企业共建互联网医院，由线下医院提供医疗服务内容，由共建企业负责线上服务运营；三是完全由第三方搭建互联网诊疗平台，吸收医生、护士等医疗服务供给者以个体方式加盟，最终患者和医护在第三方平台上完成服务全过程。[8]

2. 互联网医院现状

国家卫生健康委员会表示，截至 2022 年 6 月，全国已审批设置 1700 余家互联网医院，初步形成线上线下一体化的医疗服务模式。其中，山东、广东、江苏等地区分布最多，且越来越多的公立医院、民营企业加入互联网医院的大军中。随着中国人口老龄化趋势加剧、居民就医习惯改变以及社会对医疗卫生需求增加，未来将有更多机构开设互联网诊疗平台或互联网医院，并提供便捷高效的在线医疗服务。互联网医院的发展一定程度上缓解了中国现有医疗资源供求不平衡的状况，促进了社会整体健康水平的提高，为健康中国战略的实施提供了更加有力的支撑，各地陆续发布了互联网医院相关政策，推动互联网医疗产业高质量发展。

二、元宇宙与互联网医院的虚实融合

目前，互联网医院元宇宙在学术界尚无明确定义，但综合各类观点，可以将其理解为：技术赋能对当前互联网医院服务的拓展和用户关系的重构。英国伦敦大学区块链技术中心学者简·托马森（Jane Thomason）在《元宇宙杂志》中认为元宇宙时代的到来将会对医疗产业产生重大影响，并讨论了医疗元宇宙系统的形态。[9]英国非营利组织 DeHealth 宣布，要开发一个去中心化的医疗元宇宙系统，在系统中允许医生和患者在另一个"新世界"中互动。[10]随着信息化、智能化技术与医疗行业的交叉融合，互联网医院对部分医疗传统业务流程进行了重塑，但是在预防、诊断、治疗、康复及培训等环节仍存在可以进一步创新医疗服务场景和提高用户体验的地方。如在咨询与问诊方面，可以为医患双方营造一个虚拟的健康咨询和管理环境，让医生和患者在一个可视化的私密空间中展开咨询与问诊，产生身临实体医院般的真实感。在临床诊断与治疗方面，可以在检查辅助、疾病筛查、手术模拟、诊断成像和康复管理等不同的治疗场景中，打破传统的时空限制，使医生和患者高效地交流互动，为双方提供更多的支持。在医疗教育与培训方面，可以为用户营造身临其境般的教育体验，以及向用户提供高质量的虚拟学习环境，协助医生、护士通过虚拟环境进行沉浸式培训。

三、互联网医院元宇宙的机遇

党的二十大报告对"推动健康中国建设""加快发展数字经济，促进数字经济和实体经济深度融合，打造具有国际竞争力的数字产业集群"提出了明确要求，为互联网医院元宇宙的发展带来重大机遇。

（一）政策利好促进新兴产业加速发展

近几年，中国陆续出台了一系列政策支持"互联网＋医疗"的发展。大部分政策文件从顶层设计的角度对互联网医院的发展谋篇布局，为互联网医院的发展指明了方向。尤其新冠疫情期间，互联网医院的发展迎来了更多的政策红利。一方面，政府出台一系列政策支持和规范互联网医院行业的健康有序发展，优化互联网医院审批手续，鼓励各级医疗机构开设互联网医院，在线开展部分常见病、慢性病复诊及药品配送服务；另一方面，国家也鼓励社会资本在风险可控前提下以不同形式参与互联网医院建设。另外，从"元宇宙元年"2021 年开始，国家相关部门和各地政府高度重视元宇宙产业的发展，政策密集出台并逐步落地，提出要对数字经济、人工智能等前沿领域进行重点布局。元宇宙和互联网医院相关政策的颁布，为互联网医院元宇宙的可行性提供了政策机遇，进一步推动产业加速落地。

（二）基础设施初步完备并不断完善为产业发展提供保障

新一代数字技术的快速发展和互联网医院新基建设施的不断完善，为互联网医院元宇宙发展奠定了良好的技术基础。随着以大数据、云计算、虚拟现实、增强现实、区块链、人工智能与物联网为代表的先进的数字技术被广泛应用到互联网医院的各个服务环，进一步推动了远程问诊、远程治疗、虚拟试验、无现场临床试验等环节的落地，为互联网医院的建设转入以医疗为核心的新阶段提供了保障。而与元宇宙相关的技术如云计算、5G 通信、数字孪生和区块链等底层核心支撑技术也初步完备并有望在未来一段时间进入相对成熟期，为自然宇宙与元宇宙的整合与实现提供技术保障，为元宇宙生态发展带来巨大推动力。基础设施初步完备并不断完善，为互联网医院元宇宙的发展奠定了良好的技术基础。

（三）线上医疗服务的需求大幅增长为产业发展提供巨大空间

在国家政策支持和鼓励下，中国互联网医院逐步规范发展。随着居民健康意识不断增强和手机及微信使用的普及，预约挂号、在线问诊、远程诊疗、医药电商等需求将进一步增加，尤其新冠疫情期间"线上医疗需求"的骤增，进一步促使消费者尝试并享受虚拟消费和线上消费方式。目前，互联网企业大举进入元宇宙及相关领域。如阿里巴巴、字节跳动等互联网企业纷纷布局元宇宙及其相关产业，不仅为元宇宙带来了巨额资本，也带来了大规模的用户和应用场景，让元宇宙更快地走到用户身边。目前，中国线上医疗服务渗透率较低，随着医疗保健认知水平及支付能力的提升，线上化程度将不断提高，互联网医院元宇宙未来的发展需求有巨大空间。人口结构变化，老龄化、少子化趋势显著，中国人口年龄增长，数量趋于下降，急需便捷式一体式线上医疗服务的普及。长寿化趋势渐显，人们对科技设备、数字设备的掌握程度逐步增加，为互联网医院产业的发展提供巨大空间。医疗资源不均，贫富差异仍然存在，线上诊疗产业是打破医疗资源时空限制的有效手段。互联网医院可推动分级诊疗存的问题的解决，加强对分级诊疗机制的数字化支持与支撑，对为患者提供公平可及、系统连续、优质高效的卫生服务的日渐增长的需要将进一步推动互联网医院元宇宙产业发展。

四、互联网医院元宇宙面临的挑战

当前元宇宙产业还处于初期发展阶段，具有新兴产业不稳定和不成熟的特征，而元宇宙与互联网医院的结合不仅需要技术创新，还需要规则创新、理念创新，才能实现互联网医院元宇宙从无到有、从小到大、从浅入深的健康发展。目前来看，互联网医院元宇宙建设主要面临以下几个方面的问题。

（一）互联网医院元宇宙治理模式和监管体系亟须探索

互联网医院元宇宙行业的发展尚处于起步阶段，在商业模式、技术能力、监管治理等方面存在不足，发展过程中将面临与实体医院的虚实融合、传统医疗业务重塑、医患隐私保护和医学伦理等方面的潜在风险。因此，互联网医院元宇宙治理模式和监管体系亟须从多个维度展开全面而深入的探索和研究。互联网医院是实体医院的互联网化，而互联网医院元宇宙是互联网医院的进一步拓展，同样与实体医院数据互联互通、互动转化。如何在虚拟医院中建立与之匹配的数字治理体系，将成为互联网医院元宇宙面临的新挑战。

（二）基础设施标准制定能力需要提高和底层核心技术尚不成熟

互联网医院建设技术方案已相对成熟，但互联网医院元宇宙作为多种技术交融的新模式，整体发展将更多受制于元宇宙相关技术的发展水平。元宇宙的使用，一般依赖虚拟现实、增强现实技术并通过可穿戴设备接入，利用3D技术虚拟化活动场景，将高端沉浸式内容带给用户。与发达国家相比，中国在渲染技术、算法、光学显示等领域存在差距，不少核心技术面临"卡脖子"风险。相关技术探索的不确定性较强，将直接影响互联网医院元宇宙产业发展进程。除此之外，未来时代的互联网医院元宇宙，需要像互联网那样通过一系列标准和协议来定义，才能实现元宇宙不同生态系统的互联互通。当前，在元宇宙关键技术方向上，国际标准缺乏。

（三）场景创新能力和人们的认可有待提升

互联网医院场景创新能力将是未来互联网医院元宇宙行业发展的新型驱动力，对每个医疗场景需求的挖掘，将成为行业发展的关键。当前，元宇宙实时永续、数字孪生、融合现实等特性在互联网医疗上的深度应用前景远未被挖掘，需进一步创新场景应用，发挥互联网元宇宙对实体医疗虚实融合、以虚强实的赋能带动作用。目前，互联网医院元宇宙模式还处于探索阶段，落地实施验证还需要很长的时间。互联网医院适应了互联网时代发展，提升自身医疗服务能力，缓解线下医疗服务压力，满足患者多样化看病需求，把传统诊疗服务业务模式和用户就诊路径由线下转为线上，发生了很大变化。但互联网医院模式由于服务效果、数据安全以及医疗权益等方面仍存在许多不足，还未被广泛认可和接受。

五、互联网医院元宇宙的发展路径

互联网医院元宇宙是互联网医院的延伸与拓展，随着人们对其认知程度的加深和产业发展的提升，政府、企业和用户对元宇宙未来应用场景将有着更加清晰的预期和目标。为更好地推动互联网医院元宇宙的产业落地与健康有序发展，可以从以下三个方面着手。

（一）完善产业政策和监管体系，夯实产业基础

互联网医院元宇宙是随着互联网医院和元宇宙发展出现的新兴事物。政策是互联网医疗元宇宙落地和发展的直接推手，互联网医院元宇宙要借助政策体系的力量推动自身发展。国家层面应尽快组织论证，加强顶层规划设计，出台适宜中国特色的互联网医院元宇宙产业规划和行动实施方案，明确牵头和监管部门，整体立项、分期分层推进相关项目建设；不断整合各地扶持的政策，完善多层次、立体化、一揽子的配套支持体系，营造有利的创新环境；同时，按照包容审慎、防范风险的监管原则，积极开展超前研究，提早细化完善互联网医院元宇宙相关立法、执法、监督等治理手段，加快探索建立互联网医院元宇宙相关方面的配套法规和监管制度，促进互联网医院元宇宙协调发展。完善个人信息安全保护政策，加强建设隐私保护机制，保护用户隐私，保障数据安全。规范诊疗流程，规范对服务人员、医疗人员的各方面要求，明晰产业体系红线底线，明确市场规范，规避盲目发展、法律法规保护滞后的政策风险。

（二）加强复合型人才培养，注重产业智库支撑

聚焦互联网医院元宇宙行业战略需求，突出基础学科支撑引领作用，将行业战略需求融入人才培养目标，探索以科学精神为指引、以创新意识培养为核心、以团队协作为依托、以行业关键问题解决为导向的高水平复合型人才培养新模式，实现人才培养与行业战略发展同向同行。培养出高质量的"复合型"创新人才是当今科技形势发展的需要。要完善复合型人才培养模式，构建多学科交叉培养复合型人才的路径，立足交叉科学前沿，培养造就一批有望进入世界科技前沿的优秀青年学术带头人，同时为复合型人才的培养创造良好环境等。成立互联网医院元宇宙研究中心、互联网医院元宇宙产业联盟，为互联网医院元宇宙产业发展提供智力支撑，为互联网医院元宇宙市场主体、从业人员、服务机构提供方向指引和专业培训。鼓励高校院所、企业联合成立元宇宙技术研究院，打造元宇宙关键共性技术与通用能力的公共服务平台、高端协作研究平台。

（三）加快构建创新数字生态，促进产业健康发展

当前元宇宙在社交、文旅、游戏等应用场景发展较快，可参考相关技术更新等配套条件的发展情况，进一步推动互联网医院元宇宙应用场景拓展与落地。元宇宙的建设和发展需要实现超大规模平台连接，需要配套一系列关于数据、接口、平台、代码等方面的标准和协议，以此来推动实现不同生态系统的大连接。因此，应加快探索和构建互联网医院元宇宙技术、产品和系统评价标准指标体系，率先制定和统一互联网医院元宇宙数据、平台标准和协议，加快构建元宇宙产业标准生态，支持企业、协会、联盟参与国内外元宇宙标准创制，抢占元宇宙科技发展话语权。引导国内企业开展互联网医院元宇宙相关基础软硬件研发。鼓励国内领先企业加大高性能计算芯片、跨平台操作系统、开源软件中间件等研发力度，从底层技术发力，加快短板领域追赶速度，争取在互联网医院元宇宙新业态发展中占据主动。在用户群体方面，应在稳固已有用户数量的基础上扩大用户群体。培养、引入顶级设计人才，推动虚拟艺术设计精细化与场景策划完善化，深度结合数字技术与现实世界，投入设备生产研发，形成核心产品，保证医疗团队专业水平与服务质量，加强用户体验，提升用户评价。建立信誉度评价机制，建立患者个人诊疗档案，收集用户体验，用

户评估公开透明，吸纳建议，增强权益保障，稳固客源。进行产业定位，充分利用国内外主流媒体平台开发新用户，在完善产业基础设施构建的同时逐渐展开展业协会体系，举办产业展会，开发产业论坛，构建产业园区，吸纳高质量用户。在形成口碑基础上，利用现有用户开发新用户。从小到大，逐步扩大信任用户群体，突破市场需求占有率与普及率。

六、结语

目前，互联网医院元宇宙无论是技术水平、内容供给还是用户体验都处在非常初级的阶段。但随着科学技术的持续进步，互联网医院元宇宙将改变现有的互联网医院模式，构建新型互联网医院技术体系、服务模式、标准规范等并逐渐融入人们的日常生活。因此，要对互联网医院元宇宙提前展开布局，构建新型互联网医院服务体系，为推进健康中国建设作出贡献。

参考文献

［1］Metaverse［EB/OL］.［2021 - 09 - 09］. http：//en. jinzhao. wiki/wiki/Metaverse.

［2］Jcshua, Information Bodies：Computational Anxiety in Neal Stephenson's Snow Crash［J］Interdisciplinary Literary Studies, 2017, 19（1）：17 - 47.

［3］程金华. 元宇宙治理的法治原则［J］. 东方法学, 2022（2）：20 - 30.

［4］DAVID KLEEMAN, Kids have Kickstarted the Metaverse［EB/OL］.［2021 - 06 - 03］. https：//techonomy. com/kids - have - kickstarted - the - metaverse.

［5］王文喜，周芳，万月亮，等. 元宇宙技术综述［J］. 工程科学学报, 2022（004）：744 - 756.

［6］曹艳林，张可. 互联网诊疗监管在质量安全与创新应用间寻找平衡［J］. 中国卫生, 2022, 443（07）：92 - 93.

［7］田军章. 我国第一家互联网医院的兴起与发展［M］. 北京：社会科学文献出版社, 2015.

［8］张梦倩，王艳犟，钱珍光，等. 我国互联网医院发展模式分析［J］. 卫生经

济研究，2019，36（05）：23－26.

［9］ Thomason，J. MetaHealth－How will the Metaverse Change Health Care？［J］Journal of Metaverse ，2021，1（1）：13－16.

［10］ The worlds first healthcare metaverse from DeHealth［EB/OL］. ［2021－12－26］. https：//www. dehealth. world/post/the－worlds－first－healthcare－metaverse－from－dehealth.

HB.12 隐私计算在互联网医院医疗
信息隐私保护中的应用

侯木舟[①]　熊　力[②]

摘　要： 互联网医院等医疗行业数字化近年来获得了长足发展，众多医院和医疗机构积累了大量医疗数据，为隐私计算的落地提供了很好土壤。而医疗数据又具有极强的隐私属性，对隐私保护和数据安全的需求更为强烈。医疗数据的流通，一方面可以推动智慧诊疗、医保自动化、新药研发等产业的发展；另一方面也可以促进现代化医学研究、公共卫生防疫以及临床医疗应用等生物科学技术的一些进步。基于此，生物医疗或将成为隐私计算应用的下一个市场竞争点与爆发点。本文重点论述了互联网医院医疗对信息隐私保护的必要性；当前主要的隐私计算技术，如通用加密技术、对称加密技术、非对称加密技术（ECC 与 RSA）、Hash 函数等、联邦学习技术、基于区块链的群体学习技术、同态加密技术、零知识证明技术等，以及隐私计算在互联网医院医疗信息隐私保护中的应用。

关键字： 互联网医院；隐私计算；加密技术；联邦学习；零知识证明

一、互联网医院医疗信息隐私保护的必要性

随着互联网医疗的飞速发展，伴随着以人工智能、5G、云计算、大数据、

① 侯木舟，理学博士，中南大学区块链研究中心主任，教授博导，研究方向：隐私计算，人工智能。

② 熊力，临床医学博士，中南大学湘雅二医院副主任医师副教授，研究方向：肝胆外科，医工交叉。

区块链、物联网等为代表的新一代信息技术向医疗行业的不断渗透，医疗行业的信息安全问题日益凸显。医疗行业历来就需要采集、存储和使用个人隐私信息，相关平台和医疗机构积累了大量患者基本信息、化验结果、电子处方等数据。由于这些数据比其他常规性数据使用价值更高，系统安全保障措施又相对落后，使得互联网医疗领域成为个人隐私泄露重灾区。除了隐私信息易泄露，诸如"在线医生""在线专家"身份难辨真假、医托陷阱密布等问题也层出不穷。医疗保健大数据领域的迅猛发展，将医疗健康数据应用至基本医疗服务、健康医疗管理与健康医疗保障等不同层面，能够形成资源的良性循环，优越性明显，也是大势所趋，包括微软、亚马逊在内的许多科技企业都试图在医疗保健大数据市场建立自己的立足点。随之而来的是医疗健康数据隐私保护日渐成为新的全球性问题。不可否认，医疗数据是个富矿，医疗信息共享有利于降低医疗成本、提高医疗质量，但信息开发和隐私保护不能顾此失彼。

互联网医疗是一系列通过计算机网络，连接到医疗健康系统的医疗设备和应用程序的总称。医疗设备间通过互联网进行通信，同时连接到云平台，在这些平台上可以存储和分析捕获的数据。医疗人员可以通过互联网医疗实施在线健康教育、病人健康档案的有效管理、开展远程医疗等新型医疗服务。例如，患有慢性或长期疾病的人可通过穿戴接入互联网的设备，向护理人员发送信息，护理人员对患者进行远程监测、跟踪患者医嘱和入院患者的位置，这种方式避免了患者在出现医疗问题或病情变化时前往医院或医生办公室，在保证患者得到了充分诊断治疗的同时，既节省了患者的时间成本，也减缓了医院的压力，为医院提供了一种新兴便捷的医疗方式。但是，互联网医疗的敏感数据的安全性也成为医疗保健提供者日益关注的问题。

目前，中国在个人隐私保护上的法律还处于初级阶段，对医疗信息安全上的隐私保护还未健全。针对个人信息保护的叙述较为模糊，这容易给不法分子带来可乘之机。

2016年6月，《国务院办公厅关于促进和规范健康医疗大数据应用发展的指导意见》（以下简称《意见》）发布，健康医疗大数据是国家重要的基础性战略资源，对于保障人民生命健康、提高医疗资源利用率和医疗诊断效率有着重要作用，但目前存在的隐私保护、数据孤岛等问题，亟须重视。

国家对健康医疗大数据的安全十分重视，在《意见》中，"安全"一词出现33次。同时，媒体报道国内至少275位艾滋病感染者个人信息遭泄露，而艾滋病感染者相关信息系统被列为国家网络信息重点安全保护对象，此事引起了世界卫生组织驻华代表处和联合国艾滋病联合规划署驻华代表处的关注。因此，加强互联网医院医疗信息的隐私保护很有必要。

除了需要加强个人信息的法律保护外，还可以从技术上来加强互联网医院医疗信息的隐私保护。当前可以用于医疗信息隐私保护的主要技术手段有：①通用加密技术，主要有对称加密技术、非对称加密技术（ECC与RSA）、Hash函数等；②联邦学习技术；③基于区块链的群体学习技术；④同态加密技术；⑤零知识证明技术等。本节将主要从技术角度讨论隐私计算在互联网医院医疗信息隐私保护问题。

二、当前主要的隐私计算技术概述

（一）通用加密技术

1. 对称加密技术

考虑一个情况，小明想要在互联网上向小红发送一条秘密消息，他首先将想要发送的消息 m 用密钥 k 进行加密得到密文 c，再在互联网中将密文 c 发送给小红，当小红收到密文 c，她使用密钥 k 对密文 c 进行解密，得到原始的消息 m。在这个过程中，加密明文 m 和解密密文 c 使用了同一把密钥 k。由于小红也可以使用同样的操作向小明发送秘密消息，因此小明和小红拥有相同的能力和信息，我们把这样的加密称为对称加密。

数学上，对称加密的严格定义是：设 $\mathcal{K}$，$\mathcal{U}$，$\mathcal{C}$ 是三个集合，分别称为密钥空间、明文空间和密文空间，$e: \mathcal{K} \times \mathcal{U} \to \mathcal{C}$，$d: \mathcal{K} \times \mathcal{C} \to \mathcal{U}$ 是两个函数，分别称为加密函数和解密函数，对任意的 $k \in \mathcal{K}$ 和 $m \in \mathcal{U}$，有

$$d\ (k,\ e\ (k,\ m))\ =m, \tag{1}$$

则称 $(\mathcal{K},\ \mathcal{U},\ \mathcal{C},\ e,\ d)$ 是一个对称加密。

凯撒密码是记载得最古老的加密算法之一，凯撒将明文中的字母根据字母表中的位置向前移动三位得到密文，即 a 被取代为 d，b 被取代为 e 等，至于字母表中的末尾字母 x，y，z，它们被字母表首的 a，b，c 所取代。举个例子：如果明文为 $begintheattacknow$，那么密文为

ehjlqwkhdwwdfnqrz,

很显然，对于字母表 $\{a, b, c, \cdots, z\}$，我们可以把它等价看作 $N = \{0, 1, 2, \cdots, 25\}$，则 $\mathcal{K} = \{0, 1, 2, \cdots, 25\}$，$\mathcal{U} = \mathcal{C} = \{$集合 N 构成的所有有限序列$\}$，

对于任意的 $k \in \mathcal{K}$，$m = m_1 m_2 \cdots m_l \in \mathcal{U}$，$c = c_1 c_2 \cdots c_\ell \in \mathcal{C}$，

$e(k, m_1 m_2 \cdots m_\ell) = c_1 c_2 \cdots c_\ell$，这里 $c_i = [(m_i + k) \bmod 26]$，

（这里记号 $[a \bmod b]$ 表示 a 除以 b 的余数，$0 \leqslant [a \bmod b] < b$），

$d(k, c_1 c_2 \cdots c_l) = m_1 m_2 \cdots m_\ell$，这里 $m_i = [(c_i - k) \bmod 26]$，

并且有

$d(k, e(k, m)) = d(k, c_1 c_2 \cdots c_\ell) = m_1 m_2 \cdots m_\ell = m$，

则这是一个对称加密 $(\mathcal{K}, \mathcal{U}, \mathcal{C}, e, d)$，称为移位密码，凯撒密码为 $k = 3$ 的情形。

从移位密码的密钥空间的大小 $|\mathcal{K}| = 26$ 可以看出，我们可以直接尝试 26 种不同的密钥来暴力破解密文，因此移位密码是不安全的，同时由 *Kerckhoff* 定理，密码系统的安全性应该仅依赖于密钥的安全性，而不是加密算法的安全性。

对于一个成功的对称加密 $(\mathcal{K}, \mathcal{U}, \mathcal{C}, e, d)$，应该满足以下性质：

（1）对于任意的 $k \in \mathcal{K}$，$m \in \mathcal{U}$，必须能够高效地计算出密文 $e(k, m)$；

（2）对于任意的 $k \in \mathcal{K}$，$c \in \mathcal{C}$，必须能够高效地计算出密文 $d(k, c)$；

（3）给定一个或者许多个密文 $c_1, c_2, \cdots, c_n \in \mathcal{C}$，它们是通过一个不知道的密钥 $k \in K$ 加密得到的，则计算出对应的明文 $d(k, c_1)$，$d(k, c_2)$，$\cdots$，$d(k, c_n)$ 必须是非常困难的。

当然，有些其他的性质也是希望被满足的，但是它们也更难被实现：

（4）给定一个或者许多个明文—密文对 (m_1, c_1)，$\cdots$，(m_n, c_n)，对于密文 $c \in \mathcal{C} \{c_1, c_2, \cdots, c_n\}$，在不知道密钥 $k \in \mathcal{K}$ 的情况下，计算出对应的明文 $d(k, c)$ 是非常困难的。这种性质称为针对已知明文攻击的安全性。

（5）攻击者任意选择一列明文 $m_1, m_2, \cdots, m_n \in \mathcal{U}$，即使给定了其选择明文对应的所有密文 $e(k, m_1)$，$e(k, m_2)$，$\cdots$，$e(k, m_n)$，对于密文 $c \in \mathcal{C} \{e(k, m_1), e(k, m_2), \cdots, e(k, m_n)\}$，在不知道密钥 $k \in \mathcal{K}$ 的情况下，计算出对应的明文 $d(k, c)$ 是非常困难的。这种性质称为针对已知密文攻击

的安全性。

2. 非对称加密技术

从对称加密的定义可以看出，如果小明和小红想使用对称加密来交换消息，他们就必须先对进行秘密通信的密钥 k 达成一致，比如他们可以进行一次线下秘密会面，或者通过一个安全的通信渠道来达成一致。但是，如果他们没有这个机会，并且如果他们之间的每一次通信都被一个攻击者小李监视，小明和小红是否可以交换密钥？

大多数人的第一反应是这不可能，因为小李能够看到小明和小红交换的每一条信息。但迪菲（Diffie）和赫尔曼（Hellman）通过他们卓越的洞察力发现，在某些假设下，这是可能的。为这个问题寻找有效（和可证明）的解决方案，称为公钥（或非对称）密码学。

首先用一个非数学上的、直观的比喻来描述公钥加密。假设小红买了一个顶部有一个窄槽的保险箱，并把保险箱放在公共场所。世界上每个人都可以检查保险箱并确保其制作安全。小明在一张纸上写下他给小红的信息，然后将它从保险箱顶部的插槽中塞进去。现在只有拥有保险箱钥匙的人（大概率意味着只有小红）才能检索和阅读小明的消息。在这个场景中，小红的公钥就是保险箱，加密算法就是将消息放入槽中的过程，解密算法就是用钥匙打开保险箱的过程。请注意，这个比喻并非牵强附会，它在现实世界中是可以成立的，比如银行的自动存取机就是这种形式，虽然在现实中机器必须得到很好的保护，防止有人用钳子插入取款槽盗取他人的存款。

通过上面的比喻，给出非对称加密的数学定义，和对称加密一样，设 $\mathcal{K}$，$\mathcal{U}$，$\mathcal{C}$ 是三个集合，分别称为密钥空间、明文空间和密文空间，只不过，这里的密钥空间 $\mathcal{K}$ 中的元素 k 是一个钥匙对，即

$$k = (k_{priv}, k_{pub}), \tag{2}$$

k_{priv}，k_{pub} 分别称为私钥和公钥，

e，d 是两个函数，分别称为加密函数和解密函数，e 取一个公钥 k_{pub} 和一条明文 m 得到一条密文 c，d 取一个私钥 k_{priv} 和一条密文 c 得到一条明文 m，若有 $(k_{priv}, k_{pub}) \in \mathcal{K}$，则

$$d(k_{priv}, e(k_{pub}, m)) = m, \tag{3}$$

此时称 $(\mathcal{K}, \mathcal{U}, \mathcal{C}, e, d)$ 是一个非对称加密。

如果一个非对称加密 $(\mathcal{K}, \mathcal{U}, \mathcal{C}, e, d)$ 是安全的，那么它必须满足：即

使小李知道公钥k_{pub}，他计算出函数$d(k_{priv}, c)$也必须是十分困难的。在此假设下，小红可以通过互联网（即使它可能不安全）将k_{pub}发送给小明，小明借此可以发回密文$e(k_{pub}, m)$，而不必担心小李能够解密该消息（因为能够轻松解密，必须要知道私钥k_{priv}，而大概率小红是唯一知道该私钥的人）。私钥有时被称为陷门信息，因为它提供了一个陷门（捷径）来计算$e(k_{pub}, m)$的反函数。事实上，加密密钥k_{pub}和解密密钥k_{priv}的不同使得加密过程和解密过程不对称，因此这样的加密称为非对称加密。

比较著名的非加密算法有$Elgamal$，RSA，$Goldwassser-Micali$，ECC，GGH和$NTRU$，它们的安全性依赖于各种不同数学问题的假定难度。

注意：实际上，非对称加密往往比对称加密（如DES和AES）慢得多。因此，如果小明需要向小红发送一个大文件，他可以首先使用非对称加密将密钥发送给小红，然后使用对称加密发送实际文件。

3. Hash 函数

$Hash$函数可以被视为介于私钥和公钥加密技术之间。一方面，它们（实际上）是使用对称加密技术构建的。然而，从理论角度来看，与其他存在的对称密钥术语相比，$Hash$函数的抗碰撞性表现的是一个比对称加密中的术语更强的性质，但又比公钥加密所需的弱。$Hash$函数在私钥和公钥加密中都有重要的应用。

首先来看$Hash$函数的定义，$Hash$函数中的H是指具有以下性质的函数：

（1）它的输入可以是任意长度的字符串；

（2）它的输出长度是一个固定值（例如：256 位）；

（3）它的输出能够被高效地计算出来。

从$Hash$函数的定义可以看出，构造一个$Hash$函数不是一件难事（例如$H(x) = x \bmod 256$），但是想要$Hash$函数真正实用，它应该具备以下额外的性质：

（1）抗碰撞性：如果一个$Hash$函数H几乎不可能找到两个值x，y，有$x \neq y$且$H(x) = H(y)$，则称该$Hash$函数H是抗碰撞的；

注意，这里说的是几乎不可能不代表是完全不可能，这是因为由$Hash$函数的定义，它的输入是任意长度的，输出是固定长度的，因此输入空间比输出空间大得多，一定存在$x \neq y$使得$H(x) = H(y)$。可以把几乎不可能理解为找到碰撞的概率趋于 0。

（2）隐蔽性：如果从一个具有高阶最小熵的概率分布中随机取一个保密的值 r，接着任取一个保密的值 x，计算出 $H(r\|x)$，对于其他任何不知道这个 x 的人，如果几乎不可能找到 x，则称该 Hash 函数 H 是具备隐蔽性的。

这里的最小熵是信息论中的概念，它是一个评判一件事的结果是否可预测的指标，而对高阶最小熵，直观地可以理解为随机变量的分布十分离散，也就是说从分布中抽样，没有一件特定的事很可能发生。举一个具体例子，在均匀分布的所有 256 位字符串中随机取一个值 r，取到一个特定的值的概率为 $1/2^{256}$，这几乎是一个无穷小的值。符号 $\|$ 是连接的意思。

把具有抗碰撞性和隐蔽性的 Hash 函数称为密码 Hash 函数。

密码 Hash 函数有很多应用，举一个实用的例子：假如个人计算机储存空间不够了，可以把存储的大文件 D 上传到云端，为确保安全性，在上传之前用 Hash 函数 H 计算它的 Hash 值 $H(D)$，由于 Hash 值 $H(D)$ 比文件 D 本身小很多，可以把 $H(D)$ 存储在个人计算机中，这样当从云端取回文件 D' 时，可以计算其 Hash 值 $H(D')$，如果 $H(D)=H(D')$，由于其抗碰撞性，则说明从云端取回的文件 D' 就是当初上传的文件 D，这样就确保了文件没有被篡改，可以安全地打开大文件 D。

著名的 Hash 函数有 HMAC、SHA 等，它们应用于需要 Hash 函数的各个场景，但有趣的是，如今使用的所有 Hash 函数都没有被证明是具有抗碰撞性的，人们只是非常艰难地尝试去寻找碰撞但没有成功，所以选择相信它们是具有抗碰撞性的（作为个例，一个著名的 Hash 函数 MD5 最终经过许多年的工作被找出了碰撞，使得它逐渐在实际应用中被弃用）。

（二）联邦学习技术

联邦学习是一种训练人工智能模型而不让任何人看到或接触你的数据的技术，作为一种新兴的人工智能基础技术，它为人工智能应用程序提供了一种新的获取信息的方法。联邦学习属于隐私计算的一种，隐私性表现在参与方在不泄露各自数据的前提下通过协作对他们的数据进行联合机器学习和联合分析，且计算结果可被验证。学习性表现在可使用的不同的机器学习算法，不仅仅局限于神经网络，还包括随机森林等重要算法。

接下来简要介绍一下联邦学习的系统构架和分类。联邦学习会对所提供的样本数据进行模型学习，并且根据提供的标签数据进行预测，在整个学习里要对数据隐私性进行保护。联邦学习可以根据不同的划分标准进行分类，但是整体系统框架保持固定，由三部分构成。

第一部分：加密样本对齐。

使用联邦方法进行机器学习的主要优点是确保数据隐私或数据保密，在不暴露不互相重叠的数据前提下，对数据提供方提供的数据进行分布式机器学习。实际上，没有本地数据是从外部上传、连接或交换的。由于整个数据库被分割成本地位，这使得入侵它变得更加困难。

第二部分：加密模型训练。

在确定共有数据群体后，数据提供方利用共有的数据进行机器学习模型训练。同时，第三方协作者 C 进行加密训练，以此保证训练过程中数据的保密性。由于数据提供方的数据均保留在本地，在样本对齐及模型训练过程中，数据的交互不会导致数据隐私泄露。因此，各方通过联邦学习实现了分布式的合作训练模型。

第三部分：效果激励。

通过联邦学习建立的模型，其模型产生的机器学习效果会在实际应用中表现出来，并将结果永久地记录起来（如使用区块链进行记录），所以不同的机构选择要加入联邦共同建模。同时，模型效果的好坏取决于数据提供方对自己和他人的贡献。这一机制使得模型所取得的效果能够很好地反馈给各个联邦机构，模型取得很好的成果又可以激励更多机构加入这一数据联邦，从而得到更好的联邦机器学习成果。

联邦学习有多种分类方式，按照数据特征划分可以分为横向联邦学习、纵向联邦学习、联邦迁移学习。按照网络拓扑结构划分可以分为集中式联邦学习和分散式联邦学习。按照应用目的划分可以分为全局联邦学习和个性化联邦学习。按照聚合更新方式可以分为同步联邦学习和异步联邦学习。

联邦学习优势明显，体现于数据隔离，由于数据提供方的数据均保留在本地，因此数据不会泄露到外部，从而提供了用户的隐私保护和数据安全性；能够保证模型质量无损，不会因为提供加密数据而导致模型效果较差，而是保证联邦模型比独立的模型所呈现的效果更好；机构地位对等，能够实现公平合作；能够保证参与者各方的独立性，在进行信息与模型参数的加密交换时具有自主权利，并同时获得成长。联邦学习有望成为下一代人工智能协同算法和协作网络的基础。

叁　技术应用篇

（三）基于区块链的群体学习技术

群体学习技术和联邦学习技术一样属于一个数据隐私保护框架。群体学习通过区块链技术，分散基于机器学习的系统。群体学习没有中心服务器，它的训练是在局部或者边缘进行，学习内容也不能通过中央专用服务器共享。

群体学习最初出现在《自然》杂志（Nature）的封面，研究人员称为群体学习（Swarm Learning），该方法结合了边缘计算、基于区块链的对等网络，无须"中央协调员"，超越了联邦学习，可以在不违反隐私法的情况下集合来自世界各地的任何医疗数据。采用去中心化的架构，用私人许可的区块链技术实现。整个 Swarm 网络由多个 Swarm 边缘节点组成，节点之间通过该网络来共享参数，每个节点使用私有数据和网络提供的模型来训练自己的模型。其中，只有预先授权的参与者才能加入，且新节点的加入是动态的，通过适当的授权措施来识别参与者，并通过区块链智能合约注册，让参与者获得模型，执行本地模型训练。直到本地模型训练到满足定义的同步条件后，才可以通过 Swarm 的 API 交换模型参数，并在新一轮训练开始之前，合并新的参数配置来更新模型。

研究人员将超过 12000 多个的样本数据"孤立"到各个节点，以模拟中现实世界中分布在世界各地的医疗中心。再用群体学习训练这些数据再去诊断未知病人，他们发现，无论如何改变各个节点的样本分布情况，群体学习方法的诊断准确率均优于单个节点。

群体学习与其他机器学习方法的架构相比，它可以将数据所有者的医疗数据保存在本地，不需要交换原始数据，因此可减少数据流量。同时可以提供高水平的数据安全保护；无须中央管理员就可保证分散成员安全、透明和公平地加入。并且允许所有成员同等权利地合并参数；保护机器学习模型免受攻击。

群体学习作为一个去中心化的学习方法，有望取代目前跨机构医学研究中的数据共享模式，在保证数据隐私等方面的情况下，帮助 AI 获得更丰富全面的数据，为 AI 诊断疾病提供更高的准确率。

（四）同态加密技术

考虑以下场景：小明想要在一个医疗数据库中检索药品，他根据自己的症状在数据库服务器上进行检索，但是由于隐私关系，小明不想其他人知道他究竟检索了什么，那么有没有办法能够既可以使小明检索到自己想要的药物，又能使服务器不知道他检索了什么吗？同态加密可以一定程度地解决这类问题。

同态加密技术能够使得对加密数据执行（某些）计算，从而产生包含对元数据执行计算后加密的密文，它在隐私计算中有诸多应用。

在给出同态加密的定义之前，我们先介绍群的定义：

设 G 是一个集合，$\degree \oplus : G \times G \to G$ 是一个映射，如果 $\oplus$ 满足：

（1）结合律：对任意的 a，b，$c \in G$，都有 $a \oplus (b \oplus c) = (a \oplus b) \oplus c$；

（2）存在一个元素 $1 \in G$，使得对任意的 $a \in G$，都有 $1 \oplus a = a \oplus 1 = a$。此时 1 称为 G 的单位元；

（3）对任意的 $a \in G$，都存在 $b \in G$，使得 $a \oplus b = b \oplus a = 1$。此时 b 称为 a 的逆元。

则称 $(G, \oplus)$ 是一个群，在不引起混淆的时候记作 G。

从群的定义可以看出，把数据的计算看作映射，如果明文空间 $\mathcal{U}$ 和密文空间 $\mathcal{C}$ 可以构成群，且它们的映射之间满足某种特殊关系，就称为同态加密。

同态加密的定义：设 $(\mathcal{K}, \mathcal{U}, \mathcal{C}, e, d)$ 是一个非对称加密，如果对所有 $k = (k_{priv}, k_{pub}) \in \mathcal{K}$，都可以在 $\mathcal{U}, \mathcal{C}$ 上定义群 $(\mathcal{U}, +)$，$(\mathcal{C}, \cdot)$（只依赖于 k_{pub}），使得对任意的 m_1，$m_2 \in \mathcal{U}$，令 $c_1 = e(k_{pub}, m_1)$，$c_2 = e(k_{pub}, m_2)$，有

$$d(k_{priv}, c_1 \cdot c_2) = m_1 + m_2, \tag{4}$$

并且 $c_1 \cdot c_2$ 在 C 上的分布与 $e(k_{pub}, m_1 + m_2)$ 在 C 上的分布相同，则称 $(\mathcal{K}, \mathcal{U}, \mathcal{C}, e, d)$ 是一个同态加密。

举一个同态加密应用的例子，该例子使用了 $paillier$ 同态加密算法，考虑一个如下的分布式投票系统：当我们想对每个项目进行投票，考虑到隐私性，只想知道投票的结果，而不是每个人的投票记录。可以按照如下步骤进行：

（1）投票机构为同态加密 $(\mathcal{K}, \mathcal{U}, \mathcal{C}, e, d)$ 生成一把钥匙对 $k = (k_{priv}, k_{pub})$，把公钥 k_{pub} 告知给所有投票的 l 个人，私钥 k_{priv} 保密；

（2）用 0 代表不同意，1 代表同意。对每一个投票者 i 的投票 v_i，随机从 $\mathbb{Z}_N^*$ 的均匀分布中取一个数 r_i，令 $c_i : [(1+N)^{v_i} \cdot (r_i)^N \bmod N^2]$；

（3）每一个投票者 i 广播他们的投票 c_i。然后将这些投票 c_i 通过合计得到

$$c_{total}: = \left[\prod_{i=1}^{l} c_i \, mod \, N^2 \right]。$$

（4）把c_{total}交给投票机构（假设投票机构不会参与到（2）（3）步）。投票机构将c_{total}解密得到总投票票数

$$v_{total} = \sum_{i=1}^{l} v_i \, mod N \tag{5}$$

这里需要l足够小（使得$v_{total} \ll N$），此时模N可以省去，得到$v_{total} = \sum_{i=1}^{l} v_i$。

通过这样的步骤可以发现，没有投票者知道其他人的投票，并且只要大家相信投票机构能够根据c_{total}正确计算v_{total}，则投票总数的计算是可以公开验证的。此外，投票机构在不了解任何个人投票的情况下也获得了正确的投票数。

（五）零知识证明技术

零知识证明（Zero Knowledge Proof），是由歌德沃瑟（Goldwasser）、米凯利（Micali）和拉科夫（Rackoff）在 20 世纪 80 年代初提出的。当时这些人正在研究与交互证明系统相关的问题——（一种理论系统），使得甲方（证明者）可以和乙方（验证者）交换信息，并借此说服乙方接受（通过验证）某个数学论述为真。非正式地说，零知识证明是一种协议，使得甲方说服乙方某一事实是真实的，而不提供给乙方任何多余信息，来使得让乙方说服其他人该事实是真实的。

零知识证明在密码学中非常有用，如果将零知识证明用于验证信息，将可以有效解决许多问题。密码学中，零知识证明或零知识协议是一方（证明者）向另一方（检验者）证明某命题的方法，特点是过程中除"该命题为真"之事外，不泄露任何信息。因此，可理解成"零泄密证明"。例如，欲向人证明自己拥有某信息，则直接公开该信息即可，但如此方式则会将该信息亦一并泄露；零知识证明的优点在于，可以证明自己拥有该信息而不必透露信息内容。一个零知识证明系统应该满足其完整性，可靠性，零知识性。

通过 NP 问题可以构造一个零知识证明系统，作为示例，下面考虑一个基于离散对数的交互式零知识证明系统，证明者在不泄露（witness：a）的情况下，让验证者相信自己知道（witness：a），这个交互式证明系统的 Σ 协议详细过程如下。

Setup：设置公共参数一个 p 阶循环群，群的生成元是 g。

Witness：a 生成 $A = g^a$。

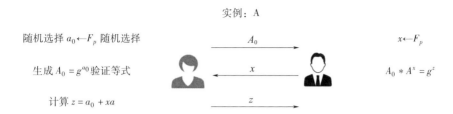

这个方案的 witness 是一个参数 a，另外随机选择一个点 a_0，对于验证者的询问 x 可以看成 z 是在坐标为 x 处直线上的点，如图 1 所示。

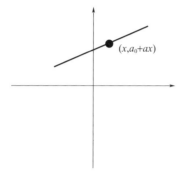

图 1　直线表示

接着对参数 a 进行扩展，如果 witness 是一组参数 a_1，…，a_m，那么就需要通过构造一个多项式实现理想化证明，需要验证者询问 $m+1$ 次，每次诚实证明者回答的值是多项式对应曲线上的点，如图 2 所示曲线上的点。

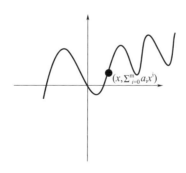

图 2　曲线表示

这样就可以实现一个多重离散对数的零知识证明，其中交互过程与上面过程相同，但是参数量会变大，证明和验证的计算量也会变大。详细的过程如下。

Setup：设置一个公共参数 p 阶循环群，群的生成元是 g。

Witness：a_1，a_2，$\cdots$，a_m，生成 $A_i = g^{a_i}$。

实例：A_1，A_2，$\ldots$，A_m

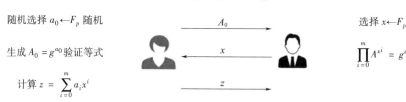

随机选择 $a_0 \leftarrow F_p$ 随机

生成 $A_0 = g^{a_0}$ 验证等式

计算 $z = \sum_{i=0}^{m} a_i x^i$

A_0

x

z

选择 $x \leftarrow F_p$

$\prod_{i=0}^{m} A^{x^i} = g^z$

零知识证明在区块链领域已经有了丰富的应用场景。

（1）Layer 2 扩容：零知识证明的可验证计算，允许 L1 将交易处理外包给链外高性能系统（也称为 Layer 2）。这使得区块链可以在不损害安全性的情况下进行扩容。例如 StarkWare 正在使用运行零知识证明友好代码的专用虚拟机构建一个可扩展的智能合约平台 StarkNet。Aztec 还允许它们的 Layer 2 程序私下运行，而且不会泄露有关用户交易的任何信息。

（2）隐私 L1：Aleo、Mina 和 Zcash 等 L1 公链允许 XM 外汇 xmmlog.com 交易者使用零知识证明隐藏发送者、接收者或金额（其中 Aleo 是默认使用零知识证明，而 Mina 和 Zcash 是可选使用）。

（3）去中心化存储：Filecoin 使用零知识证明（在 GPU 上运行）来证明网络中的节点在正确存储数据。

（4）区块链压缩：Mina 和 Celo 使用零知识证明将同步到链上最新状态所需的区块链数据压缩成一个小证明。

三、隐私计算在互联网医院医疗信息隐私保护中的应用

近年来，医疗数据安全日益受到关注。由于医疗服务的特殊性，医疗数据保护随时面临着大量威胁，医疗数据的信息安全和隐私保护问题变得日益突出，医疗个人敏感信息泄露事件时有发生，这些敏感信息数据泄露事件，侵犯了个人隐私，造成了不良的社会影响。医疗数据安全风险存在于医疗数据全生命周期，包括医疗数据生成、采集、存储、交换和使用等阶段的隐私泄露。

隐私计算是提供隐私保护的一种新兴技术，涵盖众多学科的交叉融合，包

括通用加密技术，其中主要有对称加密技术，非对称加密技术（ECC 与 RSA），Hash 函数等；联邦学习技术；基于区块链的群体学习技术；同态加密技术；零知识证明技术等。

医学研究、临床诊断、医疗服务需要对医疗数据进行统计分析，而医疗数据的统计分析需要有大量的医疗数据作为支撑，而病人的隐私性使医疗数据的共享和利用变得困难，因此，如何在不侵犯病人隐私的前提下对医疗数据进行统计分析成为一大难题。一方面是跨机构的数据采集与整合难，另一方面是跨机构的数据联合应用难。隐私计算为此提供了解决思路。利用隐私计算，建立分布式存储的数据库来实现联合统计分析，从而获得临床科研的研究成果。

作为解决数据价值流通分享问题的重要技术，隐私计算技术成为热点，但也面临着制约因素。一是缺少支撑隐私计算技术应用的技术应用标准，有许多问题还有待明确，从而影响了技术的推广；二是隐私计算技术要实现大规模的落地应用，还需要在性能等方面进一步提升。建议逐步建立隐私计算技术应用标准和产品认证体系，加强算法标准编研和算法优化研究，促进隐私计算技术应用规范发展。

2016 年以来，互联网医院等医疗行业数字化获得了长足发展，众多医院和医疗机构积累了大量医疗数据，为隐私计算的落地提供了很好土壤。而医疗数据又具有极强的隐私属性，对隐私保护和数据安全的需求更为强烈。医疗数据的流通，一方面可以推动智慧诊疗、医保自动化、新药研发等产业的发展；另一方面也可以促进现代化医学研究、公共卫生防疫以及临床医疗应用等生物科学技术的一些进步。基于此，生物医疗或将成为隐私计算应用的下一个市场竞争点与爆发点。

隐私计算在医疗领域的典型应用场景主要有医疗机构间的数据共享和跨机构跨域的医疗数据开放两大类。前者属于医疗机构、制药企业、基因测序机构、科研机构之间的横向场景，以增加样本数量进行建模；后者则纳入了保险公司、运营商、政务系统、互联网等外部数据，以增加样本特征进行建模。

隐私计算技术有望在保护医疗数据安全的前提下实现其合规流通和价值。

叁 技术应用篇

189

参考文献

［1］Jonathan Katz and Yehuda Lindell. Introduction to Modern Cryptography. Boca Raton：CRC Press，2021.

［2］Narayanan，Arvind et al. Bitcoin And Cryptocurrency Technologies. Princeton：Princeton University Press，2016.

［3］Andreas M. Antonopoulos and Gavin Wood. Mastering Ethereum. Sebastopol：O'Reilly Media，Inc. 2019.

［4］Gavin Wood. Ethereum：A Secure Decentralised Generalised Transaction Ledger. 2022：1－41.

叁 技术应用篇

HB.13 人工智能在运动损伤远程诊疗中的应用与实践报告

陈　超[①]　佘静怡[②]

摘　要：随着中国人工智能技术的发展和民众对医疗资源需求的增加，在国家政策的大力支持下，医疗 AI 行业获得较快发展。运动损伤作为一种常见的损伤，在医疗 AI 的支持下能够获得及时有效的诊疗，借助远程的方式排除地域因素影响获得权威的诊断和治疗，并且能够将康复训练的数据实时传输，以便及时调整康复训练方案；借助可穿戴设备等技术进行运动损伤风险预测，尽可能做到运动损伤的预防，避免运动损伤。在人工智能技术快速推进的红利期内，医疗卫生事业得到更新和发展，有效助力推动全民健康。然而人工智能技术在运动医学领域的应用仍有技术、人才、管理标准、政策、伦理等问题需要解决。为突破领域发展瓶颈，应该始终坚持正确合理地解决存在的问题，构建开放共享医疗信息平台，完善各项制度标准，建立人机协同/人机互助的新型诊疗体系，加快技术融合和人才培养，最终实现智能化医疗转型并推动医学领域的蓬勃发展。

关键词：人工智能；运动损伤；远程诊疗；市场化应用

引言

近年来，人工智能技术（Artificial Intelligence，AI）纵深推进，在国务院及国家卫生健康委员会（国家卫健委）、工业和信息化部（工信部）、国家药

①　陈超，医学博士，南方医科大学中医药学院副教授，研究方向：生物传感器、人工智能。
②　佘静怡，南方医科大学中医药学院研究生，研究方向：运动损伤康复、人工智能。

品监督管理局（国家药监局）等政府部门的政策支持下，医疗 AI 在医学影像、智能机器人等领域不断发展，通过产学研结合推动相关产品应用推广。作为常见临床问题之一的运动损伤，其发病率随着人民群众体育运动习惯的养成逐年攀升。借助互联网，人工智能跨越地域限制实现了运动损伤的远程诊断和治疗。报告根据人工智能在运动损伤诊疗前、中、后涉及的相关医疗 AI 细分领域进行分类，梳理现有的技术发展状况及相关产品的市场化情况，对人工智能在运动损伤远程诊疗中的应用与实践进行概述。

一、总论

人工智能是当前人类正在深化研究的重要技术之一，随着研究的不断深入，人工智能涉及的领域将进一步扩展。2021 年国民经济和社会发展统计公报表明[1]，中国 65 周岁及以上老年人口占总人口比重的 14.2%，中国正式进入"老龄社会"。进入"老龄社会"伴随而来的是对医疗资源的需求进一步增加，中国医疗对医疗人才的需求持续上涨，护理人员与公共卫生人才仍然存在较大缺口。除此之外，国内医疗资源的东富西疏的分布格局在一定程度上加深了医疗资源的供需矛盾。医疗健康产业关系人民健康，因此，中国迫切需求和大力支持的人工智能与医疗领域的融合正在迎来全面发展。

医疗 AI 是指将机器学习、大数据分析、计算机视觉等人工智能技术应用于医疗，缓解医疗领域间的供需矛盾，推动医疗卫生事业发展。从 1978—2013 年的医疗 AI 行业萌芽阶段到 2020 年以来的商业化探索阶段，医疗 AI 领域加速突破、快速发展。2021 年，科亚方舟、推想医疗等企业相继递交招股书，医渡科技、鹰瞳科技正式登陆港交所，AI 医疗向商业化进程不断迈进。2017 年出台的《国务院关于印发新一代人工智能发展规划的通知》（国发〔2017〕35 号）中要求，将人工智能治疗新模式新手段推广应用，研发健康管理可穿戴设备和家庭智能健康检测监测设备。[2] 2021 年，国家药监局在发布的《人工智能医用软件产品分类界定指导原则》中明确了人工智能医用软件产品的范围、管理属性和管理类别，推动着人工智能医用软件产品管理结构的深化。在国家政策的支持下，AI 医疗各场景加速发展，逐渐落地推广。

运动损伤常由于运动过程中不正确的运动动作、充分有效的运动准备活动缺失等原因发生，临床中运动损伤以急性运动损伤多见。依据病人的病史、体格检查及必要的辅助检查进行诊断。在治疗时可以采用休息、冷敷、压迫和抬高患部的及时处理，采取对症治疗及进行交叉训练，逐步恢复锻炼。人工智能在运动损伤方面的实际应用大致分为以下方面：诊前预防、筛查、分诊，诊中临床诊断和治疗及诊后的康复护理、愈后关怀等。AI 健康管理能够实时进行预测运动损伤的发生风险，指导康复；AI 影像能够帮助疾病筛查和诊断；人工智能辅助诊断系统能够模拟医生的诊疗思维诊断运动损伤；AI 辅助诊疗能够在诊前、诊中、诊后的全流程辅助决策；AI 智能机器人能够实现远程人工智能控制、自适应个性化训练和康复评估等多种功能。因此，在运动损伤的远程诊疗方面，人工智能发挥着重要作用。

二、具体应用

（一）AI 健康管理

AI 健康管理分布在诊前和诊后两个阶段。在诊前主要对个体进行实时的监测与评估，预防运动损伤的发生，指导日常的运动训练。在诊后能够持续管理运动损伤，指导康复。

在竞技体育和大众健身的发展中，运动损伤是重要的发展障碍。近年来，利用人工智能技术来构建运动损伤风险模型是领域内热门的细分赛道之一。对于专业运动员而言，对运动损伤进行准确预警能够有效规避运动风险，延长职业寿命。对于大众而言，能够帮助群众降低运动受伤的可能性同时对运动损伤后的居家康复给予远程指导。

在风险预测方面，通过医疗保健数据进行大数据的分层分析和调查，进而构建起运动损伤的风险预测模型，能够有效指导专业运动员的训练和康复。

除此之外，借助可穿戴设备的各类传感器能够收集到多维生理数据并提供实时纠正反馈，利用可观察变量之间的非线性关系在人工智能技术的帮助下进行建模分析，可实现模型各项特征和危险因素的复杂判断和准确预测，可能有助于评估运动损伤风险并预测损伤的发生[3]，同时能够借助可穿戴设备对运动损伤的康复效果进行初步评估。

目前的许多研究已验证了应用人工智能技术的可穿戴设备在运动员不同训练阶段的运动损伤风险预测中的有效性。例如，Skazalski 等[4]研究表明，市售的 Vert 设备能够跟踪运动员的进步过程，以估计排球运动员在训练和比赛期间受伤的可能性。在另一项研究中，Chen 等[5]使用带有物理传感器的可穿戴检测设备来测量皮肤电反应、心率和体温，以预测运动员是否会中暑。Karnuta 等[6]使用机器学习算法创建 84 种不同的模型，预测棒球球员和投手下赛季受伤风险和损伤位置的七种临床结果，即下赛季受伤、下赛季膝伤、下赛季背伤、下赛季手伤、下赛季脚/脚踝伤、下赛季肩伤，下赛季肘伤。由此可见，人工智能在个性化数据整合和风险模型构建方面有长足的优势。此外，得益于可穿戴设备的便携性，可实现脱离训练场景的远程健康监测与远程诊疗。例如，Oura 环已通过使用活动记录法监测睡眠[7,8]；Apple Health 使用 Apple Watch 收集数据作为两项独立研究的一部分，包括 Apple 心脏和运动研究以及 Apple 听力研究，以更好地为疾病的筛查和风险评估提供信息[9]。

与此同时，可穿戴设备的局限性限制了其在实际场景的应用。①较难获得高质量数据：由于时空和数据分辨率的变化，使用可穿戴技术很难获得高质量的数据，特别是在必须统一使用一个或多个设备以收集多种数据类型的复杂场景中。②造成社会经济偏见：只有部分能负担高昂的设备费用的人群才能使用。③外界因素变化造成算法错误：缺失数据、异常值、信号噪声和伪影都可能会产生错误的算法，例如，监测心率的传感器还必须识别身体活动期间手臂运动产生的伪影。因此需要开发更复杂的传感器来收集和传输更清晰的数据以克服此问题。④传输和处理数据时的安全性：最大和最困难的挑战是必须确保以最高级别的安全性将数据从可穿戴设备传输到处理平台。⑤不同医疗保健数据库中未达到互联互通，较难整合不同设备捕捉的不同类型的数据。

现有的 AI 健康管理的国内市场尚未形成成熟的商业模式和市场布局。市场参与方包括致力借助精准医学和大数据技术构建健康管理解决方案的妙健康和碳云智能等科技企业，也包含有主打健康教育和健康数据监测的阿里健康和平安好医生平台。同时相关企业与可穿戴设备企业、第三方检测公司等参与者开展多方面合作，推动智慧医疗产业的多方面发展。妙健康企业主推人工智能健康干预平台，从 2015 年到 2019 年用户量跨越式发展，作为健康管理平台其三大核心能力为数据跟踪能力、人工智能健康干预能力和游戏化运营，妙健康实现了科技 + 服务的双轮发展。2019 年已经进行 C 轮融资的妙健康在 2021 年美股上市失败，集团内部进行大规模裁员。同样在健康管理领域的微医在 2019—2020 年也未实现大规模营收。

在 AI 健康管理领域如何实现有效发展仍然有待广大企业进行深度探索，不断改进，提出适合中国本土化的 AI 健康管理方式。

（二）AI 影像

与人工智能技术相结合的医学影像在疾病筛查和辅助诊断领域内不断发展。国内 AI 医学影像市场规模在不断增长。与快速增长的需求端一致的是医学影像在医疗 AI 领域的热门投资地位，在 2021 年 1—10 月内，AI 医学影像领域内的投资占 AI 医疗领域总投资量的 27.86%。纵然国内 AI 医学影像方向起步较晚，但在国家政策的大力支持下，庞大的市场需求和资本投入都将助力 AI 医学影像快速发展。

在技术研发方向上，Ghosh[10]、Burns[11] 和 Jamaludin[12] 等研究者基于磁共振和 CT 数据进行脊椎损伤自动识别的研究。Roth 等[13] 的研究则验证了深度卷积网络在脊柱骨折的自动诊断上的可行性。Zhang H 等的[14] 研究利用 iDose4 的迭代重建算法提高 CT 图像的质量，助力 AI + CT 评估膝关节前交叉韧带的运动损伤情况。Antony 的团队[15] 借助经过训练的深度卷积网络自动量化 X 射线中的膝关节炎的严重程度。在骨龄评定方面，自 2006 年起已经将《中国青少年儿童手腕骨成熟度及评价方法》作为行业标准。[16]

AI 技术在骨骼影像中的应用主要分布在骨龄评估、骨折和骨关节炎领域。获得国家医疗器械三类证的骨骼场景下的 AI 医学影像产品主要有依图医疗开发的儿童手部 X 射线影像骨龄辅助评估软件、联影智能开发的骨折 CT 影像辅助检测软件和汇医慧影研发的骨折 X 射线图像辅助检测软件等。在骨龄检测方面，美诺瓦医疗春笋系列微剂量 X 射线骨龄仪被评选为第八批优秀国产医疗设备产品，此产品搭载基于 TW3 和中华 05 等主流骨龄判读方法的 AgeExpert 智能骨龄辅助诊断系统，并于 2020 年在浙江大学医学院附属儿童医院正式投入使用。设备自 2020 年年初正式发布后已经在全国 200 + 家医疗机构投入临床应用，参与多次联合义诊活动，助力儿童骨龄检测。在骨折诊断方面，2018 年，Imagen 公司开发的利用人工智能算法检测成人患者的桡骨远端骨折软件 OsteoDetect 上市销售。2020 年 11 月，联影智能获得国内首张 CT 骨折 AI 三类证。在骨关节炎方面，已经落地的产品较少。

现阶段下 AI 技术在骨骼影像下的应用场景相对较少，现有技术限制及临床数据库质量良莠不齐等因素在一定程度上阻碍了骨骼影像应用场景的扩大，但是相信在未来将会逐步拓展。

（三）人工智能辅助诊断系统

目前，各种医学影像技术发展成熟，可为运动损伤提供全面、清晰的图像。但真实临床疾病情况通常是多学科多领域的复杂情景，需要经验丰富的临床医生对损伤程度进行诊断和评估。AI 辅助诊断基于大量真实病历、循证医学库的积累，通过深度学习技术对患者的医学影像、病理及临床数据进行自动识别和分析，结合知识图谱比对可疑病症信息，模拟医生的诊断推理能力，为医生疾病诊断与制订治疗方案提供辅助，包括临床决策支持系统（Clinical Decision Support System，CDSS）、智慧病案、人工智能影像诊断、人工智能病理诊断等，大大提高了临床医生的工作效率和研判准确性，降低误诊、漏诊率，为医疗质量和安全保驾护航。

目前，诸多厂商都在从不同的能力建设路径和切入角度探索智能化辅助诊断系统。①科技企业（如百度）从建立医疗知识图谱和认知计算能力方面切入，构建能够读懂数据、循证推理的诊疗助手，从数据到决策的技术架构相对完整。②专业 CDSS 企业有一定的临床知识积淀，如北京惠每云科技有限公司引入来自梅奥的临床指南和知识体系，再进行国内临床验证调整。③医疗大数据企业（如医渡云、零氪科技）以参与数据结构化帮助医院提升数据管理质量的方式切入，积累临床训练集形成大数据平台和专病库，从而夯实 CDSS 能力的基础。④传统医院信息系统厂商（如东卫宁健康科技集团）推出电子病历评级产品，形成全科病历数据能力基础，切入合理用药、质量管理等近似诊断功能系统。⑤医学专业出版行业转型知识服务商，服务于医院；传统出版行业利用出版资源搭建数字化、结构化知识库，与 CDSS 产品进行对接，为用户提供知识查询、知识提示、相似病例提示等服务。同时，结构化的知识也是各 CDSS 构建知识图谱的基础。

（四）AI 辅助诊疗

2017 年，国务院印发的《国务院关于印发新一代人工智能发展规划的通知》（国发〔2017〕35 号）中要求，加深 AI 技术与医疗健康领域的融合，推广应用 AI 医疗新模式新手段，建立快速精准的 AI 智能辅助诊疗体系。[2] 目前，人工智能在智能化辅助诊疗方面的发展正在医疗保健领域推动新的革命。传统的临床诊疗通常依赖临床医生在术前根据诊断结果制定个性化的精准的手术预案，术中精准定位病灶从而最大程度降低对正常组织的损害，而这个过程通常会受当地的医疗手术资源和医生手术水平限制；且在术前医患沟通不畅，病患及家属较难理解疾病原理及手术过程，容易对手术产生恐惧，对治疗依从性低。

AI 辅助诊疗以智能化、精准化、可视化为主要元素，融合人工智能技术、VR/AR、大数据、3D 全息影像等关键技术，覆盖患者治疗方案辅助决策、术前规划、手术导航、预后评估等多样化场景，为医生提供诊前、诊中、诊后的全流程辅助决策。在治疗方案辅助决策方面，利用人工智能技术和医疗大数据库智能分析，辅助医生做出个性化的精准治疗方案。术前规划方面，AI 技术能够辅助医生直观、立体地透视目标病灶，进而进行自动手术规划。手术导航方面，AI 技术能精准定位病灶，提高手术精准度、安全与效率。预后评估方面，依托深度学习技术，能够更准确地预测预后指标，有助于及时干预改善预后。

在技术研发方面，现有的许多研究已验证了 AI 应用于辅助诊疗的有效性和可行性。张文博等[17]利用信息增益熵算法与案例推理技术，为目标患者生成相似历史病历，辅助医生进行个性化精准治疗；Volker Musahl 等[18]验证了主动式与被动式计算机辅助手术系统在运动损伤术前规划与手术导航中的准确性与可行性；Sanne H van Spanning 等[19]则运用人工智能和机器学习算法，评估与预测关节镜 Bankart 修复术后且未再切除的外伤性肩关节前脱位患者的复发风险。在软件产品方面，应用于治疗环节的 AI 辅助决策产品发展相对成熟，市场上已有一批企业崭露头角，以安德医智、科亚医疗、强联智创、视见科技、数坤科技、推想医疗等企业为代表，产品主要覆盖脑部、心血管、肺部、肝脏等应用场景。然而，市场上仍然缺少针对运动损伤的辅助诊疗系统，期待未来在政策支持、需求带动、技术迭代等多因素驱动下，吸引更多企业及资本涌入此赛道，不断拓宽应用场景。

然而，目前人工智能辅助诊疗在实际应用场景中仍然存在许多问题。一方面，当前医疗健康数据结构化的比例较低，电子病历的标准化、结构化、统一化、专业化也还在推进中，各家医院的数据封闭，甚至不同科室内也难以连通。[20]因此，数据积累受限导致难以形成一份有效的辅助决策方案，大大影响了智能辅助诊疗系统的部署和推广。因此，需要通过整合不同来源、不同类型的医疗数据，搭建开放共享的健康医疗大数据平台，为构建核心知识图谱提供结构化数据支撑，连通"数据孤岛"，推进 AI 辅助诊疗系统的落地与应用。

（五）AI 智能机器人

按照 AI 在医疗场景中的角色，将智能机器人划分为手术机器人、康复机器人、辅助机器人、医疗服务机器人四类。根据中国电子信息产业发展研究院的数据，在 2019 年中国医疗机器人市场中，四类分别占比 23%、47%、17%、13%。从整体来看，目前康复机器人的应用最为广泛，且随着人口老龄化加剧和运动人群激增，将拥有更为广阔的市场增长前景。

传统人工康复治疗方法存在康复周期长、效果不可控、触达不便利等痛点，相比之下，运用 AI 技术的康复机器人通过传感器采集、解码人体生理电信号（肌电、脑电等），实现远程人工智能控制、传感器监测、自适应个性化训练、康复评价等多种功能[20]，成为解决传统康复痛点的重要抓手，尤其在疫情时代背景下，更能体现康复机器人在远程场景中的应用价值。

市场上针对脑卒中、脊髓损伤等神经损伤的患者的康复机器人种类繁多，例如外骨骼式上肢/下肢康复机器人、辅助步行机器人、智能轮椅等代表成果。美国 Rewalk 外骨骼康复机器人、瑞士 Locomat 穿戴式下肢康复机器人[21]等已进入许多医院的临床应用。国内多家企业推出产品帮助患者改善下肢运动功能与重建正常步态，以钱璟康复的多体位智能康复机器人系统 Flexbot、力迈德医疗的下肢智能反馈训练系统 W200、瀚翔生物的 Moonwalker 以及漫步者康复设备公司的 R－A1 下肢康复机器人等产品为代表。而未来随着运动损伤患者需求与日俱增，将康复机器人运用于运动损伤具有很大的应用潜力。应基于神经损伤与运动康复治疗共性，在运动损伤常见问题如疼痛、关节活动度、肌力等方面优化设计，研发兼备神经和运动康复复合功能的多模态智能康复机器人。[22]

近年来，越来越多企业及资本涌入康复赛道，推出系列中低端康复机器人普惠大众，但因机器人种类较多，产业集中度较低。然而，就高端医用外骨骼机器人市场而言，中国仍以进口产品为主，产品价格偏高，且未纳入医保报销范围。同比国际市场来看，可穿戴康复机器人＋辅助行走的医用外骨骼机器人已经在一些发达国家实现产业化应用。国内仍然停留在发展初级阶段，自主创新研发能力欠缺，但随着国内康复医学快速发展和国民康复意识增强，相关企业不断提高自主创新研发能力，有望在未来用国产替代助力医疗机器人产业智能化升级。近年来，国内外机构致力于提升康复机器人在主动训练策略、柔顺性控制、无线传感、多模态识别等方面的实际表现，但现有的康复机器人仍然存在费用昂贵、康复效果有限、患者恐惧心理等问题，且在人机交互、仿真体验等方面仍然存在不足，需要深入研究改进技术并匹配更多病种的康复与保健需求。

三、总结与展望

《2009—2014 健身行业产值规模》显示，经常运动的人群运动损伤的发生率为 85% 以上。根据国务院印发的《全民健身计划（2021—2025 年）》，到 2025 年，经常参加体育锻炼人数比例达到 38.5%，大约 5.39 亿人次，据此推算到 2025 年，出现运动损伤的人群将达 4.58 亿。[23]《"健康中国 2030"规划纲要》中明确提出，继续推进全民健身运动蓬勃发展，到 2025 年健康休闲产业规模扩大为 3 万亿元。[24] 此外，中国居民对于运动健康和康复保健的意识大大提高。由此可见，基于政策支持和需求激增的背景，运动损伤市场即将迎来新的挑战和发展机遇。在可预见的未来，随着 AI 技术加速升级和普及，其适用模态、覆盖病种、应用场景等不断丰富，能够更大程度提升医生在运动损伤中的诊疗效率与诊疗质量，同时以智能化、个性化、全流程的模式服务于有需求的人群，有望重构医疗体系以达成全民运动健康的发展愿景。

然而，当前人工智能在运动损伤远程诊疗领域的应用与实践仍然存在着技术创新、人才培养、制度标准、政策伦理等问题。为突破领域发展瓶颈，追赶国际发展脚步，需要正确合理地解决存在的问题，构建开放共享医疗信息平台，完善各项制度标准，建立人机协同/人机互助的新型诊疗体系，加快技术融合和人才培养，最终实现智能化医疗转型并推动医学领域的蓬勃发展。

参考文献

［1］中华人民共和国 2021 年国民经济和社会发展统计公报［N］．人民日报，2022 – 03 – 01．

［2］国务院关于印发新一代人工智能发展规划的通知［J］．中华人民共和国国务院公报，2017，1597（22）：7 – 21．

［3］Chidambaram S, Maheswaran Y, Patel K, et al. Using Artificial Intelligence – Enhanced Sensing and Wearable Technology in Sports Medicine and Performance Optimisation［J］. Sensors（Basel），2022，22（18）：6920.

［4］Skazalski C, Whiteley R, Hansen C, et al. A valid and reliable method to measure jump – specific training and competition load in elite volleyball players［J］. Scandinavian Journal of Medicine & Science in Sports, 2018, 28（5）：1578 – 1585.

［5］Chen S T, Lin S S, Lan C W, et al. Design and Development of a Wearable Device for Heat Stroke Detection［J］. Sensors（Basel），2017，18（1）：17.

［6］Karnuta J M, Luu B C, Haeberle H S, et al. Machine Learning Outperforms Regression Analysis to Predict Next – Season Major League Baseball Player Injuries：Epidemiology and Validation of 13, 982 Player – Years From Performance and Injury Profile Trends, 2000 – 2017［J］. Orthopaedic Journal of Sports Medicine, 2020, 8（11）：2325967120963046.

［7］Altini M, Kinnunen H. The Promise of Sleep：A Multi – Sensor Approach for Accurate Sleep Stage Detection Using the Oura Ring［J］. Sensors（Basel），2021，21（13）：4302.

［8］Massimiliano de Zambotti M, Rosas L, Colrain I M, et al. The Sleep of the Ring：Comparison of the ŌURA Sleep Tracker Against Polysomnography［J］. Behav Sleep Med, 2019, 17（2）：124 – 136.

［9］Turakhia M P, Desai M, Hedlin H, et al. Rationale and design of a large – scale, app – based study to identify cardiac arrhythmias using a smartwatch：The Apple Heart Study［J］. Am Heart J, 2019, 207：66 – 75.

［10］ Ghosh S，Alomari R S，Chaudhary V，et al. Computer－aided diagnosis for lumbar mri using heterogeneous classifiers：2011 IEEE International Symposium on Biomedical Imaging：From Nano to Macro ［C］，2011. 2011 30 March－2 April 2011.

［11］ Burns J E，Yao J，Muñoz H，et al. Automated Detection，Localization，and Classification of Traumatic Vertebral Body Fractures in the Thoracic and Lumbar Spine at CT ［J］. Radiology，2016，278（1）：64－73.

［12］ Jamaludin A，Kadir T，Zisserman A. SpineNet：Automated classification and evidence visualization in spinal MRIs ［J］. Med Image Anal，2017，41：63－73.

［13］ Holger R R，Yinong W，Jianhua Y，et al. Deep convolutional networks for automated detection of posterior－element fractures on spine CT：Proc. SPIE ［C］，2016. 2016/3/24.

［14］ Zhang H，Zheng H，Deng R，et al. Computed Tomography Imaging under Artificial Intelligence Reconstruction Algorithm Used in Recovery of Sports Injury of the Knee Anterior Cruciate Ligament ［J］. Contrast Media Mol Imaging，2022，2022：1199841.

［15］ Antony J，McGuinness K，O'Connor N E，et al. Quantifying radiographic knee osteoarthritis severity using deep convolutional neural networks：2016 23rd International Conference on Pattern Recognition（ICPR）［C］，Cancun，Mexico，2016.

［16］ 王亚辉，朱广友，乔可，等. X线骨龄评估方法研究进展与展望 ［J］. 法医学杂志，2007（05）：365－369.

［17］ 张文博，陈希. 数据驱动下的个性化智能辅助诊疗决策方法：第十五届（2020）中国管理学年会 ［C］，成都，2020.

［18］ Musahl V，Plakseychuk A，Fu F H. Current opinion on computer－aided surgical navigation and robotics：role in the treatment of sports－related injuries ［J］. Sports Med，2002，32（13）：809－818.

［19］ Van Spanning S H，Verweij L P E，Allaart L J H，et al. Development and training of a machine learning algorithm to identify patients at risk for recurrence following an arthroscopic Bankart repair（CLEARER）：protocol for a retrospective，multicentre，cohort study ［J］. BMJ Open，2022，12（9）：e55346.

［20］ 侯增广，赵新刚，程龙，等. 康复机器人与智能辅助系统的研究进展 ［J］. 自动化学报，2016，42（12）：1765－1779.

［21］ Colombo G，Joerg M，Schreier R，et al. Treadmill training of paraplegic patients using a robotic orthosis ［J］. J Rehabil Res Dev, 2000, 37 (6)：693 - 700.

［22］余红阳, 方凡夫, 石萍, 等. 康复机器人在神经与运动损伤应用的共性探讨 ［J］. 生物医学工程学进展, 2020, 41 (03)：139 - 143.

［23］国务院关于印发全民健身计划（2021—2025 年）的通知［J］. 中华人民共和国国务院公报, 2021, 1742 (23)：19 - 22.

［24］中共中央　国务院印发《"健康中国 2030" 规划纲要》［J］. 中华人民共和国国务院公报, 2016, 1571 (32)：5 - 20.

叁

技术应用篇

HB.14 远程可穿戴设备在心脏康复中的运用

钟筱兰① 刘 薇② 荆 娟③

摘 要： 可穿戴设备将传感器与移动通信联合起来，融合芯片技术、通信技术、智能交互技术，通过蓝牙、Wi-Fi、无线通信技术、近距离无线通信技术等方式连接，实现人体相关数据的感知、采集、记录、分析、处理。对人体健康数据进行实时、精准、远程、长程的监测和管理，凭借简便性、实用性、可交互性等诸多优势，可穿戴设备在医疗健康领域的应用价值逐步体现，正在改变和重塑疾病的诊疗模式，互联网远程医疗、移动医疗的发展，也进一步推动了可穿戴设备的应用。心血管疾病是人类健康的一大杀手，居中国疾病死亡首位，给居民和社会带来的经济负担日渐加重，已成为重大的公共卫生问题。《中国心血管健康与疾病报告2019》指出，心血管病的死亡占城乡居民总死亡原因的首位，农村为45.91%，城市为43.56%。心脏康复是一个针对心血管疾病系统性治疗的方法，在心血管疾病的一级预防和二级预防实践中已显现了其积极的防控作用，但在实际操作中，对居家和异地患者会受到空间和时长的困扰，尤其是在疫情期间大家不方便出行的情况下，使用可穿戴设备较好的解决这类问题，使患者在舒适、放松的环境中仍能接受到相应的医疗保障，很大程度降低了心血管病人发生意外的风险。

关键词： 可穿戴设备；心脏康复；心血管疾病

① 钟筱兰，医学硕士，西安国际医学中心医院心肺康复科行政副主任，研究方向：心肺康复、青少年心理。

② 刘薇，医学硕士，西安国际医学中心医院心肺康复科副主任医师，研究方向：心肺康复、中青年高血压。

③ 荆娟，医学硕士，西安国际医学中心医院心肺康复科主治医师，研究方向：心肺康复、脊神经康复。

叁 技术应用篇

一、远程可穿戴设备用于心脏康复中的优势

（一）心脏康复

心脏康复是一个针对心血管疾病系统性治疗的方法。心血管疾病由于有慢性、复发性等特点，是一种可以被控制但难以被治愈的疾病。如果在发病后没有得到很好控制，势必会造成反复发病、住院的恶性循环，最后出现因心血管疾病导致的早逝。心脏康复就是针对心血管病的各种危险因素，包括不良的生活方式和代谢异常等，进行一个系统、规范、长期的精细化治疗，包括量化风险评估、给出药物处方、运动处方，营养处方、心理处方和纠正不良生活方式。通过综合的心脏康复医疗，不仅使患者回归正常的社会生活，并可预防心血管事件的再次发生，提高患者的生活质量和预防早逝便是心脏康复的意义所在。

心脏康复是心血管疾病二级预防的ⅠA级推荐项目[1]，已被公认可以改善心血管疾病患者的运动能力、生活质量和心理健康，还可以降低病死率、发病率和意外住院率[2]。近年来基于家庭的心脏康复因其灵活方便和能融入常规家庭生活等优势而逐渐受到重视，其可在各种环境中进行，包括家庭或其他非临床环境，如社区中心和公园[3]；相较基于医学中心的心脏康复，家庭心脏康复可帮助患者摆脱交通障碍，减少日程安排与康复计划不协调等限制[4]；且最近一项针对获得心脏康复转诊资格患者的研究发现，当可以选择家庭或医学中心方式接受心脏康复时，近一半的患者倾向基于家庭的方式[5]。已有证据表明，家庭心脏康复对心血管疾病危险因素控制方面的短期改善效果较好，且依从性较好。[6]但基于运动的心脏康复在没有医护人员监督的家庭环境中进行，会存在诸如运动强度达不到康复要求、缺乏与医护人员面对面的监控与交流、高风险患者易出现安全问题等挑战[7]，各环节缺乏规范的监测和管理。日渐兴起的可穿戴设备安全可靠、小型轻便，既方便患者在家庭和社区使用，又可以使社区医院和大型综合医院的医务人员同时了解患者疾病进展[8]，为解决心脏康复面临的挑战带来了新思路[9]。

（二）远程可穿戴设备在医疗健康中的运用

1. 发展历程

远程可穿戴设备用于医疗健康经历了三个阶段，第一阶段 2014—2016 年，可穿戴设备最早主要应用于移动医疗领域，其核心功能是对心率、血压、血糖等生理信息的远程监测。[10]2012 年，工业和信息化部发布的《物联网"十二五"规划》中，将移动医疗列为九大重点工作之一。随着 4G 通信技术的成熟以及资本市场的进入，可穿戴设备的移动医疗步入飞速增长期。第二阶段 2016—2017 年，随着各类远程监测 App 的出现，提高了可穿戴设备在医疗健康领域远程传输中的稳定性，实现可记录、可追踪。此阶段进入"十三五"时期，随着《"十三五"卫生与健康规划》（国发〔2016〕77 号）落地，医疗健康服务模式不断创新。居民通过智能手机、平板电脑、可穿戴设备或相关应用，建立数据采集平台，对健康、亚健康人群进行危险因素干预。第三阶段 2019 年起，随着"智慧医疗"和"人工智能"的发展，结合 5G、大数据、云计算、人工智能、物联网等前沿技术的发展，远程可穿戴设备的运用更加广泛深入。同时柔性材料、纸基材料、纳米材料和有机材料等新型材料在远程可穿戴设备中的应用，使其在便捷性、舒适性、准确性方面得到大幅提高。在后续的发展过程中人工智能技术开始融入医疗健康全环节，借助医疗机器人、AR/VR、植入式医疗等技术，逐渐实现医疗健康全流程智能化。

2. 用于心脏康复中的远程可穿戴设备

可穿戴设备被定义为能够直接穿戴在身上的便携式医疗或健康电子设备，可以在软件支持下感知、记录、分析、调控或干预，甚至治疗疾病或维护健康状态[11]，具有可移动性、可穿戴性、可持续性、简单操作性和可交互性的特征。心脏康复可穿戴设备根据穿戴部位和形式的不同，可分为手环、腕带、手表、背心、胸带、腰带、脚环、皮肤贴片等。根据采集模式的不同，可分为连续采集设备、间断采集设备、即时采集设备等。根据传感器的不同，可分为生物电传感器设备、光电传感器设备、机械电传感器设备等。科技的进步使医院外应用的自助性穿戴医疗设备成为现实，通过可穿戴设备监测多种生理参数，比如心率、心律、血压、呼吸、血糖、睡眠指标等。[12]临床当中 12 导联心电图是体表心电图采集的标准模式，可以用来诊断包括心律失常、心肌缺血等心血管疾病。但标准心电图采集操作复杂，只能由专业人员操作获得，可穿戴式心电设备为了操作简便以实现自助操作，不得已减少导联数，因此，目前上市应用的绝大多数穿戴心电设备为单导联，只有少数是多导设备，而且多导基本都是带有导联线。穿戴式心电设备具有随时随地描记心电图的便利性，便于阵发性心律失常患者心电图异常时的捕捉，极大地提高了诊断效率，逐渐成为监测心律失常的一种新手段。

3. 智能化远程可穿戴设备关键技术发展对心脏康复的促进

心脏康复不仅涉及心血管系统，同时也会涉及内分泌、呼吸等多个学科，对可穿戴设备的多样性和精准感知、稳定传输有较高要求，目前仍受限于关键技术的发展，包括终端关键技术、感知技术、硬件技术、智能物联技术、网络关键技术、平台关键技术。[13]

终端关键技术是精准量化体征的关键，通过与应用软件、云服务相结合实现对人体体征数据（不仅包括血糖、血压、血氧、脉搏，还有部分体液检查）的采集、传输等功能，设备终端对人体指标的精准量化是医疗大数据分析的基础；亟待突破高性能、高可靠生物体征感知技术（包括智能传感、识别、算法等）；低功耗轻量级底层硬件技术（包括低功耗芯片、操作系统、应用开发工具）；低功耗广域智能物联技术（包括物联解决方案、协议栈、芯片）；网络关键技术的提高要实现实时、可靠、安全的信息传输，网络层通过公网或者专网以无线或有线通信方式将信息在感知层与平台层及运用层之间传递；平台关键技术的发展可实现医疗数据的智能判读、分析和处理，提供便捷、精准、高效的医疗健康服务。

但是医疗健康大数据平台需要重点解决两大难题。

（1）健康数据的互联互通问题。现阶段可穿戴式设备终端产品多样且自成体系，采集的健康数据和人体生理指标在不同医疗机构及平台中难以实现无缝衔接，基础信息和各种临床信息资源分散、重复、孤立，导致有效数据闲置、数据重复或不一致，很难得到充分利用。

（2）健康态评估数据质量控制问题。可穿戴式设备为人体健康大数据监测提供技术支撑，但在数据精准度的把控以及对复杂病况的科学识别上没有相关标准进行衡量，导致外界对监测数据的科学性和可靠性存在质疑，健康态评估工作缺乏数据质量控制的相关标准与规范。

二、远程可穿戴设备在心肺康复中的实际运用

（一）个性化运动指导

心肺运动耐力是被美国心脏协会命名的第五大临床生命体征，心脏康复首要目标就是要提高心肺耐力，合理、科学的运动模式、运动频率就显得至关重要。

与心脏康复运动相关的可穿戴设备主要分为运动指导、运动记录、远程监管和危险预警4种类型。运动指导可穿戴设备主要是通过测量心率来评估运动强度，继而利用声音或光信号对患者的运动训练给予指导和提示，以此提高心脏康复运动有效性；运动记录可穿戴设备则是通过记录身体活动并结合目标设定和行为反馈等行为改变技术来帮助患者改变行为，养成更好的健康行为习惯，从而促进心脏康复运动持久性；而远程监管可穿戴设备主要是作为远程患者监测系统的关键环节，通过采集患者生理参数数据，为监测中心的医护人员提供其分析、评估和监管的数据信息，来增加心脏康复运动的专业性；危险预警可穿戴设备主要是通过监控患者的心电情况，对运动中出现的心律失常等危险情况进行报警，保障了心脏康复运动的安全性。远程可穿戴设备在运动训练中所起的作用如下。

（1）达到一定运动强度的运动训练是心脏康复的基石，运动强度是决定最佳运动水平和运动效果的重要因素。[14]过大的运动强度对心功能无益，运动前首先进行心肺功能评估确定靶心率，运动时过快的心率会损伤心肌，达不到靶心率又起不到提高心功能的作用，而心率是监测患者运动强度的最重要指标，如何使患者运动强度达到靶心率水平是心脏康复的核心环节。[15]可穿戴设备通过手环、手表、穿戴式心电背心、即贴式心导实时测量心率使患者的运动强度保持在适当水平，以此提高心脏康复运动有效性。

（2）增加身体活动，是减少心血管疾病风险，延缓心血管疾病进展，降低心血管疾病病死率的最佳方式之一[16]，在院内Ⅰ期、Ⅱ期心脏康复结束，患者回到家中运动依从性便会降低[17]。因此，在Ⅲ期院外家庭心脏康复过程中采用加速度计、计步器等是被称为"量化自我"的可穿戴设备，是简单且

理想的自我监测工具，能够得到及时的正反馈，促进患者的适当运动。

（3）可穿戴设备通过采集心电图等生理数据，实现医疗专业人员对患者的远程健康监管，解决心脏康复缺少面对面监控与交流这一问题，使心脏康复运动更具专业性。运用运动手环，获取Ⅱ期院外心脏康复患者的运动心率、运动步数和运动时间等数据，并指导患者将数据同步上传至应用程序云端，以便心脏康复小组收集数据，并根据数据制订患者康复计划。也可采用远程心电监测系统，将可穿戴式心电图监护仪粘贴在胸部，所记录的心电图数据便会通过蓝牙传输到智能手机应用程序中，云服务平台会采用独特的算法实时分析数据，供医生、护士检查和诊断，提供监测报告。

（二）药物监测与指导

远程可穿戴式设备用于药物监测主要体现在对药物疗效观察和药物不良反应的观察方面，在使用降压药物过程中不同类型与不同剂型的药物起效时间不同、作用强度不同，采用远程可穿戴式设备可以动态、持续、准确地监测到用药的起效状况，便于观察与调整药物的剂量以及服药时间。远程可穿戴设备在抗心律失常药物使用过程中，能发挥很好的作用，类似星康 SCI－311 R－Guard 长程心电图，监测时长可达到 7 天，对心脏节律性变化能及时捕捉到，便于药物的观察与调整。有些强心类药物，比如地高辛需要长期服用，但治疗量与中毒量很接近，采用远程可穿戴设备能及时发现药物的不良反应并及时纠正，对患者的安全用药有很好的监测和指导作用。

（三）饮食管理

心血管疾病饮食要求低盐、控糖、多吃全谷物，限制饱和/反式脂肪酸摄入，充足的蛋白质和膳食纤维的摄入，常用的饮食方案包括地中海饮食（Mediterranean Diet）、得舒饮食（Dietary Approaches to stop Hypertension，DASH）、弹性素食饮食（Flexitarian Diet）等，在饮食管理当中，饮食计划的难易程度、短期和长期的效果、营养完整性、安全性以及预防和控制心血管疾病的潜力是评估饮食方案的标准。远程医疗在饮食管理方面已经很成熟，多种类型 App 为饮食管理提供了便利和有效的辅助，包括饮食宜忌、食物交换方法，每日进行饮食记录、膳食分析、运动与饮食的关系，通过远程系统的接收，营养师和医生能够及时了解患者的饮食情况，并予以必要的指导，同时加强饮食与运动的结合，患者的血脂控制情况能得到明显改善，无创式可穿戴血糖监测仪能随时提供进食后血糖的变化，以及不同食物对肌体胰岛分泌的影响，对血糖和体重的控制可起到指导性的作用，对患者了解饮食营养和运动知识产生积极的影响，较好地控制心血管疾病的风险因素，提高心脏康复的疗效。

（四）睡眠、心理调适

远程可穿戴设备在睡眠监测中能起到很好的反馈作用，目前阻塞性睡眠呼吸暂停综合征（Obstructive Sleep Apnea，OSA）的诊断和治疗均在医院的睡眠中心进行，由专业的睡眠技师进行整夜多导睡眠监测（Polysomnography，PSG）并进行数据分析，但患者等待时间长，偏远地区患者需要经过长途跋涉才能就诊，并且就诊期间患者的睡眠还会因就诊环境的改变而受影响。随着新技术的发展，新型远程居家医疗模式使得 OSA 患者的居家诊断和治疗成为可能，OSA 患者无须前往睡眠中心即可得到睡眠医师使用现代远程技术提供的诊断和治疗。在远程居家医疗模式中使用家庭睡眠呼吸暂停监测（Home Sleep Apnea Testing，HSAT）完成 OSA 的诊断，HSAT 或称便携式监测仪（Portable Monitors，PM），亦称中心外监测仪（Out－of Center Testing Devices，OCTD）具有准确度较高、导联少、操作便捷的优势。[18]患者可在家中自行完成佩戴及睡眠监测，无须专业睡眠技师值守，且对患者来说花费更少，在医疗条件较差的偏远地区亦有较好的普及性。[19]2017 年美国睡眠医学会（American Academy of Sleep Medicine，AASM）新版指南中指出，对于无严重合并症且高度怀疑中、重度 OSA 的成人患者，推荐使用 PSG 或使用技术完善的 HSAT 进行诊断，若单次 HSAT 结果阴性，可选择 PSG 来诊断 OSA（强烈推荐）。[20]在心理治疗方面，远程可穿戴设备可以监测到求助者的状态，尤其是在冲击疗法当中能及时通过心率和汗液感知接收到求助者的情绪反应状态，便于医生判断治疗强度和持续时间。

三、可穿戴设备用于心血管疾病的预警

远程可穿戴设备用于心电监测系统，有利于及时发现和处理心血管急症[21]。余新艳等[22]的研究报道了医院外可穿戴单导联远程心电监测设备良好

叁　技术应用篇

的诊断准确性，体现了可穿戴心电设备在有效诊断心律失常、提高心血管疾病诊治效率方面的应用价值。相对于单导联心电设备，智能可穿戴十二导联心电记录仪增加了多个导联，可更全面地获取使用者的心电信息，中国胸痛中心"全国心电一张网"平台，以智能可穿戴十二导联心电图为基础，使用"康乃心"人工智能化智能可穿戴十二导联心电图对 66735 例远程心电图资料及危急心电患者疾病转归情况进行分析，通过前期对多中心心电数据的诊断分析和机器学习，在密集连接型卷积网络的基础上，构建了深度可分离卷积结构模型，采用心电数据自动诊断算法对各导联心电数据进行智能分析。在异常心电图、窦性心律、窦性心动过速、窦性心律不齐、窦性心动过缓、房性早搏、心房颤动、左心室高电压、导联异常或数据质量差、ST－T 改变、室性早搏、T 波改变、局限性右束支传导阻滞、异常 Q 波等不同类型心电数据诊断中有较高的准确性，灵敏度、特异度、准确率均值分别为 71.59%、94.32% 和 94.90%[23]，确保临床应用中数据获取和诊断分析的质量。

四、可穿戴设备用于心脏康复中存在的不足

可穿戴设备虽然在近些年发展迅速，但广泛采用还需要进一步的研究，如何提高其特异度和灵敏度、如何建立统一的数据分类和评估体系、如何设计隐私保护机制、如何规范行业标准等[24]，都是在深化应用过程中需要解决的问题。

（一）移动医疗技术结合心脏康复的不足

1. 没有成熟的监管体系

绝大部分可穿戴设备投放市场应用都不受医疗保健管理机构的监管，这就导致了应用程序泛滥，质量参差不齐，有效性得不到保障，并且存在胡乱收费现象。如何建立完善的监管体系，对于这些应用程序去芜存菁，并得到医保支持，是可穿戴设备结合心脏康复取得突破性进展的关键。

2. 缺乏循证支持

虽然许多研究都已证实移动医疗结合心脏康复的可行性，但是目前还没有移动医疗心脏康复的指南或专家共识。

3. 隐私泄露问题

现在民众对于隐私的保护越来越重视，可穿戴设备需要收集患者大量的个人数据，如何保证这些数据不被泄露是一个重要的问题。

（二）设备的集成性有待提高

心脏康复不仅涉及心血管系统，同时也会涉及内分泌、呼吸、营养、心理、睡眠、运动等方面的问题，在实际运用过程发现以下几个问题。

1. 集成性有待提高

远程可穿戴设备对用户来说便捷、准确是选择使用的最低要求，而且大多用户不只是存在一个问题，一般是多个需求同时存在，如监测运动状态的用户对饮食和睡眠管理也是有需求的，但目前现状往往是选择了一两个功能就要放弃其他功能，即便有集成性强的设备，比如乐普的"小茄"是集心电、血氧、心率、睡眠监测为一体，有些手表、手环也具有一定的集成性，但不同程度地都存在专业性、准确性和便捷性、集成性不能并存的现象，这给用户在使用过程中带来诸多不便，尤其是对老年人，这个群体对远程可穿戴设备的需求量很大。移动平台的简化有两个方向，一是简化操作方式，比如患者端界面要相对干净整洁，供选择的内容必须清晰、明确，不同功能间的切换步骤越少越好等；二是信息展现简单，尽量减少专业术语的出现，以通俗易懂的描述，辅以图表化的数据对比，使患者能够快速理解自己的健康状况。

2. 运用平台的不兼容

对有多种需求的用户需要在多个 App 当中来回切换，即便我们将适合的 App 放于互联网医院当中，也只能解决入口一致的问题，在具体使用当中仍有诸多不便。有些医院健康管理系统中设计了远程可穿戴设备的监测界面，类似健海、希和、易康云等有较好的健康管理方式，同样也存在设备兼容性和上传数据及时性、稳定性不足的问题，以上问题限制了远程穿戴式设备的运用与推广。

（三）健康数据互联互通工作亟待推进

远程可穿戴式设备在未来的发展进程中更应考虑如何将健康 App 有效数据与居民的电子病历和电子健康档案互联互通。此外，除了电子病历外，远程医疗和医患交流目前也存在很多问题，一方面是对海量数据进行标准化收集与

叁 技术应用篇

共享以及数据技术处理，比如怎样"沙里淘金"？怎样制定标准化规范？如何提升算法算力？等等；另一方面要实现数据应用的背后，即新型医疗卫生资源模式的有效融合以及融合之后更好地利用互联网管理和互联网服务等方式，便捷高效地实现掌控患者信息和为患者提供服务的目的，从而使这些分散的、碎片化的资源经过整合能够最大限度地利用到社会中的资源，并且能够克服传统资源空间远、时间长等劣势，发挥远程可穿戴式设备更大的优势，为需要的用户带来更加亲和、舒适、准确、专业的体验。

参考文献

[1]《中国心血管健康与疾病报告2021》编写组.《中国心血管健康与疾病报告2021》要点解读 [J]. 中国心血管杂志, 2022, 27 (4): 305 – 318.

[2] 中国心血管疾病患者居家康复专家共识编写组. 中国心血管疾病患者居家康复专家共识 [J]. 中国循环杂志, 2022, 37 (2): 108 – 121.

[3] Hisam A, Haq ZU, Khan Z, et al. Mobile Health Augmented Cardiac Rehabilitation (MCard) in Post – Acute Coronary Syndrome Patients: A randomised controlled trial protocol [J]. Pak J Med Sci, 2021, 37 (3): 890 – 896.

[4] 陆晓. 心脏康复的演变与进展 [J]. 中国康复医学杂志, 2017, 32 (1): 4 – 9.

[5] Suaya JA, Shepard DS, Normand SL, et al. Use of Cardiac Rehabilitation by Medicare Beneficiaries after Myocardial Infarction or Coronary Bypass Surgery [J]. Circulation, 2007, 116 (15): 1653 – 1662.

[6] Redfern J, Hyun K, Chew DP, et al. Prescription of Secondary Prevention Medications, Lifestyle Advice, and Referral to Rehabilitation among Acute Coronary Syndrome Inpatients: Results from a Large Prospective Audit in Australia and New Zealand [J]. Heart, 2014, 100 (16): 1281 – 1288.

[7] 孙逸凡, 刘伟静, 徐亚伟. 移动医疗与心脏康复 [J]. 中国实用内科杂志, 2022, 42 (5): 353 – 357.

[8] MacKinnon GE, Brittain EL. Mobile Health Technologies in Cardiopulmonary Disease [J]. Chest, 2020, 157 (3): 654 – 664.

[9] Meinhart F, Stütz T, Sareban M, et al. Mobile Technologies to Promote Physical Activity During Cardiac Rehabilitation: a Scoping Review [J]. Sensors (Basel),

2020，21（1）：65.

［10］ McConnell MV，Shcherbina A，Pavlovic A，et al. Feasibility of Obtaining Measures of Lifestyle From a Smartphone App：The MyHeart Counts Cardiovascular Health Study［J］. JAMA Cardiol，2017，2（1）：67 – 76.

［11］ Cai C，Bao Z，Wu N，et al. A Novel Model of Home – based，Patient – tailored and Mobile Application – guided Cardiac Telerehabilitation in Patients with Atrial Fibrillation：A Randomized Controlled Trial［J］. Clin Rehabil，2022，36（1）：40 – 50.

［12］ Nabutovsky I，Nachshon A，Klempfner R，et al. Digital Cardiac Rehabilitation Programs：The Future of Patient – Centered Medicine［J］. Telemed J E Health，2020，26（1）：34 – 41.

［13］ Gonzalez – Garcia MC，Fatehi F，Scherrenberg M，et al. International Feasibility Trial on the Use of an Interactive Mobile Health Platform for Cardiac Rehabilitation：Protocol of the Diversity 1 study［J］. BMJ Health Care Inform，2019，26（1）：e100042.

［14］《心肺血管病杂志》编辑部. 中国心血管健康与疾病报告 2019［J］. 心肺血管病杂志，2020，39（9）：1145 – 1156.

［15］ 何潇一，叶卫华，王嵘，等. 心血管疾病远程监测设备的应用现状及展望［J］. 中国医疗设备，2018，33（3）：115 – 117，131.

［16］ Kakria P，Tripathi N K，Kitipawang P. A real – time health monitoring system for remote cardiac patients using smartphone and wearable sensors［J］. Int J Telemed Appl，2015：373474.

［17］ 张少华. 人体生理特征监测可穿戴设备及数据传输技术研究［D］. 北京：北京工业大学，2015.

［18］ CadmusBertram L，Gangnon R，Wirkus E J，et al. The Accuracy of Heart Rate Monitoring by Some Wrist – Worn Activity Trackers［J］. Annals of Internal Medicine，2017，11：1248.

［19］ Animesh Tandon，Sarah D. de Ferranti. Wearable Biosensors in Pediatric Cardiovascular Disease［J］. Circulation，2019，140：350 – 352.

［20］ Lin W Y，Ke H L，Chou W C，et al. Realization and Technology Acceptance Test of a Wearable Cardiac Health Monitoring and Early Warning System with Multi – Channel MCGs and ECG［J］. Sensors，2018，18：3538.

叁
技术应用篇

［21］陈正豪．可穿戴心音监测装置的研究与实现［D］．成都：电子科技大学，2019.

［22］Stehlik J，Schmalfuss C，Bozkurt B，et al. Continuous Wearable Monitoring Analytics Predict Heart Failure Hospitalization［J］. Circulation：Heart Failure，2020，13（3）：e006513.

［23］张雪莲，张铁，刘宁，等．遥测心电监护诊断心源性晕厥［J］．临床心电学杂志，2017，26（3）：178－181.

［24］Perez M V，Mahaffey K W，Hedlin H，et al. Large－Scale Assessment of a Smartwatch to Identify Atrial Fibrillation［J］. The New England journal of medicine，381（20）：1909－1917.

［25］李星明，王海宁，乜英辉，等．可穿戴健康监测设备在社区高血压患者管理中的应用效果评价［J］．中华健康管理学杂志，2018，12（04）：332－338.

叁　技术应用篇

HB.15 统一密码服务平台在互联网医院服务体系中的应用

宁伟东① 刘 皖② 里大伟③

摘 要： 密码是保障网络与信息安全的核心技术和基础支撑，党和国家历来高度重视密码工作，近年来，国家出台了各类法律法规，持续强化密码在信息建设中的重要地位，对密码应用的合规性、正确性、有效性提出明确的要求与指导。《中华人民共和国密码法》明确规定"法律、行政法规和国家有关规定要求使用商用密码进行保护的关键信息基础设施，其运营者应当使用商用密码进行保护"；《中华人民共和国网络安全法》提出"维护网络数据的完整性、保密性和可用性"；GB/T 39786—2021《信息安全技术信息系统密码应用基本要求》及《政务信息系统密码应用与安全性评估工作指南》(2020版)进一步指导国家政务信息系统建设单位和使用单位规范开展商用密码应用与安全性评估工作[3]；2021年6月发布的《中华人民共和国数据安全法》明确指出，"国家机关为履行法定职责的需要收集、使用数据，应当在其履行法定职责的范围内依照法律、行政法规规定的条件和程序进行；对在履行职责中知悉的个人隐私、个人信息、商业秘密、保密商务信息等数据应当依法予以保密，不得泄露或者非法向他人提供"。"国家机关应当依照法律、行政法规的规定，建立健全数据安全管理制度，落实数据安全保护责任，保障政务数据安全"。

关键词： 密码技术；互联网医院；云计算

---

① 宁伟东，管理学硕士，牡丹江医学院卫生管理学院讲师，研究方向：医疗管理、密码云技术。
② 刘皖，密码学博士，北京德信华安科技有限公司首席科学家，研究方向：密码学、密码应用。
③ 里大伟，管理学硕士，中国紧急救援产业互助基金常务副理事长，研究方向：电子政务、智慧医疗。

随着云计算技术飞速发展，越来越多的政府及社会服务机构将业务系统向云环境迁移，互联网医院信息平台规划初期，便采用云模式构建业务中台，那么，传统的密码方案已不能全面适用互联网医院业务，现有密码软硬件建设模式存在应用碎片化、接口形式不一、算力扩容困难、缺少统一监控管理等弊端，无法满足互联网医院多业务应用、高并发、高可用、大数据量信息云计算的需求。将密码技术与云计算有效结合，与业务系统高度融合，为互联网医院核心业务系统提供安全合规、敏捷高效、广泛兼容、功能完备的密码服务，保障网络空间安全、实现互联网医院业务的持续有序运转。

一、需求分析

建设互联网医院密码服务平台（以下简称密码云），有效提升互联网医院各类业务系统的安全性，提供高强度的身份认证、保障相关业务数据的真实性、完整性、机密性以及抗抵赖。具体来说，安全需求如下。

（一）真实性身份

利用数字证书提供用户唯一网络身份标识，能够有效保障业务用户等主体身份的真实性。

（二）统一身份认证

满足基于数字证书的安全登录需要，只有持有合法证书的用户且具备访问权限才能登录到相应应用系统。

（三）机密性、完整性

对互联网医院数据进行安全处理，能够有效保障互联网医院与医疗机构、药店等相关单位数据传输的机密性、完整性。

（四）抗抵赖

采用电子签名技术，对关键操作、关键业务数据产生数字签名满足业务抗抵赖需求，确保行为责任可追溯。

（五）密码安全应用需求

不同的业务系统对密码资源应用情况不同，建设按需提供的弹性密码运算服务，为云上业务系统提供相应的密码运算资源，可根据业务系统密码应用情况动态分配密码资源，采用云密码技术、虚拟化技术构建密码云服务体系。

（六）网络边界密码需求

用户与云之间、云计算的各个组件之间的通信都是通过网络完成的。[5]基于互联网医院网络现状与密评要求，在网络安全需要应用密码技术对网络上的数据进行隐秘性、真实性和完整性保护，确保数据正确性，设计完善的密码保障体系，确保数据的加密传输。

（七）终端密码应用需求

面向核心业务区及公共服务区提供多场景业务服务，其中终端多种多样，用户采用不同终端访问业务系统，处理在云中的业务和数据，很难统一监管，需要应用密码技术保障终端身份安全，防止非授权访问。

（八）系统运维管理需求

在管理方面，需要应用密码技术建立大规模密钥管理体系，进行密钥产生、分发、运算以及销毁等管理，保障用户密钥安全；需要建立数据管理体系，进行数据加密存储、访问控制、安全共享等，保障数据安全；在安全审计方面，需要应用密码技术建立行为记录机制、操作日志记录机制，确保发生安全问题后，事件能回放，操作能追溯，利用微服务技术构建全方位的密码应用监控服务，保证密码云应用全局监控管理，为运维、决策提供可视化的数据支撑。

（九）密钥安全管理需求

需要建立密钥的全生命周期管理，主要包括密钥生成、派发、导入、导出、备份、恢复、更新、归档、销毁、查询等生命周期管理，并建立高安全等级的密钥隔离，采用云密码资源池提供硬件密钥隔离安全，确保密钥的高安全性。

（十）数据安全交换需求

互联网医院与市医疗保障信息平台向国家医疗保障局共享，利用密码技术保障数据共享过程中的完整性、机密性，确保数据加密传输。[6]

二、建设依据

密码的重要作用是保护网络与信息安全，近年来，国家频繁发布并完善相关法律法规、政策标准，对密码应用的合规性、正确性、有效性提供了明确指导与要求。相关政策法规主要包括：

《中华人民共和国密码法》规定："法律、行政法规和国家有关规定要求使用商用密码进行保护的关键信息基础设施，其运营者应当使用商用密码进行保护"。

《中华人民共和国网络安全法》指出："维护网络数据的完整性、保密性和可用性"。

《电子政务电子认证服务管理办法》（国密局发〔2009〕7号）要求政务部门应当从（电子政务电子认证服务机构目录）中选择电子认证服务机构提供服务。[7]

《信息安全技术 信息系统密码应用基本要求》（GB/T 39786—2021）从信息系统的物理和环境安全、网络和通信安全、设备和计算安全、应用和数据安全四个层面提出密码应用技术要求，保障信息系统的实体身份真实性、重要数据的机密性和完整性、操作行为的不可否认性，并从信息系统的管理制度、人员管理、建设运行和应急处置四个方面提出密码应用管理要求，为信息系统提供管理方面的密码应用安全保障。充分贯彻落实《中华人民共和国密码法》，指导中国商用密码应用与安全性评估工作开展纲领性标准。

《信息安全技术 云计算服务安全能力要求》（GB/T 31168—2014）面向云服务商提出要求：云服务商应具有提供满足国家密码管理要求的通信加密和签名验签设施的能力；云服务商应按照国家密码管理有关规定使用和管理云计算平台中所使用的密码设施，并按规定生成和使用、管理密钥。

《信息安全技术 云计算服务安全指南》（GB/T 31167—2014）对政府部门使用的云计算服务提出了要求，如敏感信息要防止未经授权披露、丢失、滥用、篡改和销毁。

《信息安全技术 网络安全等级保护基本要求》（GB/T 22239—2019）在通用要求和扩展要求中，均对云计算提出了密码应用的相关要求，安全通用要求中提出身份鉴别、通信传输、数据完整性和机密性等方面需采用密码技术；云计算扩展要求中提出：采用密码技术防止敏感资源被非法访问、确保虚拟机迁移过程中重要数据的完整性、支持部署密钥管理解决方案等。

国务院办公厅印发《国家政务信息化项目建设管理办法》（国办发〔2019〕57 号），与密码应用相关的有 7 条，如同步规划、同步建设、同步运行密码保障系统并定期进行评估；各部门应当严格按要求采用密码技术，并定期开展密码应用安全性评估，确保政务信息系统运行安全和政务信息资源共享交换的数据安全。

2021 年 3 月正式发布国家标准《信息安全技术 信息系统密码应用基本要求》（GB/T 39786—2021），是贯彻落实《中华人民共和国密码法》，指导商用密码应用与安全性评估的一项基础性标准，对于规范和引导信息系统合规、正确、有效应用密码，按照信息系统安全等级分别提出了相应的密码应用要求。[8]

《政务信息系统密码应用与安全性评估工作指南》（2020 版），是贯彻落实《国家政务信息化项目建设管理办法》密码应用与安全性评估要求，用于指导非涉密的国家政务信息系统开展商用密码应用与安全性评估工作。

三、建设原则

为保障统一密码服务平台建设成效，密码应用体系将采用如下原则进行安全设计。

（一）合法合规性原则

严格遵循密码相关法律法规、符合《中华人民共和国电子签名法》《中华人民共和国密码法》《中华人民共和国数据安全法》以及《电子政务电子认证服务管理办法》等密码相关法律法规文件要求。

（二）安全性原则

本次项目建设，在方案设计时将安全性放置首位，方案设计将从身份安

叁 技术应用篇

全、认证签名过程安全、数据传输安全、数据加密安全、数据验证安全、运营管理等多方面综合考虑，保障平台中各类系统的安全性。[9]

（三）先进性原则

采用自主可控国产密码技术，充分利用国家完全自主知识产权开发成果，符合国家及医疗保障信息化安全的整体规划。

（四）标准及规范性原则

符合国产密码相关标准规范以及医疗保障信息化建设规范指导要求，符合新医保下信息化建设标准全国统一建设要求。

（五）可扩展原则

本次密码云所采用的技术与产品，支持快速集成、平行扩展，能够在当下密码快速发展的形势下，满足多场景、特定化的业务需求，能够适应业务系统上"云"大背景的变化。采用 AKF 扩展立方模式，提供服务、调度和客户的可扩展管理，在保持 SLA 的前提下支持快速水平扩展的密码能力。

四、建设目标

为落实国家政策与医疗保障安全建设的要求，在互联网医院开展密码应用建设——充分利用数字证书、身份认证、电子签名/签章等技术增强应用系统安全防护能力，为互联网医院应用系统提供安全服务支撑。充分利用数字证书、身份认证、电子签名/签章等技术增强应用系统安全防护能力，为互联网医院应用系统提供安全服务支撑。统一技术架构进行统一密码服务平台建设，将密码技术与云计算有效结合，实现与医疗保障业务信息系统和互联网医院系统高度融合，为核心业务区以及公共服务区业务系统提供安全合规、敏捷高效、广泛兼容、功能完备的密码服务。密码云具备云服务"即插即用、弹性扩容、易于运维、平滑演进"的技术优势，构建标准化、符合业务密码应用需求的平台支撑能力。

五、方案设计

(一) 设计思路

面向互联网医院业务设计密码应用服务体系，实现与医疗保障信息系统和互联网医院信息系统的高度融合，构建标准化的密码服务，密码云规划设计了六大核心能力。

1. 构建不同层次、多场景下"全栈"密码服务能力

统一密码服务平台可提供的多种云架构密码能力，包括以下几方面。

（1）IaaS 层密码服务：密码能力最终以虚拟密码机的形式提供。例如，业务系统可以租用一个在自己 VPC 内的虚拟密码机，通过密码设备标准接口完成密码功能。

（2）PaaS 层密码服务：业务系统无须关注设备和系统，无须任何配置，即可接入使用电子签名、时间戳、移动协同签名、证书服务等密码服务能力。例如，移动终端可以通过 http/https 方式连接密码云完成所需的数字签名，业务系统通过 SDK 完成证书申请和获取。

（3）SaaS 层密码服务：密码云支持对密码功能进行进一步业务化封装，形成若干逻辑上独立的业务单元，完整交付用户。

2. 构建高度可扩展的密码服务能力

密码云支持各种密码服务场景下的高可扩展性，最大化解决目前密码应用中的重复建设现象。

（1）证书服务扩展支撑：支持第三方运营 CA 无缝注册到密码云服务中，统一由密码云提供证书服务，可提供电子签章服务、移动协同签名服务等所需的横向证书支撑。可监控全流程证书签发服务状态和各项证书签发指标。

（2）支持分级建设：可以根据业务需要提供分级建设模式，分级平台可各自对接业务提供完整的密码服务功能，一级平台可以全程监管二级平台接入的应用、客户及密码应用等情况。

（3）具备各场景化应用的接口适配和集成能力：可提供接口的统一管理和统一调用，具备底层或高层的接口适配能力，按需为应用接入提供密码基础

设施服务、基础密码服务、业务密码服务。

3. 构建全自动化的密码服务能力

统一密码服务平台在面对海量的资源、服务规模，极高的业务并发、吞吐量时，应具备全自动按需分配、动态扩展/缩减密码服务的能力。

（1）密码服务生命周期自动化：密码服务创建、发布、上线、下线、销毁等，实现全流程全自动部署，在不影响业务实时运转的情况下，实现灰度部署，密码服务快速发布上线，具备完善的自动回滚、自动备份机制。

（2）密码服务自动伸缩：根据应用服务吞吐量，自动按需分配，实现密码微服动态扩展/缩减；密码服务释放出密码资源后，该资源立即可以为其他应用提供服务。

（3）密码服务自动化探测：具备服务自动化检查能力，可定时探测服务端口、IP等的健康状态，可探测密码服务的可用性、响应时间、丢包率，如异常无法恢复，可自动路由处理并预警。

4. 构建高可用高可靠的密码服务能力

统一密码服务平台在访问异常或超时状态下，应具备高可用高可靠的运维支撑和自我保护能力。

（1）密码服务限流/熔断机制：信任平台服务调用按秒进行流量限制，可自定义配置触发限流时返回的响应报文，并提示调用方稍后重试。密码服务可设置熔断策略，通过熔断策略可以拒绝异常访问。

（2）双活支撑及运维：默认支持应用级、数据级、密钥级多中心多活，双向实时同步，支持双中心密码服务同步更新，支持密码服务全局负载发布，支持全自动一键完成双活系统部署。

5. 构建智能化的密码服务运维监管能力

密码云应提供先进的实时智能化监管能力，实现服务、业务、日志全链路监控、中间件监控、服务器监控等的智能化运维及监管，避免人工运维在密码设备、密码服务、密码核心进程运转状态上的盲区，实时监控实时报错。同时对于密钥业务的运转负荷状态、服务闲置状态、资源健康状态、资源利用率等进行全方位监管，提供全系统全方位健康状态实时感知，提前发现设备故障、资源不足等情况，智能化通过企业微信、钉钉、短信、邮件等，向业务管理员、系统管理员发起平台运转预警。

6. 建立专业化的密钥管理运营模式

密钥是构建统一密码服务平台的关键，同样，是密码应用服务体系的基础设施，为保护密钥的安全性，在项目设计、建设、使用及运维过程中，需要充分考虑对密钥的安全管理，采用安全的物理隔离以及专业的运营团队保障平台基础密钥的安全保护，对于核心领域及关键行业需要提供高安全等级的密钥隔离，将采用云密码资源池提供硬件密钥隔离安全。

（二）建设内容

利用"云计算、大数据、互联网＋"优势，促使互联网医院信息系统效能不断提升，网络建设在带来便利的同时，安全问题则不容忽视。密码技术是网络安全建设的重要组成部分，是互联网医院信息系统各类业务数据在填报、传输、存储及再利用中确保完整性、机密性及抗抵赖性的重要技术手段。由于不同密码设备存在标准规范不统一，存在接口不一致、调用密码服务复杂、密码算力扩容困难等问题，对互联网医院信息系统密码调用造成障碍，本报告结合原有医疗保障信息系统云化应用现状，提出了一种新的密码应用模型，构建一体化的统一密码服务平台，屏蔽复杂的密码底层处理过程，为应用系统提供标准化的密码封装接口，确保密码应用符合等保、密评相关政策要求，为互联网医院信息系统提供全新的云密码服务体验。

（三）总体架构设计

在互联网医院信息系统核心业务区及公共服务区分别部署统一密码服务平台，用于实现对各自安全域业务系统的安全支撑，同时，建立密码保障机制实现与国家医疗保障局、省级医疗保障局、市级医疗保障局数据的安全对接，保障数据在传输交换过程中的安全性，并将合作单位纳入密码云保障体系，通过建立密码云前置服务系统实现本地密码服务的安全调用。充分利用数字证书、身份认证、电子签名/签章等技术增强应用系统安全防护能力，由合法第三方认证机构提供证书服务，一是为医保业务用户（含患者）等主体颁发数字证书；二是建立统一密码服务平台，解决用户的统一身份认证，保障数据的真实性、完整性、抗抵赖及防篡改；三是利用密码应用支撑体系，实现互联网医院与医疗机构、药店等单位数据的安全传输、协作共享。

（四）详细架构设计

1. 整体架构设计

在信息化建设过程中遵循统一的标准规范体系和中台服务，依托统一技术体系和架构进行统一密码服务平台建设，服务由合法第三方认证机构提供，在核心业务区及公共服务区分别部署密码云，分别实现互联医院与医保局、医疗机构、药店等进行数据安全交换，且设置密码云前置服务，用于合作单位接入密码云服务，有效为互联网医院信息系统建立全面的密码应用保障。

2. 详细架构设计

统一密码服务平台架构详细设计如图 1 所示。

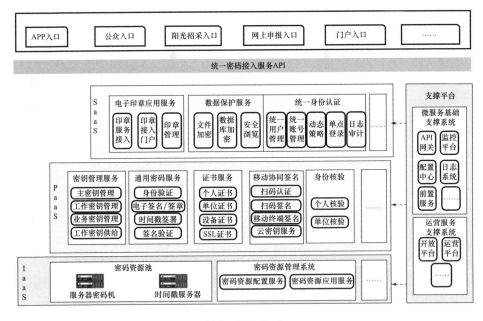

图 1　架构设计

以核心业务区为例，统一密码服务平台的建设包括 IaaS 层、PaaS 层、SaaS 层等各层服务，同时，为了保障密码云平台的安全稳定运行，需要提供配套的支撑平台，包括微服务基础支撑系统和运营服务支撑系统。各层服务描述如下。

（1）IaaS 层服务：密码云 IaaS 层服务以 vHSM 的形式为用户提供完整的密码机服务，用户可以通过 IaaS 层提供的管理界面对 vHSM 进行初始化、对设备内部的密钥进行管理，并使用 IaaS 层提供的外部接口进行密码运算。vHSM 在安全性、使用模式上与传统硬件密码机保持一致，但在技术架构上全部采用云架构实现，具有天然的密码计算资源弹性扩展能力，密码服务高可用能力，并具有全流程资源可视、可管、可控能力。

（2）PaaS 层服务：密码云 PaaS 层服务是基于大量的实践迭代出的内涵丰富、功能强大的一系列泛密码服务。PaaS 层服务通过云服务的体系，通过开放服务的方式来接入。通常，密码云 PaaS 服务的用户为密码云自身的 SaaS 业务，或者是需要密码平台能力支撑的客户自建 PaaS 或 SaaS 服务。典型的 PaaS 服务包括身份核验、电子签名、数据加密解密、数字证书、密钥管理等功能。

（3）SaaS 层服务：密码云 SaaS 层服务是构建在 PaaS 和 IaaS 层的基础上针对具体的业务场景开发的一系列泛密码应用业务。SaaS 层服务通过云服务的体系，为最终用户提供解决特定诉求的云端服务。密码云提供的典型服务有统一身份认证、电子印章服务、数据加密保护等服务。

（4）支撑平台：支撑平台服务为密码云体系提供针对全栈的支撑服务，针对密码云的各层服务提供 API 网关接入、配置中心服务、自助集成服务、系统调度服务，以及全方位监控服务。同时，密码云还提供面向运营的运营服务支撑系统，包含了开放平台和运营平台两个子系统。密码云运营方承担密码云相关设备、网络等基础设施的运维，业务方通过密码云提供的各种界面和管理手段完成自身业务的密钥管理和策略管理。

（五）网络部署规划

密码云平台的部署拓扑如图 2 所示。

基础环境说明：平台建设要依赖现有的网络、服务器、存储、安全设备等基础环境，尤其安全设备上，平台需单独划分安全区域，与其他应用服务区域进行逻辑隔离，需利用现有防火墙、负载均衡、IPS、防病毒等相关安全产品。

1. DMZ 区

设置 DMZ 区，提供密码应用接口服务，在整体平台的安全边界部署 IOT 物联网安全认证网关系统，提供平台接入的安全通道；部署 API 网关模块与鉴权服务模块，提供统一接口服务。

2. 基础服务区

设置基础服务区，部署运营与运维服务模块、协同签名服务模块、基础加解密服务模块、日志中心、配置中心、通用服务模块与数据库服务器，为 API 接口提供各类型密码服务。

3. 密钥管理区

设置密钥管理区，由于其安全性要求较高，因此单独设立防火墙在原有基础上实施进一步的访问控制策略，保障该区域的安全，密钥管理区主要部署密钥管理模块、密码资源管理系统与数据库服务器。

4. 密码核心区

设置密码核心区，该区域的安全性要求最高，不再通过交换机连接到网络中，而是通过与服务器的直连实现接入，部署服务器密码机集群与数据库磁盘阵列。

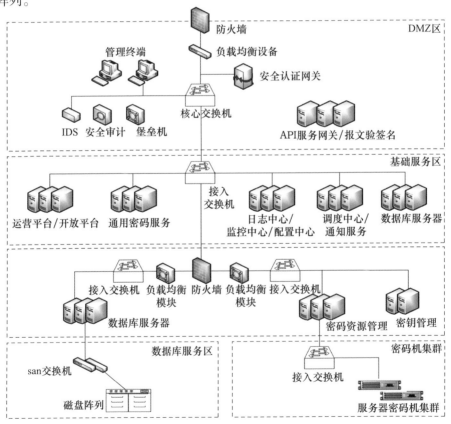

图 2　部署拓扑

六、应用支撑方案设计

（一）身份认证方案设计

在整个使用场景中，身份认证服务由新建密码云统一 API 提供接入认证，由业务系统完成与密码云的集成，终端用户将登录请求发送给业务系统后，业务系统再将请求发送给身份认证服务，身份认证服务做完处理后，转发给业务系统，由业务系统将结果展示给终端用户，系统管理员可以直接访问身份认证服务进行集成配置。业务流程设计如图 3 所示。

（1）用户通过业务系统发起"登录"操作；业务系统与后台服务建立登录请求。

（2）系统服务端接收到登录请求后，生成"随机数"作为登录挑战码，调用统一 API 数据签名接口，把"随机数"以安全方式传送给密码云，云平台返回的"认证码"回送给客户端。

（3）业务系统调用密码云提供的签名接口，会自动弹出用户确认页面，用户通过输入 PIN 码等方式，确认签名操作。

（4）业务系统客户端把签名结果、用户证书提交给后台服务，后台验证通过后，登录成功。

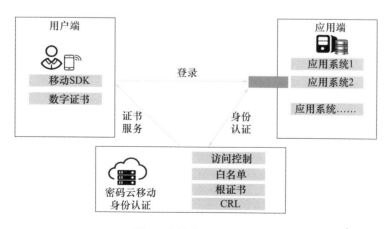

图 3　身份认证流程设计

（二）数字签名方案设计

密码云实现基于数字证书的身份认证、数字签名、数据加密等功能，核心是将提交的数据进行数字签名，以保证数据的不可抵赖性、完整性需求，并在查询相关数据时，实现用户对于所查询的数据的有效性验证。[10]具体流程如图4所示。

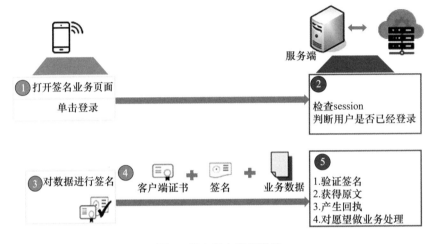

图4　数字签名流程设计

（1）用户登录互联网医院业务系统发起"签名"操作。

（2）业务系统接收到"签名"请求后，生成待签名数据，调用密码云统一 API 数据签名接口，把"待签名数据"以安全方式传送给密码云，把平台返回的"SignID"回送给客户端。

（3）业务系统调用签名接口，会自动弹出用户确认页面：用户通过输入 PIN 或指纹等方式，确认签名操作；然后与密码云协同完成数据签名计算，把结果返回给业务系统客户端。

（4）业务系统调用密码云完成签名验证，并保存签名数据后，进行后续操作。

（三）时间戳方案设计

如图5所示，时间戳接口 API 支持嵌入 B/S 或 C/S 系统中，应用系统通过接口调用实现可信时间戳的签署，并能够基于 NTP 及 SNTP 等标准协议提供时间同步功能，保证了用户数据的时间可信性及权威性。[11]通过加盖时间戳，可以有效证明电子文件签发及产生的权威时间。将经签名的一个可信赖的日期和时间与电子文件绑定在一起，为电子文件提供权威可信的签发时间证明。

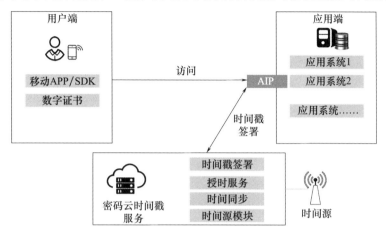

图 5　时间戳方案

具体实现流程如图 6 所示。

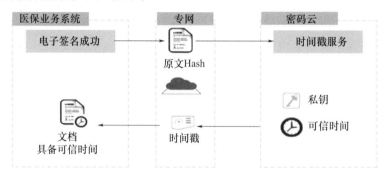

图 6　时间戳流程

（1）业务系统通过统一 API 发起"时间戳"请求，并发送原文 Hash 值到密码云。

（2）密码云服务端读取时间源的标准时间，利用第三方 CA 机构签发的时间戳服务证书对应的私钥对数字摘要和可信时间进行签名，产生时间戳。

（3）时间戳传回互联网医院相关业务系统，业务系统验证通过后进行存储，此后，时间戳和原文绑定在一起成为可以证明某个时间的有效证据。

（四）电子证照方案设计

统一密码服务平台支持向电子证照管理系统提供各类密码应用服务，包括身份认证、时间戳及电子签章、电子签名服务，以统一 API 接口的方式提供。

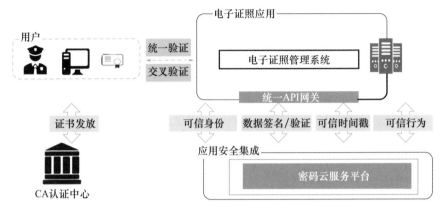

图 7　身份认证流程

1. 电子签章服务

针对业务系统证照事项审批完成后，需要通过电子证照库系统生成电子证照事项，利用电子签章应用服务对生成的电子证照加盖电子签章、追踪二维码，为电子证照数据的安全保护提供核心支撑，能够有效保障电子证照的真实性以及防篡改，并可有效识别电子证照签署者的身份，对电子证照的安全应用提供有效的电子印章服务。

2. 可信时间戳服务

通过加盖时间戳，可以有效证明电子证照签发及产生的权威时间。将经签名的一个可信赖的日期和时间与电子证照文件绑定在一起，为电子证照文件提供权威可信的签发时间证明。

3. 统一验证服务

电子证照验证模块实现对电子证照真实性、有效性进行验证，并返回验证结果。电子证照信息需要依次进行证照有效性验证和证照照面信息验证两个方面的验证。

4. 证照有效性验证

证照有效性验证包括防篡改、防抵赖验证，验证内容包括以下 4 点。

（1）电子证照的电子印章是否有效；

（2）电子证照电子印章来源是否有效（颁发机构）；

（3）电子证照内容是不是真实的、是否被篡改；

（4）电子证照文件是否已吊销（查验证照吊销列表）。

5. 证照照面数据信息验证

证照照面数据信息验证，分为机读验证和目视验证两种。机读验证是电子证照系统获取到证照数据电文封装包（即完整版电子证照版式文件）后，读取封装包内的照面信息文件、电子签章信息，对照面信息中登记事项进行自动查验、匹配，自动反馈验证结果（成功或失败）；目视验证是指用目视的方式查验电子证照。

电子证验证模块可提供平台端在线验证和二维码扫码验证两种方式。

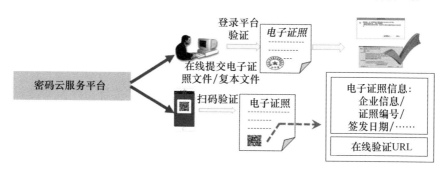

图 8 登录认证流程

（1）电子证照在线验证平台验证方式：由企业经办人、个人或管理部门工作人员将电子证照文件提交到统一在线验证平台，平台端对照面信息、电子证照包含的电子印章信息进行验证，判断该电子证照是否由对应的主管部门颁发、证照内容是否被篡改、证照是否被吊销。

（2）二维码扫描验证方式：经营企业、生产企业在场所悬挂电子证照的纸质打印版，或基于移动端 App 进行电子证照"亮照"。

（五）数据安全交换方案设计

利用密码技术保障数据交换过程中的安全性，确保交换数据真实可靠、加密保护，实现信息系统上下联动，互联互通。在统一密码服务平台中设计安全认证网关，用于实现与上下级数据的安全交换，并通过密码云数字签名服务，保障敏感数据的真实性、完整性及防篡改，有效解决互联网医院到市级、省级以及省级到国家医保数据传输及应用的安全性，为交换库间的信息共享提供了安全的密码保障。同时，也形成互联网医院、医保、医疗机构、商业保险纵向业务协同提供了配套的密码应用保障。

叁 技术应用篇

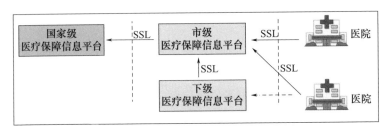

图 9　数据安全交换方案

（六）数据加密保护方案设计

按照医疗保障信息化系统安全总体原则，核心业务及数据需按照等保三级标准建设，需要满足关键数据加密要求，防止敏感数据泄露的风险。利用密码云提供的数据加密服务，能够面向业务中台各类业务系统提供数据加密服务，支持对非结构化数据（如 Word、PDF 等）和结构化数据进行加密处理，并且能够针对数据采集、传输、存储及再利用提供全流程的加密服务，建立全面数据防护措施。

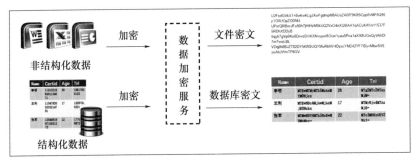

图 10　数据加密保护方案

七、系统特点

（一）基于容器化、虚拟化技术的密码资源内生兼容

1. 通过构建虚拟密码模块将密码服务能力映射到虚拟空间

密码云通过将包含密钥功能切分为若干"虚拟密码机（vHSM）"的形式向以虚拟化的弹性计算服务（ECS）和虚拟私有云（VPC）为主流架构的业务

系统提供 VPC 边界内的密码支撑。vHSM 与传统密码机功能、安全性保持一致，但更加易于部署、管理、使用和维护，用户可以在其业务边界内自主管理和使用其 vHSM，完成其业务所需的密码功能。

2. 通过先"聚合"后"切分"的方式支持密码资源共享

密码云通过先"聚"后"分"方式实现密码资源池的云化管理。"聚"指聚合一系列的密码计算资源以及密钥管理系统，合并成为具备强大密钥管理能力和密码计算能力的资源池。"分"指采用容器技术，将资源池分成若干个不同大小的"应用入口"和"管理入口"。

（二）高度可扩展、高度灵活的部署方式

1. 通过统一服务网关和统一服务调度实现密码功能统一入口

在大规模密码应用场景中，密码云通过统一网关，实现服务高度扩展。统一服务网关同时提供向外的接口，实现多应用快捷接入，同时向内提供各种密码系统、密码设备的集成、适配和管理能力。统一服务调度实现在服务能力需要扩展时，通过增加或更换设备能力实现服务能力扩容。

2. 通过分层与解耦支持多种云架构下的密码能力支撑

密码云提供对服务的分层解耦，支持将各层的密码能力独立提供给使用者，或组合后提供，从而支持按需为租户提供密码基础设施服务（IaaS）、基础密码服务（PaaS）、业务密码服务（SaaS）。

3. 通过微服务、负载均衡、地域划分等多种扩展机制实现服务可扩展

密码云采用 AKF 扩展立方模式，提供服务、调度和客户的可扩展管理，在保持 SLA 的前提下支持快速水平扩展的密码能力。

（三）全面自动化、智能化的运营管理能力

1. 通过统一配置管理和统一发布机制实现服务自动配置和自动管理

密码云通过统一配置管理平台提供先进的实时自动化智能化的运营管理能力。支持密码服务创建、发布、上线、下线、销毁等环节的全流程全自动部署，在不影响业务实时运转的情况下，实现灰度部署，密码服务快速发布上线，自动回滚、自动备份。

2. 通过全链路监控与跟踪实现自动化智能运维

密码云实现了服务、业务、日志等全链路监控、中间件监控、服务器监控等的智能化，避免了人工运维在密码设备、密码服务、密码核心进程运转状态上的盲区，实时监控实时报错。同时对于密钥业务高负荷运转、服务闲置等异常情况提供实时监控状态。在密码服务运行超时、异常等提供实时通知，让服务不再是黑盒子，实现全栈实时可视化监控，全系统全方位健康状态实时感知。

（四）匹配云计算架构、适配场景的密钥管理体系

1. 通过多层密钥模型与访问授权机制确保用户对密钥的控制

密码云通过内建多层密钥管理模型，以合规的硬件密码模块为信任锚点，采取逐级加密的形式进行管理，密钥的生成、使用均在硬件密码模块中完成，能够提供与硬件密码模块等价的安全能力。

密钥管理系统综合运用应用认证、计算隔离、访问授权、全流程审计等技术手段，有效阻断各种攻击路径，确保密钥的使用始终处于其所有者的严格控制之下。

2. 通过密钥存储与密码计算分离的机制提供海量密钥管理能力

密码云通过密码计算和密钥存储分离的技术路线，在保证密钥机密性、完整性的前提下，发挥云环境的优势，为海量密钥的存储、备份、归档提供高可用支撑，保证了高效稳定的密钥供给与高度水平扩展的密码计算能力。

3. 通过密钥抽象化机制提升密钥管理和使用的灵活性

密钥云将应用的密钥统一抽象为应用主密钥、对称密钥、非对称密钥等通用类型，通过属性对密钥特征进行描述，并设计了各类密钥之间的保护规则，这种抽象的实现方式为应用提供了极大的灵活性，用户可以基于这些通用类型，充分贴近应用需求，构建扁平化或者多层次的应用密钥体系。

（五）业务系统快速满足合规要求的体系构架

1. 通过各种检测认证提供相比传统密码架构下更快捷的合规要求

密码云为业务系统提供相比传统密码架构下更快捷的满足合规要求的方式。首先，密码云自身建设严格遵循国家或行业的相关标准，通过具有资质的

商用密码检测认证机构的检测认证，各类业务系统使用云密码服务作为密码能力支撑，能够更加便捷、快速、低成本满足密码应用安全评估的要求。

2. 通过统一建设和管理提供合规的物理环境安全、网络安全、运营管理、系统安全

云密码服务除能够满足密码产品所具备的密码能力之外，还为业务应用提供了密码设备和系统合规的管理、运营、运维和审计，业务系统通过使用云密码服务，将管理和运维的复杂度委托给云密码服务提供方，能够有效减少密码设备与系统管理和运维的安全问题与业务合规性风险。

3. 通过标准化密码策略和高阶逻辑封装防范集成和使用中的不合规风险

云密码服务将业务所需的各类密码功能组合逻辑与策略进行封装组合，交由业务系统直接使用，从而避免了在密码功能使用上可能会出现的错误集成和错误使用类安全问题与风险。

（六）双线演进的安全密码能力模型

1. 通过对技术、规范和政策发展情况的关注，建立密码能力内生、主动发展演进的机制

主动演进指密码服务的服务能力由密码服务提供方根据密码学和密码技术的发展、云计算技术的发展、上下游产业链的发展、国家政策法规的变化、标准化的情况以及密码领域安全攻防、安全威胁的各种情报信息，及时对所提供密码功能的安全性进行评估、完善和提升。

2. 通过对业务需求的快速响应支持密码能力按业务的需求完善和丰富

按需演进指云密码服务提供商采用 DevOps 的理念，通过微服务架构、灰度发布等机制，支持密码系统功能、策略和接口能够快速按照业务需要进行定制，对密码系统功能组合的逻辑与策略、交付形式上的不断完善和丰富，支持各个业务系统密码功能呈现个性化和差异化。

参考文献

[1] 李萌，由玉伟，常媛. 智慧监管统一密码云服务平台的设计与思考［J］. 网

络空间安全，2021（1）：80－85.

［2］陈亚男，李晨旸，刘海峰，等．一种基于密码云的政务云密码应用研究［J］．信息安全研究，2020（9）：844－848.

［3］傅罡，赵梓辰，郭青．商用密码在卫生健康领域的应用与发展［J］．中国数字医学，2021（6）：9－13.

［4］童云峰．区块链技术与政府数据开放制度的冲突及立体消解［J］．中国科技论坛，2022（8）：151－160.

［5］王伟，高能，江丽娜．云计算安全需求分析研究［A］．第27次全国计算机安全学术交流会［C］．合肥：中国科学技术大学出版社，2012：85－88.

［6］殷磊，孔宪光，刘洪杰．面向供应链数据安全共享的区块链共识算法设计［J］．信息安全研究，2022（8）：605－612.

［7］武倩聿，郭雪，郑立，等．云计算企业个人数据保护研究［J］．信息通信技术与政策，2019（4）：89－93.

［8］张鑫．浅谈新密评标准下商用密码应用［J］．中国信息化，2021（12）：91－92.

［9］范乙．数字证书技术在药品生产工艺电子化管理中的技术探讨［J］．化工与医药工程，2019（3）：64－70.

［10］付海丽．电子认证在移动办公系统中的应用［J］．电子技术与软件工程，2018（15）：191.

［11］赵晓轩，谭绍峰．基于数字签名的院内会诊系统优化设计与实现［J］．中国数字医学，2020（8）：32－33.

叁　技术应用篇

肆

评价监管篇

HB.16 互联网医院准入与监管政策研究

胡　丹[①]　刘美岑[②]　陈智立[③]

摘　要： 互联网医院虽然在我国起步较晚，但在各部门共同努力及国家政策的支持下，现已逐步发展壮大。就互联网医院准入与监管的政策而言，中国已经出台了《互联网诊疗管理办法（试行）》《互联网医院管理办法（试行）》《远程医疗服务管理规范（试行）》《互联网诊疗监管细则（试行）》四部相关规范文件，标志着中国互联网医院的监管政策正在逐步完善，但因互联网医院具有主体多、涉及领域广、隐私安全风险高等缺陷，中国互联网医院准入与监管的相关政策存在着一些问题还有待完善。故本报告主要通过政策研究及文献计量方法对互联网准入与监管相关政策进行梳理解读并发现热点前沿问题，并就互联网医院监管存在的一些问题进行总结和建议，为推进互联网医院相关领域的研究和发展提供借鉴和参考。

关键词： 互联网医院；监管；准入；政策研究

引言

近年来，互联网医疗逐渐兴起，而互联网医院作为互联网医疗的重要载体，也在飞速发展。自 2015 年 12 月，浙江省桐乡市人民政府在乌镇创建了全

① 胡丹，管理学博士，北京大学中国卫生发展研究中心副研究员，研究方向：卫生政策、卫生人力和医学教育。

② 刘美岑，医学博士，北京协和医学院卫生健康管理政策学院，研究方向：医院管理、医疗质量和基层卫生。

③ 陈智立，医学学士，河北大学公共卫生学院，主要研究方向：慢性病流行病学。

国首家互联网医院，标志着互联网医院在中国的开始[1]，截至 2022 年 6 月，全国互联网医院的数量已达 1700 多家[2]。

互联网医院的快速发展除了依靠技术进步外，还得益于中国的宏观政策支持。在 2015 年 7 月与 9 月，国务院接连发布了《关于积极推进"互联网 +"行动的指导意见》和《关于推进分级诊疗制度建设的指导意见》两项与医疗改革密切相关的文件，重点指出了发展基于互联网的医疗卫生服务；2016 年 10 月，国务院办公厅又颁布了《"健康中国 2030"规划纲要》，指出了要创新互联网健康医疗服务模式，标志着互联网医疗被提升到国家战略层面。2018 年，国家卫生健康委员会和国家中医药管理局又陆续出台了《互联网诊疗管理办法（试行）》《互联网医院管理办法（试行）》和《远程医疗服务管理规范（试行）》等规范性文件，对互联网医院的准入和监管做出了规定，标志着互联网医院步入规范发展的轨道，2020 年又颁布了《互联网诊疗监管细则（试行）》，对开展互联网诊疗活动的医疗机构提出了具体监管要求，互联网医院监管政策逐渐完善。

互联网医院具有提高分级诊疗效率、优化医疗资源配置等优点，在一定程度上对传统医疗行业造成了冲击。互联网医院作为新事物，也有着参与主体多、涉及领域广、隐私安全风险高等缺陷，而中国互联网医院准入和监管的政策还在逐步地完善中。所以本报告旨在针对互联网医院准入和监管的政策进行归纳整理和解读，让大家了解国家对互联网医院的政策，同时也通过文献计量研究探讨我国互联网医院的研究热点及趋势，为推进互联网医院相关领域的研究和可持续发展提供借鉴和参考。

一、资料来源

（一）政策研究

本研究采取文献综述法，根据标题和内容中"互联网医疗""互联网医院""互联网诊疗"等关键词，在国家卫生健康委员会官网、国家中医药管理局官网、国务院办公厅官网及北大法宝法律法规数据库等网站进行互联网医院有关文件规范、政策法规等文件资料的检索收集，通过查阅相关法律法规政策，梳理关于互联网医院的政策沿革并对其进行解读，初步掌握国家对互联网医院准入及监管的相关法律法规。

（二）文献计量研究

本报告以中国知网数据库文献为数据来源，检索主题词为"政策"、"监管"、"准入"、"互联网医院"或"互联网医疗"，检索时间范围不限。通过对全库中文文献进行检索，最终获得文献612篇，剔除与主题不相关、重复发表、会议文献和报纸等文献，最终剩余462篇文献，其中包括358篇期刊论文，104篇学位论文。采用陈超美学者[3]开发的CiteSpace6.1.R6分析软件为主要研究工具，将目标文献以Refworks格式导出并导入分析软件完成文献计量分析，内容包括文献发表年份、研究机构分布、关键词等，以可视化的形式将互联网医院准入和监管政策研究现状及研究热点进行展现。

二、研究结果

（一）政策沿革

1. 政策萌芽期

关于互联网医疗相关政策的沿革，最早可追溯到2001年1月卫生部颁布的《互联网医疗卫生信息服务管理办法》，首次提出"可通过开办医疗卫生网站向网上用户提供有偿信息咨询服务，不得从事网上诊疗活动"，该项政策已于2008年废止。2009年3月卫生部再次颁布《互联网医疗保健信息服务管理办法》，其以规章形式对提供互联网医疗保健信息服务的许可、医疗保健信息服务的要求以及监督管理和法律责任等作出了系统规定。

在此之前，远程医疗服务已应运而生。1999年1月卫生部颁布《关于加强远程医疗会诊管理的通知》首次对远程医疗会诊规范做出要求，2014年8月，国家卫生计生委又颁布《关于推进医疗机构远程医疗服务的意见》明确远程医疗服务的概念，规范医疗机构服务流程，并强调主管部门对远程医疗服务的监督管理，包括规范机构名称、控制服务安全风险、加强日常监督以及对医疗争议依法依规处理等，互联网医疗相关监管已初现雏形。

2015 年 7 月，国务院办公厅颁布《关于积极推进"互联网 +"行动的指导意见》提出推广在线医疗卫生新模式，包括鼓励互联网企业与医疗机构合作建立医疗网络信息平台，引导医疗机构面向基层开展远程医疗服务，并着重提出要发展基于互联网的医疗卫生服务，支持建立医疗信息共享服务平台和跨医院的医疗数据共享交换标准体系，这标志着国家开始推广互联网医院的建立。

2016 年 10 月，国务院办公厅印发《"健康中国 2030"规划纲要》，指出要规范和推动"互联网 + 健康医疗"服务，创新互联网健康医疗服务模式，持续推进覆盖全生命周期的预防、治疗、康复和自主健康管理一体化的国民健康信息服务，这标志着互联网医疗首次被提升到国家战略层面，此后国家关于互联网医疗的政策开始大量涌现。

2. 政策发展期

2018 年 4 月，国务院办公厅颁布的《关于促进"互联网 + 医疗健康"发展的意见》指出，其一，支持医疗卫生机构和符合条件的第三方机构搭建互联网信息平台，开展远程医疗、健康咨询和健康管理等相关服务；其二，允许医疗机构在实体医院基础上发展互联网医院，运用互联网技术提供部分常见病、慢性病复诊及开具相关处方等安全适宜的医疗服务。此外，该文件中也进一步提出"互联网 +"药品共赢保障服务，"互联网 +"医保结算服务等，从医疗、医保、医药全方位促进其发展，以创造规范、有序、顺畅的互联网医疗的发展。

2018 年 7 月，国家卫生健康委员会和国家中医药管理局联合发布了《互联网医院管理办法（试行）》《互联网诊疗管理办法（试行）》《远程医疗服务管理规范（试行）》3 份规范性文件对互联网医院及相关诊疗活动做出了具体的规定。其中，《互联网医院管理办法（试行）》对互联网医院的准入和监管做出了详细规定。这标志着互联网医院步入规范发展的轨道。

此外，2019 年 8 月，国家医疗保障局颁布了《关于完善"互联网 +"医疗服务价格和医保支付政策的指导意见》，指出积极适应"互联网 +"等新业态发展，提升医疗服务价格监督监管信息化、智能化水平，在新技术条件下探索开放多元的医疗服务价格新机制并引导重构医疗市场竞争关系；2020 年 5 月国家卫生健康委员会和国家中医药管理局联合发布《关于做好公立医疗机构"互联网 + 医疗服务"项目技术规范及财务管理工作的通知》

指出将进一步规范医疗机构"互联网＋医疗服务"的价格行为，以发挥"互联网＋医疗服务"在疫情防控中的优势作用及维护医疗机构和患者的合法权益，促进"互联网＋医疗服务"新模式的长远发展；2020年11月，国家医疗保障局颁布了《关于积极推进"互联网＋"医疗服务医保支付工作的指导意见》其对基金监管提出了具体要求，指出了要明确"互联网＋"医疗服务协议申请条件和协议管理范围并强化"互联网＋"医疗服务监管措施。

3. 政策爆发期

2022年2月，国家卫生健康委员会和国家中医药管理局联合发布《互联网诊疗监管细则（试行）》。其对开展互联网诊疗活动的医疗机构提出监管要求，具体包括监管方式及内容，明确了部门设置、管理制度、患者知情同意、社会监督、评价和退出机制等相关要求，这是继2018年发布《互联网诊疗管理办法（试行）》《互联网医院管理办法（试行）》和《远程医疗服务管理规范（试行）》后的又一部与互联网医院监管有关的具体法规政策。

2021年3月，第十三届全国人大四次会议通过的《中华人民共和国国民经济和社会发展第十四个五年规划和2035年远景目标纲要》，以及其后国家相关部门出台的诸如《"十四五"优质高效医疗卫生服务体系建设实施方案》《关于"十四五"全民医疗保障规划的通知》《"十四五"数字经济发展规划》《"十四五"国家老龄事业发展和养老服务体系规划》《"十四五"中医药发展规划》和《"十四五"国民健康规划》等重要规划和方案，都指出发展远程医疗和互联网医院的相关内容。2022年12月，国务院办公厅发布《扩大内需战略规划纲要（2022—2035年）》，指出要积极发展"互联网＋医疗健康"服务，健全互联网诊疗收费政策，将符合条件的互联网医疗服务项目按程序纳入医保支付范围，这是又一次将互联网医疗纳入国家战略层面。可以预见，互联网医院正步入蓬勃发展阶段。

通过对近十余年国家关于互联网医院相关政策的梳理，大致可将互联网医院政策的发展分为三个阶段，第一阶段：2001年至2016年（政策萌芽期），国家发布了若干政策，尤其是《"健康中国2030"规划纲要》，这一阶段志着互联网医疗提升至国家战略。第二阶段：2017年至2020年（政策发展期），国家相关机构先后从互联网医疗监管、技术应用等多个层面出台了数条政策及政府规划，着重于应用层面的支持和引导。第三阶段：2021 年至今（政策爆发期），这一阶段国家出台了许多关于互联网医院的政策和规划，主要集中在互联网医保支付规范方面和互联网医疗的全面推进落地应用，详细信息请见表 1。

表 1　2009—2022 年互联网医疗核心政策脉络

阶段	时间	发布机构	政策名称	关键主题
政策萌芽期	1999 年 1 月	卫生部	《关于加强远程医疗会诊管理的通知》（已废止）	监管细则
	2002 年 1 月	卫生部	《互联网医疗卫生信息服务管理办法》（已废止）	监管细则
	2009 年 3 月	卫生部	《互联网医疗保健信息服务管理办法》（已废止）	监管细则
	2014 年 8 月	国家卫生和计划生育委员会	《关于推进医疗机构远程医疗服务的意见》	监管细则
	2015 年 7 月	国务院办公厅	《国务院关于积极推进"互联网＋"行动的指导意见》	发展目标
	2016 年 10 月	国务院	《"健康中国 2030"规划纲要》	发展目标
政策发展期	2017 年 5 月	国家卫生和计划生育委员会	《互联网诊疗管理办法（试行）》（征求意见稿）《关于推进互联网医疗服务发展的意见》（征求意见稿）	监管细则
	2018 年 4 月	国务院办公厅	《关于促进"互联网＋医疗健康"发展的意见》	发展目标
	2018 年 7 月	国家卫生健康委员会、国家中医药管理局	《互联网诊疗管理办法（试行）》《互联网医院管理办法（试行）》《远程医疗服务管理规范（试行）》	监管细则
	2019 年 8 月	国家医疗保障局	《关于完善"互联网＋"医疗服务价格和医保支付政策的指导意见》	监管细则
	2020 年 5 月	国家卫生健康委员会、国家中医药管理局	《关于做好公立医疗机构"互联网＋医疗服务"项目技术规范及财务管理工作的通知》	监管细则
	2020 年 11 月	国家医疗保障局	《关于积极推进"互联网＋"医疗服务医保支付工作的指导意见》	监管细则

续表

阶段	时间	发布机构	政策名称	关键主题
政策爆发期	2021年3月	第十三届全国人大四次会议	《中华人民共和国国民经济和社会发展第十四个五年规划和2035年远景目标纲要》	发展目标
	2021年6月	国家发展和改革委员会、国家卫生健康委员会、国家中医药管理局、中国疾病预防控制中心	《"十四五"优质高效医疗卫生服务体系建设实施方案》	发展目标
	2021年9月	国务院办公厅	《关于"十四五"全民医疗保障规划的通知》	发展目标
	2021年12月	国务院办公厅	《"十四五"数字经济发展规划》	发展目标
	2021年12月	国务院办公厅	《"十四五"国家老龄事业发展和养老服务体系规划》	发展目标
	2022年2月	国家卫生健康委员会、国家中医药管理局	《互联网诊疗监管细则（试行）》	监管细则
	2022年3月	国务院办公厅	《"十四五"中医药发展规划》	发展目标
	2022年4月	国务院办公厅	《"十四五"国民健康规划》	发展目标
	2022年12月	国务院办公厅	《扩大内需战略规划纲要（2022—2036年)》	发展目标

（二）准入要求

关于互联网医院的准入要求，首先要知道互联网医院的概念。通过对学术文献的查阅，发现互联网医院尚未有统一的概念界定，通过对国家政策文件的阅读，可将互联网医院理解为是实体医疗机构或与第三方合作的以互联网为载体，依托于云计算、大数据、人工智能等新兴技术的发展通过互联网远程为患者提供常见病、慢性病的诊疗，并开具处方和配送药物等医疗服务的一种区别于传统医院的新型医疗健康服务模式。

2018年7月发布的《互联网医院管理办法（试行）》第二章对互联网医院准入做出了明确要求，对其具体条目的梳理和解读如下：

首先，关于互联网医院的运营模式，根据管理办法第五条。目前互联网医院的设立均需依托于实体医院，其运营模式主要分为两类：第一类是实体医院自行设立，第二类是其与第三方合作设立。

其次，就互联网医院的申请而言，根据管理办法第七条和第九条，互联网医院在申请设置前，应当向其依托的实体医疗机构执业登记机关提交设置申请书、设置可行性研究报告、与实体医疗机构共同签署的合作建立互联网医院的协议书等材料，所在地区卫生健康行政部门在接收到申请后进行审核答复，当合作建立的互联网医院出现合作协议失效或合作方发生变更等情况时，其需要重新向相关机构申请设置互联网医院。

再次，关于互联网医院的命名，不同的情况有着不同的要求，根据管理办法第五条、第八条、第九条、第十条、第十二条与第十三条。对于实体医疗机构来说，如果出现以下情况其应申请将互联网医院作为第二名称，具体为"本机构名称＋互联网医院"：仅使用在本机构注册的医师开展互联网诊疗活动的、使用在本机构和其他医疗机构注册的医师开展互联网诊疗活动的。对于与第三方机构合作建立的互联网医院来说，则名称格式设置为"本机构名称＋合作方识别名称＋互联网医院"。互联网医院的名称还要通过相关执业登记机关的审核通过后方可使用。

最后，在通过了互联网医院申请和命名的登记后，根据管理办法第六条，互联网医院在实施准入前，其医院信息平台还要与省级互联网医疗服务监管平台进行对接，进行实时监管。

（三）监管要求

对于互联网医院的监管政策，主要有国家卫生健康委员会和国家中医药管理局2018年联合颁布的《互联网诊疗监管细则（试行）》《互联网诊疗管理办法（试行）》《互联网医院管理办法（试行）》，以及2022年颁布的《远程医疗服务管理规范（试行）》四份行政规范性文件，其中《互联网医院管理办法（试行）》是最主要的监管政策，其余三个起补充作用，这些规范性文件是卫生健康主管部门对互联网医院进行监管的最直接的依据。

1. 监管主体

对于互联网医院的监管，首先要知道监管的主体，根据《互联网医院管理办法（试行）》第四章第三十条和第三十一条内容，省级卫生健康行政部门和互联网医院登记机关是对互联网医院的主要监管主体，负责在省级互联网医疗服务监管平台基础上，对互联网医院共同实施监管。除此之外，县级及以上地方卫生健康相关的行政部门也起一定的监管作用。在《互联网诊疗管理办法（试行）》第二十六条中规定，对互联网医疗机构监管的主体主要是依据属地化管理的原则；在《远程医疗服务管理规范（试行）》中规定对提供远程医疗服机构的监管主体是地方各级卫生健康行政部门；在《互联网诊疗监管细则（试行）》第四条中规定对开展互联网诊疗活动的医疗机构监管主体是省级卫生健康主管部门。从以上四部相关文件政策，可以总结出对互联网医院进行监管的主体主要是互联网医院所在地的县级及以上的卫生健康行政部门和互联网医院的登记机关。

2. 监管内容

关于监管内容和实现方式，根据《互联网医院管理办法（试行）》第三十条和第三十一条内容，监管机构对互联网医院的监管主要通过省级卫生健康行政部门建立的互联网医疗服务监管平台对互联网医院的人员、处方、诊疗行为、患者信息安全和隐私保护等内容进行重点监管，对于这些内容的监管，《互联网医院管理办法（试行）》中都有部分阐述，其他三部细则和规范中则有对于这些内容的补充。通过对以上四部细则和规范的梳理和解读，现将互联网医院的人员、处方、诊疗行为、患者隐私保护和信息安全等相关内容总结如下：

（1）从业人员监管

关于互联网医院从业人员的要求，根据《互联网医院管理办法（试行）》第二十九条内容，医师应先取得临床执业资质，在医疗机构注册并具有 3 年以上的独立临床工作经验，完成主要执业机构规定的诊疗工作基础上，才能在互联网医院提供诊疗服务。在《互联网诊疗管理办法（试行）》第二十五条中也规定，医师应经其执业注册的医疗机构同意并依法取得相应执业资质和相应年限的临床工作经验才能开展互联网诊疗活动。

（2）处方监管

关于互联网医院的处方监管，根据《互联网医院管理办法（试行）》第二十条内容，互联网医院在开具在线处方前，应该于患者在线下实体医疗机构的诊断和充分了解患者情况的基础上，才可以开具相同疾病的处方。同时，互联网医院开具的在线处方内容和形式都要严格遵循国家卫生健康委员会颁布的《处方管理办法》。

关于在线处方的具体要求，根据《互联网医院管理办法（试行）》第二十条、第二十一条，《互联网诊疗管理办法（试行）》第十九条和《互联网诊疗监管细则（试行）》第二十一条内容，处方不得由电脑系统自动生成，必须由接诊患者的医生本人亲自开具，并附上电子签名，才为有效处方；对于处方药品的使用要求，医师不能向患者提前提供药品，可以在开具处方的基础上进行调剂和使用，除此之外，互联网医院的在线处方中，对于特殊管理规定和风险较高的药品如麻醉药品及精神类药品是严禁开具的，同时当患者为6岁以下低龄儿童时，开具处方时需要患儿医师及监护人陪同；开具处方药品后，还须经药剂师的审核后才能配送，配送主要靠互联网医院及药店委托的第三方机构进行配送；当发生药品不良事件时，互联网医院要按照国家有关规定上报。

（3）诊疗行为监管

根据《远程医疗服务管理规范（试行）》中的相关内容，患者到互联网医院的就诊过程如下：首先，互联网医院与患者签订知情同意书，向患者说明诊疗的内容和价格等；其次，互联网医院邀请相关医生实施诊疗服务并作出远程诊断；最后，互联网医院对相关资料进行保存。

根据《互联网诊疗管理办法（试行）》第十二条、《互联网诊疗监管细则（试行）》第二十五条和《互联网医院管理办法（试行）》第二十一条内容，《医疗机构病历管理规定》和《电子病历基本规范（试行）》是互联网医院开展诊疗活动时必须遵守的相关文件。互联网医院开展互联网诊疗行为时应遵循医疗管理要求，也应当具备进行互联网诊疗行为要求的人员、信息管理和安全系统及相关设备设施等，同时互联网诊疗行为的相关数据要向省级监管平台传输，并可对诊疗行为的相关资料进行追踪和溯源。

（4）患者隐私和信息安全监管

对于患者隐私和信息安全，根据《互联网医院管理办法（试行）》第二十三条、《远程医疗服务管理规范（试行）》、《互联网诊疗管理办法（试行）》第二十条和《互联网诊疗监管细则（试行）》第二十八条相关内容，互联网医院在进行远程诊疗活动时，必须保护患者隐私和患者的个人信息，同时还要建立相应的信息保护制度，并且与合作的第三方还要签订协议，明确各方对信息保护的责任，当发生医疗相关数据及患者隐私泄露等重大网络安全事件时，要立刻采取相关措施，并及时向相关部门汇报，以上的规定都是基于我国信息安全和医疗数据保密相关的法律法规。

在互联网医院就诊的患者，其相关信息属于个人隐私信息，而中国目前还没有一部完整的针对个人信息保护的法律[4]，而相较于传统的线下医疗模式，互联网医院因为依靠网络运行的特殊性，这就导致了患者在互联网医院进行就诊行为时，个人隐私信息被泄露的风险大大增加。因此，中国亟须一部专门针对互联网医院信息安全和患者隐私的法律。

（5）医疗纠纷处理

根据《互联网医院管理办法（试行）》第三十二条，互联网医院各合作方按照合作协议书承担相应法律责任，对于不同类型的互联网医院其法律责任主体也不同。譬如，实体医疗机构以互联网医院作为第二名称时，法律责任主体为实体医疗机构；取得《医疗机构执业许可证》的互联网医院则独立作为其法律责任主体。在《远程医疗服务管理规范（试行）》中则规定远程会诊的法律责任主体为邀请方，而远程诊断的法律责任主体由邀请方和受邀方共同承担。当患者在远程医疗服务过程中发生医疗争议时，患者应向邀请方所在地的卫生健康行政部门提出处理申请。

3. 监管方式

对于国家层面的互联网医院监管，根据最新发布的《互联网诊疗监管细则（试行）》第一章第三条内容，负责指导全国互联网诊疗监管工作的主要是国务院卫生健康主管部门和中医药主管部门，如国家卫生健康委员会和国家中医药管理局，但监管细则中未对具体监管内容进行阐述。

对于省级层面的互联网医院监管，根据《互联网医院管理办法（试行）》第四章节第三十条和第三十一条内容，省级层面对互联网医院实施监管，主要是通过省级互联网医疗服务监管平台。需要说明的是，如果省级互联网医疗服务监管平台未建立，互联网医院是无法准入的；此外，县级及以上地方卫生健康行政部门也起到一定作用，主要是负责向社会大众公布所在地互联网医院名单及监督电话并及时处置相关的违法违规行为。

根据国家卫生健康委员会发布的信息，截至 2021 年 4 月，全国已有 30 个省、自治区、直辖市已经建立起了省级互联网医疗监管平台，并肯定了上海、江苏、浙江等省市的互联网医疗服务监管平台。[5]

对于上海市的互联网医疗服务监管平台，其采用针对互联网医疗服务生态的全生命周期监管，主要包括事前准入监管、事中监管和事后评估三个阶段。[6,7]事前准入的监测主要是对机构、医师、服务和渠道的监管，并设置了诸如诊疗资质、冒名执业、处方签名和患者征信等互联网医院监测因子；事中监管主要是对数据安全、流程合规、风险预警和视频监控的监测；事后评估主要是对业务、治疗、资金的监管和资源、绩效的评估以及纠纷的处理。

对于江苏省的互联网医疗服务监管平台，其主要依托于互联网医院信息平台中的服务记录，进行日常监管和综合监管。日常监管主要包括医疗行为、医疗安全、医疗质量的监管和居民医疗服务全过程记录以及准入许可；综合监管主要包括行政处罚、公示管理和省市协作监管，能够有效保障医疗机构执业的正规与安全。[8]

对于浙江省的互联网医疗服务监管平台，其建立了"服务＋监管"一体化的共享互联网医院平台，监管子平台主要包括网上医疗机构及医护人员及药师资质监管、诊疗科目监管、诊疗内容监管、处方监管和服务质量监管功能；服务子平台主要功能包括在线咨询、在线复诊和其他智能服务，如智能缴费、在线导诊、预约检查和家庭医生网上签约服务等，患者在支付宝 App 搜索"浙江省互联网医院平台"即可进入该平台。除此之外，浙江省互联网医疗服务监管平台还嵌入了医疗机构、医师、护士等电子注册系统，依托实体机构和注册医务人员，借助互联网为居民提供可靠的服务，浙江省也成为全国首个全面应用医疗机构、医师和护士电子证照的省份。[9]

通过对代表省市互联网医疗服务监管平台的介绍，可以发现以上省市的监管平台都是基于《互联网医院管理办法（试行）》《互联网诊疗管理办法（试行）》和《远程医疗服务管理规范（试行）》三个行政规范性文件基础上进行设计的，都包括对机构人员准入的监管、诊疗过程监管以及服务质量的监管。但各省市的监管平台还各有不同，上海市是针对互联网医疗服务生态的全生命周期监管，保证了监管的连续性；江苏省是依托于互联网医院信息平台中的服务记录，进行日常监管和综合监管，监管更具时效性和便捷性；浙江省是"服务＋监管"一体化的共享互联网医院平台，并且是全国首个全面应用医疗机构、医师和护士电子证照的省份，给全国各省市树立了标杆，以上省市各自特点鲜明，在各省市建立及改进互联网医疗服务监管平台时具有很大的参考意义。

总结以上对互联网医院准入和监管的相关政策，可以发现，目前互联网医院监管主要由当地的卫生健康行政部门主导。但实际情况，互联网医疗活动复杂，涉及领域广，并且随着互联网医疗活动逐渐增多，仅由卫生健康行政部门进行监管无法达到最佳监管效果。所以互联网医院的监管不仅需要国家行政部门的帮助，还须社会组织和社会人员的共同监管，在多方监管下才能让互联网医院繁荣发展。

（四）国内研究现状

1. 国内研究趋势

（1）时间趋势分布

通过对中国互联网医院 2012—2022 年准入和监管政策领域的文献的发文数量和年限的可视化后，可以发现发文量呈逐渐上升的发展趋势。2014 年以前发文量较少，仅个位数文章发表，2015—2018 年稳步上升；2019—2021 年迅速上升，迎来发表的高峰。近 4 年相关文献可达总文献量的 70.9%，具体发文量分布见图 1。

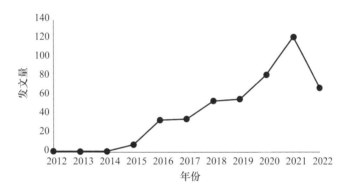

图 1　中国互联网医院准入与监管政策论文发表年限

（2）研究单位分布

通过对中国互联网医院准入和监管政策领域的文献的发文机构和数量整理（前十名）后（见表 2）：可知华中科技大学同济医学院医药卫生管理学院发文数量最多，其次为福建省卫生计生监督所和上海市卫生健康委员会监督所，还可知道研究机构主要是各个大学的相关学院以及国家及各省市的卫生健康委员会。

表 2　中国互联网医院准入与监管政策论文发表机构及数量（前十名）

研究机构	发文量	开始年份	研究机构	发文量	开始年份
华中科技大学同济医学院医药卫生管理学院	11	2017	北京师范大学互联网发展研究院	4	2021
福建省卫生计生监督所	6	2018	上海市卫生健康委员会	4	2021

研究机构	发文量	开始年份	研究机构	发文量	开始年份
上海市卫生健康委员会监督所	5	2019	北京师范大学新闻传播学院	4	2021
南京医科大学医政学院	5	2017	郑州大学	4	2020
国家卫生计生委统计信息中心	5	2015	上海工程技术大学	4	2017

2. 主要研究主题

经过软件后台导出所有关键词及其出现的频次，将出现频次最高的前十名列于表3，可知近年来关于互联网医院准入与监管政策相关研究的主要主题集中在互联网＋、医疗服务及监管上，其次为分级诊疗、医保支付、医疗健康、医疗机构、远程医疗、法律监管及监管平台上。

表3　中国互联网医院准入与监管政策高频研究主题（前十名）

关键词	频次	开始年份	关键词	频次	开始年份
互联网＋	33	2016	医疗健康	13	2018
医疗服务	25	2016	医疗机构	12	2015
监管	21	2016	远程医疗	9	2016
分级诊疗	14	2016	法律监管	8	2017
医保支付	14	2019	监管平台	7	2020

3. 主要研究发现

通过对关键词聚类分析中，发现互联网医院准入与监管政策相关研究领域大致分为15个聚类标签，分别为互联网、分级诊疗、互联网＋、疫情防控、市场准入、线上线下、政策工具、监管、医联体、远程医疗、移动医疗、医疗安全及公共健康。这15个聚类归纳出的主要内容呈现了国内互联网医院准入与监管政策相关研究领域的发展趋势和主要研究方向；同时对关键词进行突现图谱绘制，其可反映研究热点的变化历史，详细信息见图2。

从图2可以看出，2017年以前，对互联网、移动医疗、医疗、法律监管和对策等方面研究较为关注；2018—2019年，关注点集中于医联体、卫生健康和医院等方面；2020—2022年医疗保险、监管平台、医保基金成为新的研究热点。

关键词	年份	突显强度	开始年份	结束年份	2013—2022年
互联网	2016	3.77	2016	2017	
移动医疗	2016	2.48	2016	2019	
医疗	2016	2.07	2016	2017	
法律监管	2017	1.65	2017	2019	
对策	2017	1.5	2017	2018	
医联体	2018	1.95	2018	2019	
卫生健康	2018	1.95	2018	2019	
医院	2019	1.66	2019	2020	
医疗保险	2020	2.34	2020	2022	
监管平台	2020	1.81	2020	2022	
医保基金	2020	1.55	2020	2022	

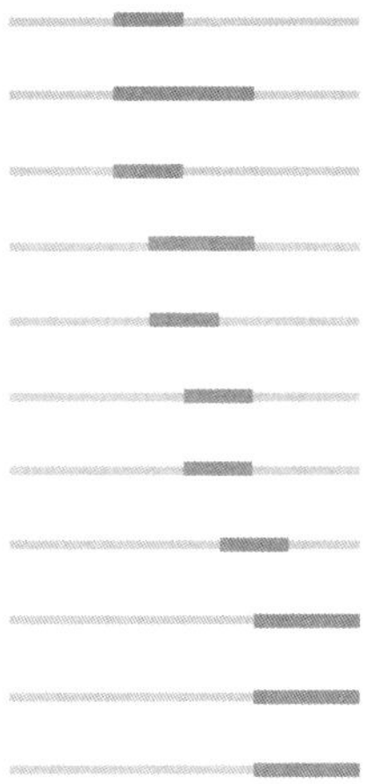

图 2 互联网医院准入与监管政策相关突现词分布

三、挑战与启发

国外互联网医疗发展较早，远程医疗和远程医学等相关概念在 1960 年前后就已出现[10]，并且随着国外科技发展，相关产业更是迅速扩大。2002 年，美国医疗委员会联合会就制定并通过了《在医疗实践中适当使用因特网示范指南》，用于保证和监管诊疗的安全进行[11]，日本等亚洲国家也早在 2005 年正式成立了远程医疗和远程护理协会，并于 2011 年公布《远程家庭医疗指南》用于对医生的责任监管[12]。中国互联网医疗虽然发展相对较晚，但发展至今，也有了相对完备的规范政策和完整的相关机构对其进行监管。

针对互联网医院存在的监管问题，魏明月等[13]研究学者提出，互联网医院兼具了互联网行业的"开放性""虚拟性""透明性"以及医疗行业的信息"不对称性"。这四大特性给互联网医院监管带来许多挑战，因此本研究结合以上政策梳理和相关文献将互联网医院未来存在的一些挑战与启发总结如下。

（一）全面、科学、适宜的监管制度仍有待探索

互联网的"开放性"带来互联网医院主体监管的难度，互联网医院依托

互联网技术，患者、医生、平台和监管机构四个主体存在空间分离特性，使其在患者监督、医护人员执业认证、监管职责的划分等方面都与传统医疗服务行业有所不同；并且目前中国尚缺乏国家层面的监管平台，对互联网医院的监管主要是医院所在属地的省级医疗服务监管平台进行监管，国家层面的监管主要在指导相关工作。因此，国家相关部门可以建立国家层面的医疗服务监管平台，创造新的新监管机制，保证互联网医院进行远程诊疗活动时在一个全面科学的监管制度下进行。

（二）互联网医院诊疗服务的范围和深度受限，医患矛盾风险增加

互联网医院的"虚拟性"带来了医疗损害的责任风险。尽管互联网医院目前有诊前身份认证，也很难确认在线诊疗活动中的医务人员的确切身份和真实资质；同时，患者就诊过程中提供的诊疗信息是否真实、准确也难以确认，患者也可能存在对自身症状的不精准描述和误判，医生不能通过面对面"望、闻、问、切"来了解患者真实情况，这些都有可能使诊疗风险加大；除此之外，医疗行业"信息不对称性"在互联网的高效沟通与信息公开披露中有望得到改善，但目前监管不到位及互联网医疗发展阶段所存在的虚假信息和芜杂信息泛滥的乱象，都可能增加原本信息不对称带来的医患矛盾风险。

（三）患者隐私和信息安全的监管有待完善

互联网的"透明性"提高了沟通的效率，也促进了医疗互联和共享的可能性。但带来便利的同时，医疗信息泄露的风险也随之增大。患者在互联网医院就诊的信息属于个人隐私信息，针对患者信息保护的规定都是基于中国医疗数据保密和信息安全有关的法律法规，中国目前还没有一部完整的针对互联网医院患者信息保护的法律。因此，中国相关部门可以在现有《中华人民共和国个人信息保护法》《中华人民共和国数据安全法》和《中华人民共和国网络安全法》的基础上完善互联网医院患者信息保护规范，建立健全信息安全保护制度，保护患者隐私安全，防止信息泄露。[14]

（四）监管依据内容较分散，法律效力较低[15]

虽然随着互联网医院发展，中国相关政策法规逐步完善，但仍旧处于发展阶段，比如《互联网医院管理办法（试行）》《互联网诊疗监管细则（试行）》

《互联网诊疗管理办法（试行）》和《远程医疗服务管理规范（试行）》虽然是对不同对象的规范和监管细则，但条例较为分散，并且以上四个规范性文件不属于法律法规，所以法律效力较低。因此国家相关部门可以将以上文件进行适当整合，出台一部法律效力较高的文件，来建立更加全面、系统的监管依据。

（五）充分发挥社会监督平台的作用

对于互联网医院的监管，县级及以上地方卫生健康行政部门主要负责向社会大众公布所在地的互联网医院名单及监督电话并及时处置相关的违法违规行为，这种监管方式效率较为低下，在当今这个社交媒体极度发达的时代，国家相关部门可以建立相关社会监督平台，让在互联网医院就诊的患者及广大社会群众参与到监管当中，使社会舆论成为重要的监管力量。[16]

总结以上内容，虽然中国互联网医院及相关准入监管政策发展较晚并且还有很多不足，但随着国家的发展及相关政策的完善加上各部门的努力合作，中国互联网医院一定会走上蓬勃发展之路。

参考文献

［1］沈磊．互联网医院发展研究［D］．武汉：华中科技大学，2017．

［2］易观博阅．2022年中国互联网医疗年度盘点［EB/OL］．https：//boyue. analysys. cn/sail/view/portal/index. html#/detail/20020606．

［3］Chen CM. CiteSpace Ⅱ：Detecting and visualizing emerging trends and transient patterns in scientific literature［J］. J Am Soc Inf Sci Technol，2006，57（3）：359 – 377．

［4］林众，徐建清，缪伟．互联网医疗中的信息安全和隐私保护对策研究［J］．中国卫生监督杂志，2018，25（3）：311 – 315．

［5］国家卫健委：审批互联网医院前要先建立省级监管平台［EB/OL］．http：// www. gov. cn/xinwen/2021 – 04/28/content_ 5603633. htm．

［6］盛军．城市数字化转型：上海互联网医院智能监管创新［J］．上海信息化，2021，（1）：18 – 21．

［7］何萍，姚华彦，徐博，等．上海市级医院互联网总平台的建设与应用［J］．

中国数字医学，2021，16（4）：26－29.

［8］唐凯，刘晓强，张国明，等．江苏省互联网医疗服务与监管平台的设计与实践［J］．中国卫生信息管理杂志，2020，17（5）：559－564.

［9］浙江政务服务网：浙江省互联网医院平台上线［EB/OL］．https：//www.hangzhou.gov.cn/art/2019/1/23/art_812266_29926609.html.

［10］郑曦，何晖雄，黄少伟，等．互联网医疗研究综述：回顾、现状与监管［J］．中国卫生法制，2018，26（4）：28－33.

［11］付泉．中国互联网医疗发展研究［D］．武汉：武汉大学，2017.

［12］程思雨，胡银环，等．国外远程医疗安全监管经验对我国的启示［J］．中国医院，2020，24（1）：47－50.

［13］魏明月，崔文彬，王淑，等．互联网医院风险分析与管控策略［J］．中国卫生资源，2020，23（2）：99－101.

［14］王涵，陈敏．我国互联网医疗监管机制研究与对策建议［J］．中国卫生质量管理，2021，28（12）：29－32.

［15］陈绍辉，廖安泽．互联网医疗监管制度的变迁与发展完善［J］．医学与法学，2022，14（6）：32－36.

［16］王俊豪，张宇力，单芬霞．突发公共卫生事件下互联网医疗健康发展与监管制度创新研究［J］．财经论丛，2022，（10）：102－112.

肆 评价监管篇

HB.17 互联网医院监管机制
研究与对策建议

张思文①

摘　要： 近年来，互联网技术渗透于人类社会的方方面面，不断推动生产关系的变革，群众对于线上诊疗服务的需求迅速攀升，数字化转型背景下作为远程医疗行业最新业态的互联网医院已经成为实现医疗资源可及性的重要途径，国家积极出台扶持政策鼓励行业发展，筑牢了互联网医院生态系统的规模基础，然而个别环节的制度规范缺失也造成互联网医院背后的安全隐患，行业乱象亟须有关部门监管。互联网医院的监管需要从事前阶段、事中阶段和事后阶段全流程介入，事前阶段对医疗机构、医生、患者的准入审核决定了互联网医疗行业的根基；事中阶段对规范诊疗流程、数据信息安全和医保基金支付的监管，决定医疗服务的质量；事后阶段的医疗责任认定、事后反馈评估决定了医患关系与患者信任。目前在互联网医院的监管流程中依然存在事前缺乏统一审核标准，准入门槛高低不齐；事中电子处方监管失效，处方审核机制欠缺、信息安全隐患较多，技术标准亟须统一、医保法律建设迟滞，医患身份核定困难；事后医疗责任界定困难，纠纷处理存在弊漏等关键性难题，为此提出完善准入监管制度、统一资质考核标准、规范电子处方管理，健全处方审核机制、健全信息安全立法，推进技术标准建设、强化医保立法体系，设置双重身份验证、健全纠纷预防机制，建立责任追溯制度的对策建议。

关键词： 互联网医院；监管机制；互联网医疗；信息安全

近年来，互联网信息技术飞速发展，在国家出台"互联网 + 千行百业"战略指引下，各传统行业积极搭乘互联网行业东风，推动传统产业转型升

① 张思文，管理学硕士，辽宁中医药大学管理学院讲师，研究方向：医药健康经济与管理、中医药发展战略。

级。2015 年 12 月，乌镇互联网医院作为国内首个互联网医院宣布成立，互联网医院的概念应运而生[1]，标志着传统医疗机构正积极探索医疗服务线上延伸的新型业态；2018 年，国家卫生健康委员会（以下简称国家卫健委）、国家中医药管理局印发了《互联网医院管理办法（试行）》，为互联网医院准入及规范管理指明了具体方向；2019 年以来，互联网医疗的应用价值与发展潜力得到了广泛重视，众多传统医疗机构与互联网平台也开始自发探寻互联网诊疗的新形式，互联网医院由此迅速普及。2022 年 2 月国家卫健委和国家中医药管理局再次联合发布了《互联网诊疗监管细则（试行）》，进一步明确了互联网医院的权责界定与全流程监管方案，建立了互联网医院管理的政策体系。

一、互联网医院概述

（一）互联网医院的概念

互联网医院是互联网医疗发展到一定阶段的高阶产物，是传统医疗机构将互联网技术引入诊疗服务体系，借助互联网技术的共享性、便捷性打破时空限制，将医疗服务从线下向线上延伸，从院内向院外拓展[2]，从而实现医疗资源的优化配置。互联网医院通过提供预约挂号、在线问诊、远程会诊、慢性病复诊、健康指导、电子病历、心理关怀、药品配送等业务形式，将实体医疗资源与远程医疗服务高效结合，形成了线上线下的闭环服务，延伸了医疗机构的服务半径，是后疫情时代医疗模式重构的一种新型医疗服务组织业态，有效地提升了居民对于优质医疗资源的可及度，丰富了居民的就医体验，实现了医疗健康服务的分层、协同与共享。

目前互联网医院主要包括三大类，第一类是实体医疗机构自行通过引入信息技术手段建立的互联网医院，即自建型互联网医院。[3]这类互联网医院由线下实体医疗机构向执业机关单独申请设立，作为实体医疗机构的线上延伸，拓展医疗机构的网络业务空间，并同时把互联网医院作为医疗机构的第二名称，借助大数据、云计算等信息技术手段，解决传统诊疗服务中排队时间长、等候时间长而就诊时间短的问题，从而提升就诊效率和患者满意度。第二类是由实体医疗机构和第三方互联网企业平台联合申请设立的互联网医院，也叫联建型互联网医院。这类互联网医院以实体医疗机构为依托，结合了实体医院的优质医疗资源和互联网企业的智能、稳定、便捷化技术平台，同时可以招聘更多来自各地具有丰富经验的专家，可以有效促进医疗资源的重组[4]，为患者提供医疗服务。第三类是独立设置的互联网医院，但是需要依托线下实体医疗机构，这类独立型互联网医院拥有更多样化的运营模式，在构建新的医药零售模式、作为数字化转型载体、打造保险＋健康管理生态系统[5]等方面起到不可忽视的作用。

（二）互联网医院的优势

1. 精准实现医患适配，积极推进分级诊疗

互联网医院可以实现医患精准适配、低成本定位差异化就诊需求，以及利用互联网、大数据的共享性、便捷性特征，高效匹配患者的救治需求，将慢性病、复诊、咨询、开药的患者向线上引流，与重症、急症、危症的患者区分开，从而有效地解决基层医疗机构全科医生数量不足的问题，缓解了三甲医院的就诊压力，利用互联网技术优势，消除信息不对等，实现医疗资源的优化配置，让患者可以找到专业的医生对症治疗，大大减少无效治疗和过度医疗的现象，极大地推进了分级诊疗制度的落实。

2. 拓宽业务收入渠道，改善收入分配模式

互联网医院可以有效拓宽传统医疗机构的服务半径，增加医疗服务的渠道与模式，借助 App、微信等新型互联网渠道，为来自全国各地的患者提供医疗服务，从而帮助医院拓宽创收渠道，而诊疗过程中处方、病例、挂号缴费单据的电子化形式，数据信息流转的无纸化过程，也帮助医院降低了内部运营成本。医生可以利用碎片化时间增加副业收入和诊治经验，患者也可以大大减少等待时间和就医成本，从医疗机构、医生、患者三方视角来看，互联网医院都是医疗控费、传统资源重新洗牌背景下实体医疗机构转型的必然业态。

3. 加强信息对称透明，提升医疗服务质量

在传统线下诊疗过程中，普遍存在着信息不对称的问题，一是医疗机构与患者之间信息不对称。患者挂号时无法掌握医生的专长信息，大多数患者只能凭借医生的职称进行初步筛选，很难了解该医生真正的医疗服务质量，而医疗

机构的医生拥有较为丰富的专业知识与诊治经验，对服务质量具备掌控权，但未必能匹配到最合适的患者。二是医疗机构与监管机构之间信息不对称。传统的线下诊疗的过程没办法做到实时记录，医院的处方、病历资料留存缺少规范管理，零散地保存于医院或患者手中，极易造成信息遗失，过度医疗现象频繁发生，医患关系紧张，监管机构难以及时获取相关信息，致使监管过程存在漏洞。而互联网医院的诞生则可以很好地改善原有的信息不对称现象，增强信息透明度，一方面，目前大多数互联网医院都具备导诊服务，可以帮助患者准确匹配科室，挂号界面也可以精准展示医生的主治方向、擅长病种、接诊数量、患者评价等信息，不仅有利于患者选择适合的医生，也有利于医疗机构和医生为提升口碑而努力优化服务流程，提升服务质量。另一方面，互联网医院通过全流程数字化管理，确保每一位患者的诊疗信息与病历档案可妥善留存，诊疗过程可实时追溯，医生处方所开的药品、诊治的项目会实时上传到卫生数据监管系统，从而使监管机构可以更好地行使监管权力，确保医疗服务规范合理。[6]

近年来，互联网医疗在国内得到快速普及，互联网医院已经成为传统医疗机构转型、医疗资源重组、诊疗流程重构、服务质量提升的必然选择，为此建立完善的互联网医院监管体系，对互联网诊疗过程实时监管就变得必要且重要，探索互联网医院监管机制，剖析监管问题与困境，提出建设性意见是当务之急。

二、互联网医院的监管机制

在医疗卫生行业"监管"一词常常出现，所谓监管包含"监"与"管"两重含义，即监控与管理[7]，互联网医院监管是指由国家或地方的卫生健康行政部门和中医药主管部门制定与颁布相关法规政策，运用各种手段对互联网医院的准入条件、诊疗过程、服务方向等进行直接或间接的监督与管理，对于危害患者健康权益的诊疗行为进行干预限制等直接行动，从而达到保障互联网医院稳定运行，保障患者生命健康安全的目的。

互联网医院监管机制是指互联网医院监管的主体、对象之间的相互作用、运行的基本原理及成因，是目前中国对于互联网医院监管的主要目标、具体思路和基本方法[8]，从整体而言，对于互联网医院的监管主要包括三个阶段，即事前监管阶段、事中监管阶段与事后监管阶段。

（一）事前监管阶段

事前监管是互联网医院监管的首要环节，在这一阶段的监管工作主要包括三个方面：一是对医疗机构准入资质的审查管理；二是对互联网医院签约医生诊疗资质的审查管理；三是对患者诊疗服务需求的调查确认。也就是说，事前监管阶段既需要确保医疗机构与医生具备符合法律规定的提供线上医疗服务的资质与能力，以保障诊疗服务的安全与质量，也要确认患者确实具有寻求线上诊疗的现实需求，以免出现因为患者缺乏医学专业知识而导致的急重危症的延误或医疗资源的浪费。

1. 医疗机构准入资质监管

早在2014年8月，国家卫生和计划生育委员会（以下简称卫计委）曾发布《关于推进医疗机构远程医疗服务的意见》（国卫医发〔2014〕51号），文件中明确提出提供远程医疗服务的机构必须在人员、仪器、设备等方面满足相应的技术标准和信息安全标准[9]，确保远程医疗服务可以顺利开展，远程医疗是互联网医疗的前身，开展远程医疗的机构也是互联网医院的前身，此时对于机构准入的监管标准还相对宽泛，缺少明确的准入界定。2018年7月，国家卫健委再次印发了《互联网医院管理办法（试行）》，文件的第五条至第十三条对互联网医院的准入条件进行了详细规定，不同类型的互联网医院在命名规则、递交材料方面需要遵守不同规范，其中医疗机构自建型互联网医院和医疗机构与第三方互联网企业平台联合建立的互联网医院必须将互联网医院作为第二名称使用，除此之外还尤其强调了省级主管部门必须先行设立互联网医疗服务监管平台，且实现监管平台与互联网医院信息的对接，以此作为互联网医院准入的前提条件，这无疑使行政部门对于互联网医疗服务的实时监管、及时溯源变为了可能。

2. 签约医生诊疗资质监管

互联网医院需要签约相应数量的医生来满足日常患者的诊疗需求，诊疗服务的质量由签约医生来决定，因此对于医生诊疗资质的监管最为严格且必要，医生既可以是互联网医院所依托的实体医疗机构内注册从业的医师，也可以是其他医疗机构内从业的医师。在传统线下诊疗服务中，关于医生的执业要求已经有了非常明确且规范的规定，因此线上签约医生的资质管理可以参照线下标准一同执行。根据《互联网医院管理办法（试行）》的规定，可以在互联网医院开展医疗活动的医生必须符合《中华人民共和国执业医师法》的基本要求，具备从事医师工作所必需的专业知识与技能，同时为保障患者的医疗质量安全，医生必须具备独立临床工作经验，且满足不少于3年的基本要求。除此之外，对于互联网医院签约医生的监管还包括身份认证部分，签约医生必须能够在国家卫健委医师电子化注册系统通过实名认证，保证信息可检索。监管机构对于医生资质的监管系统应与医师电子化注册系统实时对接，通过生物识别技术实现对于医生接诊是否符合执业范围进行有效监管。

3. 患者诊疗服务需求监管

在事前阶段的监管过程中，除了对于医疗机构和医生执业资质的监管外，确认患者是否具有线上诊疗"刚需"也是非常重要的一环。在这一环节，大多数互联网医院监管平台端会设置负面清单进行患者身份筛选，无法准确描述个人病症及诊治需求的患者，在指引后依然无法正常使用平台操作的患者，无法实现数据平台实名注册的患者，存在短期内反复挂退号行为、具有欠费、逃费历史的患者等，这类患者人群将被加入监管平台的负面清单，无法通过平台的准入审核，也无法接受互联网医院的诊疗服务。除了对于患者身份准入的识别外，监管平台还会就患者的实际诊疗需求进行界定，根据《互联网医院管理办法（试行）》的规定，互联网医院开展的诊疗服务应基于实体机构的功能定位，执业范围应符合"医疗机构执业许可证"规定，只可以提供常见病患者、慢性病患者的复诊服务及家庭医生的签约服务，除此之外的急危重症患者、初次诊治患者是不适宜采用互联网诊疗方式的。

（二）事中监管阶段

互联网医院的事中监管指的是对患者在互联网医院接受医疗服务的全过程进行监管，主要包括服务体系的规范诊疗流程监管、技术体系的数据信息安全监管和支付体系的医保基金支付监管三个方面。

1. 规范诊疗流程监管

互联网医院线上诊疗行为关系到患者的生命安全健康，诊疗流程是否规范直接决定了互联网诊疗行为的质量安全，也对后期责任界定产生重要影响。监管机构对互联网医院事中监管的一个重要环节就是对诊疗流程的规范化界定，包括诊疗科目是否符合执业范围；药品开具是否涉及麻醉类、精神类或其他风险较高、具有特殊管理规定的禁售药品；电子处方是否具有清晰的医生签名与准确的时间印记、流转使用是否规范[10]；电子处方涉及药品的供应方是否取得互联网药品销售资质；处方审核是否能够清晰划分责任，审核方是否具备审核资质以保障患者用药安全等。

2. 数据信息安全监管

互联网医院在为患者提供便捷诊疗服务的同时，也带来了医疗数据信息安全的隐患，随着互联网医疗模式的迅速发展，产生了越来越多的互联网诊疗信息，这些信息既涉及患者的个人身份信息、隐私信息，也包括患者的健康信息、病例信息。医疗数据信息具有较强的隐私性与敏感性[11]，一旦管理疏漏造成信息安全泄露，不仅容易对患者个人的人格尊严造成威胁，也容易对患者的生命财产安全埋下隐患，更有甚者，境外黑客会利用医疗机构的信息安全漏洞窃取中国公民的个人健康信息，危害国家安全，侵害公民利益。法国医疗软件供应商迪达勒斯生物公司违反了通用数据保护条例，泄露了超过49万名患者的身份信息、医疗信息、遗传信息和社会保障号码等数据信息，致使这些患者将面临社会工程攻击、网络钓鱼、诈骗甚至敲诈的风险[12]；2020年，中国多名新冠肺炎患者个人详细身份信息、联系方式、关系图谱、出行轨迹遭到泄露，导致患者本人及亲属遭受网络暴力与言语攻击，为患者带来了巨大的精神伤害与社会压力[13]。由此可见，构建医疗数据信息安全的监管体系极为重要[14]，患者诊疗信息是否安全，关系到患者对于互联网医院这种新兴医疗业态的信任程度，具有极强的现实意义。

3. 医保基金支付监管

互联网医院的长远发展离不开医保结算问题，互联网医疗服务涉及接受医疗服务的患者、开具药品处方的医生、邀请方与受邀方的医疗机构、互联网平台、医保部门等多个主体，医保关系相较于传统线下诊疗更为复杂，其中涉及价格标准、医保定点资格、保障范围认定、利益分配机制等多重核心问题，自从2020年10月发布的《国家医疗保障局关于积极推进"互联网＋"医疗服务医保支付工作的指导意见》（医保发〔2020〕45号）倡导将互联网医疗服务项目纳入医保之后，各省市陆续开始对于互联网诊疗服务医保定价的探索，目前需解决的核心问题是如何缓解医保基金压力，更高效地进行互联网医保监管。一方面，省医保部门需对保障范围与项目价格合理制定，哪些项目可以纳入医保报销，结算比例分别为多少，是否会增加医保基金负担；另一方面也要谨慎核定是否存在虚报诊疗价格、不合理诊疗项目等负面行为[15]，从而增加了互联网医保基金监管的难度。

（三）事后监管阶段

事后监管阶段是互联网医院监管的最后一个阶段，在这一阶段的监管重点工作是对互联网诊疗服务过程中产生的医疗事故进行责任认定，对医疗纠纷进行公正处理，并对互联网医疗过程进行评估反馈。

1. 医疗责任认定

互联网医院诊疗服务过程涉及多元主体，一旦产生医疗事故，在责任认定方面具有较强的复杂性，不仅涉及医生、患者、医疗机构、互联网平台，还涉及软件设计方、药品与医疗器械供应方等特殊角色。为解决医患之间产生的争议，监管机构需要提取追溯数量巨大的在线诊疗电子记录，根据诊疗过程中的电子病历、图文影像等痕迹信息，将服务过程中大量口语化表达的信息和专业化术语进行定性研究[16]，与监管文件标准比对，来判断诊疗服务性质，明确医疗服务提供者的行为是否合规合理，是否存在违规操作迹象，是否存在越界服务行为，由此来对不同主体之间责任进行划分和认定。若监管机构认定医疗纠纷责任方为互联网医院，根据《互联网医院管理办法（试行）》的规定可知，在互联网医疗纠纷界定主体责任时，需按照互联网医院的类型进行不同划分：对于独立型互联网医院，医院本身即为责任主体，可以独立承担法律规定的责任义务，患者可直接追偿其法律责任；对于自建型互联网医院，则由其实体医疗机构作为主要责任主体，接受法律追责；对于联建型互联网医院，则由实体医疗机构与合作的第三方互联网企业平台按照协议约定划分责任比例，按比例承担法定责任。

2. 事后反馈评估

监管的最终目的是不断优化互联网医疗服务流程，改善在监管过程中发现的问题和痼疾，增强社会公众对互联网医院的信任，保障线上诊疗患者的健康安全权益，最终促进行业的长久发展，为此建立监管事后反馈评估机制极为重要。传统的线下实体医疗机构监管较少涉及事后反馈评估环节，但是互联网技术在医疗领域的深入应用与互联网医院新型业态的快速发展，留下了医疗服务安全与技术隐私伦理的隐藏风险，对于互联网医院的监管必须实现事前、事中、事后全流程覆盖，必须建立多元主体协同监管体系，营造良性融合的社会监督氛围。事后反馈评估就是由行政监督部门、医保中心、区域审方中心、人口健康信息平台及患者等多元主体，通过信息交换与共享，对互联网医院的诊疗数据、诊疗行为、患者满意度、服务质量评价、医疗事故数据、信息安全等级、医疗服务费用等指标进行分析评价，并将评价结果及时反馈给被评估对象，通过及时发现制约互联网医院发展的薄弱环节与关键因素，针对性进行整改，以此帮助互联网医院解决掣肘难题，及时修补漏洞隐患，规范互联网诊疗行为，提高患者满意度，也不断拓宽互联网医院监管的协同监管可行路径。

三、互联网医院监管机制现存问题研究

（一）事前监管阶段：缺乏统一审核标准，准入门槛高低不齐

随着大数据技术的飞速发展，国家政策对数字化、网络化转型的重点扶持，互联网医院这种新型业态体现出巨大的发展前景。《"十四五"全民健康信息化规划》显示，截至 2022 年 11 月，中国已经有超过 1700 家互联网医院，全民健康信息平台上可查询接入医院数量也超过 7000 家[17]，较 2019 年实现了短时间内翻倍的增长，可见互联网诊疗活动带来的可观利润吸引了大量医疗机构进入行业。当前对医疗机构准入审核的标准相对较低，这极容易导致行业内涌入大批量以巨额营利为目的、越界开展互联网诊疗活动而罔顾患者真实医疗需求的所谓"医院"，直接造成市场失灵，降低互联网诊疗服务质量，影响公众对于行业的长期信任。

对于医生、护理人员等互联网医疗服务提供者的准入资质审核同样面临问题，不同地区尚未形成对于互联网医院从业医师、护士等医务工作者准入资质的统一标准，监管机构在监管时难以确保此类人员的真实资质，不同省份的监管机构与医生执业信息数据平台的对接进度不同，多点执业信息的真实性无法得到及时证实，直接影响了多点执业政策的落实效率，由于缺乏统一的准入审

核制度，导致监管者难以确保医生的专业性与服务能力，更无法准确界定医生提供互联网诊疗服务的明确范围，难以保证患者接受诊疗服务的安全性，从而为后期诊疗流程的规范化管理留下隐患。

除此之外，《互联网医院管理办法（试行）》规定了各地必须先行建立互联网医疗服务监管平台，并要求互联网医院完成与监管平台的数据对接作为申请批准的先决条件，然而不同地区监管平台接入标准不同，技术能力不同，导致数据接入效率大相径庭，以广东省互联网医疗服务监管平台接入为例，要求定时上传医生多点执业信息、在线处方、电子病历等 4 大项 44 小项数据，而且必须连续 120 小时无错误无遗漏，容错率低，一旦出错，医院就需要重新申请接入，导致互联网医院审核周期漫长。

（二）事中监管阶段：过程管理机制失范，纵深发展存在隐患

1. 电子处方监管失效，处方审核机制欠缺

互联网医院在通过数字化医疗手段解决医疗资源分配不均、患者就医成本较高的问题上体现出巨大的优势，然而伴随着"野蛮增长"而来的是 AI 开药、先药后方、误诊频发等诊断乱象，极大地影响了诊疗流程的规范性，其中以电子处方问题最为突出。电子处方作为医生处方的数字化载体，也继承了纸质处方的合法性与合规性，可以有效规范处方格式，减少因为医生字迹不清导致的配药延时，可以有效提高就诊效率。然而目前中国还没有针对互联网医院电子处方的针对性的政策法规，导致对于电子处方的监管存在空白漏洞。一方面，互联网医疗打破了时空局限，让来自不同地区的患者可以接受同等的医疗服务，但中国迄今为止依然没有建立全国统一化、标准化的电子处方流转管理系统，电子处方的信息共享只停留在省级区域，这极大地限制了跨区域互联网诊疗的推广，加大了异地就医的难度，与互联网医疗的可及性特征背道而驰。另一方面，电子处方审核环节存在较大漏洞，电子处方监管审核机制不够健全，在互联网医院的实际运行中，监管机构很难直接界定处方审核药师的资质，容易出现处方信息失真等问题。

2. 信息安全隐患较多，技术标准亟须统一

近年来，患者医疗健康信息泄露、隐私信息遭恶意贩卖、受到药品推销、诈骗骚扰等现象屡见不鲜，其背后折射出互联网医院在信息安全监管方面依然

存在疏漏和短板。

从法律制度层面来看，互联网医疗短时间内迅速崛起，虽然国家有关部门已经出台相关政策迅速响应，但在速度上依然相对滞后，对于很多领域的规定还不尽完善，很多新兴问题在法律中找不到对应依据，存在缺失环节，而且在已经出台的相关法律中，更多的是宏观规划型纲领性文件，只从国家层面给出指导性意见，缺乏省级层面的实际操作细节[18]，这在一定程度上加剧了信息安全监管的难度，容易弱化监管人员对于信息安全监管领域的重视，不利于互联网医院的良性发展。

从隐私权限层面来看，互联网诊疗过程会涉及用户在互联网平台的注册、实名认证、面孔识别、家庭住址填写、联系电话绑定等环节，会在平台上留下大量个人信息，而当前大多数互联网平台会要求用户签订隐私条款作为使用互联网医疗服务的前提条件，而这类隐私条款往往与国家法律相矛盾，因而利用法律监管漏洞而大肆收集患者个人信息，与之类似的还有互联网诊疗过程中涉及的智能可穿戴设备，这类设备也会利用使用权限收集用户使用的状态信息，包括健康信息、运动信息，甚至音视频等，而目前国内对这一领域缺乏直接管理制度，导致监管存在漏洞，患者安全信息存在巨大隐患。

从平台技术层面来看，目前国内在互联网医疗服务监管方面以省级单位自行设立监管平台，省级监管部门统一监管为主，虽然各省出台的互联网医院管理办法中都包含医疗机构准入的技术标准，对申请建立互联网医院的医疗机构有基础的技术水平与信息安全要求，但在执行过程中缺乏有效的核定手段，不同医院执行的技术标准并不相同，呈现孤岛化状态，信息共享无法顺利实现，医疗数据在不同平台的传输过程中无法得到完善的加密保护，传输工具、共享协议与信息基础设施的薄弱环节成为不法分子攻击的突破口，电子病历、电子处方、患者健康档案在不同平台的管理方式、储存模式也不尽相同，大多数平台数据库建设较为落后，缺乏先进的加密方式，尤其涉及第三方机构储存的情况，更容易由于缺乏有效的责任约束机制导致信息外泄，致使患者的权益无法得到有力保障。

3. 医保法律建设迟滞，医患身份核定困难

医保基金监管是医保监管体系建设的痛点，长期以来始终面临着监管制度不健全，缺少专门法律规范的困境，2021 年 2 月，《医疗保障基金使用监督管理条例》的发布在一定程度上弥补了这一短板，但文件中对于互联网医院的

医保使用、医保基金监管实施方案却依然没有明确规定，当前法律体系中，对于互联网医疗行为中的医保支付监管存在空白，哪些互联网医疗服务项目可以使用医保支付，互联网医保基金监管的主要内容包括什么，对于欺诈骗保等违法行为分别有哪些处罚措施等关键问题缺少明确的法律依据和行为指南，基金监管的法治化、规范化建设存在短板。而法律建设的迟滞一定程度上削弱了互联网医保监管工作的权威性，阻碍了互联网＋医保创新模式的发展。

互联网医保基金监管的另一难点在于对医保使用者的真实身份核验困难。互联网医院的快速发展可以让患者享受到更为便捷的医疗服务，互联网技术打破了时空的阻隔，极大地缩短了患者的就医时间和等候时间，患者可以足不出户享受到优质的医疗服务，因而就医成本大大降低，与此同时，互联网医疗项目纳入医保报销的政策让患者可以更便捷地享受医保报销服务，低成本和高便捷的特性在一定程度上可能诱发患者选择过度医疗需求。另外，患者在互联网平台注册时虽然需要经过实名认证与身份核验，但依然无法杜绝顶替诊治、代开药物，或套现医保基金等不诚信行为。与患者身份核验类似，互联网医保监管也无法准确核验医生资质，医生在互联网平台提供医疗服务，医生的专业能力、技能水平直接决定了医生的服务质量和处方质量，如果医生专业能力欠缺，开具的处方、药品不起效用，就会增加患者的复诊次数，同时增加医保报销次数，而当下由于欠缺全国互联网医院医生准入审核的统一标准，导致从事互联网医疗活动的医生素质良莠不齐，这一切都导致医保数据增长迅速，医保基金压力更为繁重，监管难度进一步升级。

（三）事后问题：医疗责任界定困难，纠纷处理存在弊漏

近年来，互联网医院的医疗纠纷与医疗损害责任诉讼案件数呈上升态势，纠纷的焦点常常集中在"医疗行为过错参与度"这一层面，出现这一状况的原因，一方面在于互联网医院开展诊疗活动由于线上线下的空间阻隔，容易导致医生无法精准捕捉患者病态特征，也无法及时应用医疗辅助设备对患者病症进行检查的问题，医生虽然可以获取患者的过往病例，但由于不同医院、诊疗平台之间的数据流通障碍，容易出现诊疗资料、病例、处方获取不全的情况，患者又由于缺少专业医疗知识，对自身病情的描述较为主观，容易导致医疗信息的误传，进而导致医生在缺少辅助检查和正确信息的情况下做出误诊行为。另一方面，不同互联网医疗机构的基础设施、医疗硬件设备、专科实力、优势

病种、医生专业水平、诊治经验或多或少存在差异，在互联网平台开展远程会诊时，对数据载体平台、影像传输设备也有一定技术依赖，会或多或少影响诊疗结果的准确性。

互联网医院的监管涉及众多主体，电子信息的留存、保管存在真空环节，导致互联网医疗纠纷一旦发生，对于不同主体之间的责任界定难度较大，患者在平台端获取数据信息、留存证据困难，追责医疗机构和医生行为不当、维护自身合法权益门槛较高，往往要经历漫长的起诉、复审过程。由于多点执业政策的推行，部分互联网诊疗行为还容易出现医疗机构、医生、患者分属不同省份管辖的现象，不同省份数据信息共享不畅通则进一步加大了责任界定的难度。《互联网诊疗监管细则（试行）》虽然对事故责任主体进行了规定，但依然存在疏漏环节，虽然文件规定，按照互联网医院的类型不同对监管责任的承担也相应不同，其中独立型互联网医院和自建型互联网医院在发生医疗纠纷事故时，患者都可以要求医疗机构本身承担赔偿责任，但联建型互联网医院的责任划分却是以医疗机构与第三方互联网平台事先签订的责任分担协议为准，双方按照约定比例承担责任，这容易导致第三方互联网平台利用协议方式合法规避自身责任，不利于患者合法权益的保护。

四、互联网医院监管的对策建议

（一）事前监管阶段：完善准入监管制度，统一资质考核标准

事前监管质量的提升有赖于建立完善的准入监管制度，统一审核资质标准，这其中既包括对于医疗机构准入标准的审核，对于医生、护士等医疗服务提供者资质的审核，也包括设备、技术等相关管理制度的健全，为保障行业长久有序发展，应严格把控准入条件，医疗机构准入方面，应以《互联网医院管理办法》《医疗机构管理条例》等文件为依托，由监管部门率先审核该实体医疗机构开展线上诊疗服务的设施基础、资源条件、技术平台，核验其申报的诊疗服务范围是否符合线下实体机构的实际业务范围，是否设置与线下临床科室相对应的线上科室，结合本地实际需求情况，客观限制医疗机构准入条件，尽量提高医疗机构服务准入门槛，减少假借互联网之名危害患者生命安全的低

质量医院的资质授权，降低诊疗服务风险，切实规范行业监管，保障互联网医疗的质量与安全。

医务人员准入方面，应该健全医生资质审核制度，参考线下机构的诊疗考评，建立适合于互联网平台的诊疗质量考核规范标准，明确统一的资质授权管理制度，减少因为不同区域审核标准不同导致的医师专业水准参差不齐的现象，加快推进全国医师电子化注册系统与监管平台的信息对接，积极查验医生执业信息、执业范围、职称信息、就业履历等信息的真实性，结合互联网医院的等级水平、本地区互联网诊疗服务的专业需求等，明确互联网执业医师的资质要求，不光考虑技术职称、专业能力、执业范围、实际临床经验等线下资质审核条件，也要考虑医生在互联网平台提供医疗服务的技术操作能力、信息接收能力和熟练应用能力。为提升审查监管资质的准确性，有条件的区域可推广人脸识别技术在资格审查、提供服务等环节的应用，通过面部精准核验确定医师身份，减少诊疗风险。

（二）事中监管阶段：系统规范过程管理，健全技术立法保障

1. 规范电子处方管理，健全处方审核机制

加快建设全国标准化电子处方管理平台，实现全国范围内互联网医院电子处方信息的共享，开放电子处方全域流转渠道，实施规范化管理，实时记录电子处方从医师开具、电子信息平台储存、移动网络通信传输、医疗机构及零售药店管理等全过程的重要数据信息，建立科技互信机制，最大化降低电子处方跨区域流转障碍，保障患者的异地诊疗需求。

与此同时，增强对电子处方审核的重视，建立健全电子处方审核机制，强化电子处方流程信息管理，科学设置电子处方前置审核与事后审核环节，尽量减少因为疏漏导致的处方错误，降低患者无效等待风险，提升处方开具、审核与配药精度与效率。

除此之外，要强化对电子处方流转合法性、合规性的监管，从国家层面制定针对性电子处方监管实施细则，填补当前电子处方监管领域的政策漏洞，严格规范电子处方的医生电子签名与签章格式，助力电子处方有序流转。

2. 健全信息安全立法，推进技术标准建设

公民个人的医疗健康信息具有极强的特殊性和内在价值，应加快医疗信息

安全领域法律制度的建设和完善，根据互联网医疗发展特性确立常态化、专门化立法机制，将互联网医疗信息安全作为规范行业发展的要旨，基于现有的《中华人民共和国个人信息保护法》《中华人民共和国网络安全法》等相关法律，完善互联网医疗信息安全防护规范，针对非法出售、获取、泄露患者互联网诊断、康复、健康咨询信息、电子病历等个人医疗健康数据的行为，按照情节严重程度制定出详尽的处罚措施，填补当下关于医疗信息相关法律法规的空白，以此规范互联网医疗行业相关人员行为，激发从业人员对于医疗信息安全的重视意识，为互联网医院信息安全保护体系的建设创造良好的法律制度环境。还应该健全医疗信息泄露通知制度，制订信息泄露应急方案，充分利用防火墙、区块链、网络传输预警系统、IDS入侵检测系统等安全技术工具，实时防护系统平台，查找安全漏洞，提升信息安全等级和数据安全防护能力。

强化信息基础设施建设，鼓励移动应用融合，拓宽不同机构数据上传通道，加强互联网医院信息平台技术标准化建设，打破不同医院系统数据孤岛化现象，在国家层面实现统一数据接口，加速推进信息共享，打破当前电子病历、疾病编码、药品耗材、诊疗目录、电子处方等环节的数据标准不一致现象，加速推进医疗大数据互联互通。

重视患者的个人信息保护，切实把患者诊疗信息安全作为信息化建设的重点内容，严格审核平台对患者隐私数据的收集权限与协议内容，对于数据收集共享使用的说明应清晰公开，保障患者的知情权，对于用于医学研究的数据应进行敏感信息变形处理，保护患者隐私安全，在信息采集、储存、传输、管理、使用过程中重视防窃技术、区块链防篡改技术、时间戳技术的应用，保证数据生成的同时自动上链保存并精确记录时间，防止信息被篡改窃取，严格落实信息安全等级保护措施。

3. 强化医保立法体系，设置双重身份验证

相关法律出台滞后、监管依据缺失的根本原因在于中国医疗保障监管法律体系的不健全，想要解决监管难题必须从根本上强化立法体系，加强法治建设。互联网医保监管立法是关系到互联网医疗行业长期发展，关系到多方利益与权益的战略性工程，需要以更深入细致的法治思维稳步推进，因此，要充分发挥医疗保障机构、卫生健康机构等的积极作用，总结线下医保基金监管经验，归总借鉴医保监管相关法律文件精神，与前期已发布法律法规相互衔接，以互联网医院医疗服务的事前、事中、事后全流程入手，针对性地明确监管制

度细则，对于法律适用范围、监管对象、原则目标、违法行为、惩治方案都给出具体的操作规程与参考依据，坚持堵漏洞、强监管、重处罚、严震慑，创建医保监管法律体系，为互联网医保基金监管提供强有力的法律支撑。在前期实践中可先选择互联网医院建设相对成熟的试点省份，推出医保基金监管试行政策，收集意见，查找疏漏，及时总结，最终将试行制度固化并生成法律条文，以此为中国互联网医保基金监管工作积累经验，推动医保基金监管法律体系更为高效。

在核验医患身份方面，医保基金监管单位应与省级互联网医疗监管平台、互联网医院实时对接，在患者实名注册、接受诊疗服务和医保结算支付的全过程都设置身份识别环节，确保医疗服务接受者、药品耗材使用者、医保支付结算者都为患者本人，推动生物识别技术在互联网平台的应用，但要注意保障患者信息安全，可针对不同医疗服务项目设置每日上限次数，以减少囤药、代刷、医保套现等不诚信行为。在对医生监管层面，除了与患者一样设置面孔识别双重验证之外，对医生医疗服务和开具处方采用医保支付的订单信息也要进行定期核查监管，一旦发现疑似违规开药行为将生成不良信用记录，同时上报预警监管系统进行二次核查确认，经二次核验确认存在违规开药、套用医保基金问题的医生，将在统一的医生执业信息查询系统中生成负面行为标记，甚至通知所属机构单位，以此增强医生规范行医的警戒心，确保医保基金的使用效率。

（三）事后对策：健全纠纷预防机制，建立责任追溯制度

建立健全互联网医院医疗纠纷预防及事故处理机制，重视事前预防环节的建设，确保医院自我监管的规范性和严密性，定期开展医务工作人员专业能力和服务意识培训，增强互联网医院的工作人员的风险意识与责任意识，强化对互联网医院日常工作的流程管理，确保系统流程规范化、科学化、标准化，及时查找修补互联网医疗服务工作流程的漏洞，尽量减少因为业务能力水平欠缺和工作流程不合理导致的医疗纠纷。针对联建型互联网医院，要加大对于医疗机构与互联网平台责任分配协议内容的审查力度，划定责任承担红线，明确责任分配最低阈值，尤其要强调互联网技术平台在纠纷发生之后对于医疗信息的举证职责和响应速度，严格按照《中华人民共和国网络安全法》《互联网诊疗监管细则（试行）》等相关法律规定督促互联网医疗服务利益相关多方主体，承担责任，依法行事。

在医疗纠纷产生后，应建立健全应急纠纷化解机制和事故处理机制，及时追溯纠纷服务各环节数据信息，通过对痕迹信息的梳理明确界定各主体责任，并给出相应惩罚措施及赔偿办法。拓宽患者意见投诉渠道，设立专门工作组处理医疗纠纷投诉意见，在接到投诉后第一时间保管诊疗数据资料，将相关信息加密保护，启用密钥权限，防止医院内部医务工作人员对数据信息进行篡改、伪造或销毁行为，并组织人员进行纠纷事故原因调查，对事故成因、各方责任进行鉴定梳理，生成报告上报主管单位，同时成立纠纷调解小组，安抚患者情绪，调节医患矛盾，综合采用多种方式，及时处理互联网医疗纠纷，帮助患者找到最能维护自身利益的纠纷化解形式，从而构建和谐医患关系。

参考文献

［1］卢清君. 2021 中国互联网医院发展报告［R］. 北京：国家远程医疗与互联网医学中心，2021：2.

［2］马洁. 我国互联网医院的发展策略研究［D］. 昆明：云南大学，2019.

［3］焦艳玲. 互联网医院法律地位与法律关系探讨——以"宁波云医院"为视角［J］. 中国卫生政策研究，2017，10（10）：72－75.

［4］连特女. 互联网医疗监管问题及对策研究［D］. 咸阳：西北农林科技大学，2019.

［5］聚集在海南的互联网医院，现在怎么样了［EB/OL］.［2021－06－09］. https：//www. cn－healthcare. com/articlewm/20210609/content－1230009. html.

［6］公立互联网医院加快入局，线上医疗呈现三大变化和三大趋势［EB/OL］.［2021－01－11］. https：//www. cn－healthcare. com/articlewm/20210111/content－1179527. html.

［7］薛峰. 中国商品市场综合监管体制研究［D］. 上海：华东政法大学，2018.

［8］李小宇. 中国互联网内容监管机制研究［D］. 武汉：武汉大学，2014.

［9］卫生计生委关于推进医疗机构远程医疗服务的意见［EB/OL］.（2014－08－21）. http：//www. gov. cn/govweb/gongbao/content/2014/content_ 2792664. htm.

［10］孟群，尹新，董可男. 互联网医疗监管体系与相关机制研究［J］. 中国卫生信息管理杂志，2016，13（05）：441－447.

［11］王春秀. 智慧医疗背景下公民健康医疗数据保护机制研究［D］. 长春：吉

林大学，2021.

［12］医疗软件公司因泄露49万患者数据被罚款150万欧元［EB/OL］．［2022－04－29］．https：//zzqidc. com/doc/1568. html.

［13］今年来多名新冠患者隐私遭泄露，患者隐私应如何保护？［EB/OL］．（2020－12－09）．https：//baijiahao. baidu. com/s？id = 1685574829316107866&wfr = spider&for = pc.

［14］牛光宇，纪淑君，陈洁．"互联网＋医疗健康"的信息安全［J］．中国卫生质量管理，2020，27（03）：9－11＋14.

［15］海洋，孟彦辰．互联网医保基金监管问题及对策探析［J］．中国卫生经济，2021，40（09）：11－14.

［16］王玉荣．中国互联网医疗监管：三重逻辑分析及实践策略选择［D］．长春：吉林大学，2022.

［17］佚名．"十四五"全民健康信息化规划［C］．2022，11.

［18］胡雅婧．"互联网医疗"信息安全监管研究［J］．中国卫生法制，2021，29（06）：96－99＋103.

肆 评价监管篇

HB.18 互联网医院诊疗监管风险与合规研究

金　飒[①]　王仕锐[②]　吴　岩[③]

摘　要： 随着国内互联网医院迎来新的发展机遇，如何让互联网医院诊疗合法合规成为当下的重要问题。本报告通过探析互联网医院诊疗的监管制度，对先进发达国家互联网诊疗的监管合规进行考察，总结互联网医院诊疗合规风险点，提出互联网医院诊疗的合规应对措施，对中国互联网医院诊疗合规体系建设与健康发展具有重要参考价值。

关键词： 互联网医院；在线诊疗；监管风险；合规管理

近年来，人民群众的健康意识不断提高，基于医疗信息化的互联网医院发展前景良好。2022年11月，国家卫生健康委员会、国家中医药管理局、国家疾控局联合发布《"十四五"全民健康信息化规划》，其中提到，"十三五"期间，全国建成1700多家互联网医院，7000多家二级以上公立医院接入区域全民健康信息平台。越来越多的主体加入互联网医院的大军中来，包括公立医院、民营医院、区域卫健委、医保局、互联网企业、药企、保险公司等，其中以公立医院为主（占比近七成）。建立互联网医院，开展线上诊疗成为医疗行业、各大医疗机构的探索与实践之路。

① 金飒，法学博士，北京吴少博律师事务所合规部总监，研究方向：合规管理、诉讼法学、行政法学。

② 王仕锐，医学博士，医联集团创始人、CEO，研究方向：口腔医学、互联网医院。

③ 吴岩，法律硕士，北京吴少博律师事务所合规部经理，研究方向：合规管理、知识产权法、投资合规。

一、中国互联网医院及诊疗的监管政策

目前，中国互联网医院获得快速发展，离不开国家政策和相关法律法规的驱动作用。

2022年12月以来，北京、山东、广东、贵州等地多家互联网医院陆续宣布可以对出现新冠病毒感染症状的患者开展线上问诊并接受首诊，打破了此前互联网医疗"不得首诊"的禁忌。与此同时，互联网医疗纳入医保也成为大势所趋，据2022年12月15日发布的《"十四五"扩大内需战略实施方案》，符合条件的互联网医疗服务项目将按程序纳入医保支付范围。

2018年7月，国家卫生健康委员会和国家中医药管理局联合发布了《互联网诊疗管理办法（试行）》《互联网医院管理办法（试行）》《远程医疗服务管理规范（试行）》，确立了互联网医疗的行业规范，此后行业逐步走上规范化的发展路径。

《互联网诊疗管理办法（试行）》虽未明确定义互联网医院，但通过第二条、第五条、第十二条等规定确立了互联网医院的两种设置形式：一种是现有实体医疗机构将互联网医院作为第二名称的形式，符合"该实体医疗机构名称"＋"合作方识别名称"（如有合作第三方）＋"互联网医院"的规则；另一种是符合"申请设置方识别名称"＋"互联网医院"的规则。如同公司自取得营业执照之日起成立一样，取得《医疗机构执业许可证》也是互联网医院设立的标志。

互联网医院的主要业务类型是互联网医疗，互联网医疗的本质是远程医疗的一种方式。《远程医疗服务管理规范（试行）》规定的"远程医疗"有两种运行模式：第一种模式是某医疗机构直接向其他机构发出邀请，通过通信、计算机及网络等信息化技术为患者提供支持；第二种模式是某医疗机构或平台建设运营方通过远程医疗服务平台发布需求，以主动匹配的方式，通过通信、计算机及网络等信息化技术为患者提供医疗活动的支持。简言之，远程医疗就是多方医疗机构通过网络平台为患者远程提供医疗服务的医疗活动。

2022年6月，《互联网诊疗监管细则（试行）》的正式发布意味着互联网医院行业监管的政策正式落地施行。强调以促进互联网医院健康发展为总体目标，要依托实体医疗机构，线上线下一体化管理，严禁使用人工智能等自动生成处方，保障互联网诊疗全流程的服务质量与安全。

当前，中国互联网医院监管制度仍有较大提升空间。所出台的相关法律法规主要还停留在试行阶段，需要经过时间的考验，不断完善互联网医院监管细则。

二、域外互联网医院诊疗的监管合规考察

目前世界各国和地区都在积极建设和完善互联网医院医疗服务体系，但是无论发达国家还是发展中国家，互联网医院诊疗的发展或多或少还存在一些阻碍和壁垒。中国要在借鉴国际上先进理念和吸取国外经验的同时结合国内情况积极探索出属于自己的互联网医院诊疗合规模式。

（一）美国远程医疗诊疗监管合规

互联网医疗在欧美国家已发展近 20 年。2017 年 5 月美国允许通过互联网平台完成初诊。美国有关远程医疗的最早法律法规可以追溯到美国政府 1996 年制定的《健康保险携带与责任法案》（HIPAA），该文件旨在通过改善个人数据保护政策和程序来提高医疗保健系统的效率。《健康保险携带与责任法案》由五个部分组成，目标是改善失业人员的医疗保险覆盖范围，为电子医疗交易的处理制定标准，提供关于医疗保健税收的指导方针，等等。美国远程医疗受到联邦层面以及各州不同法律政策的规制，跨区域远程医疗面对困难。美国政府于 2021 年 1 月 19 日重新提出了《2019 年新冠病毒后远程医疗保护法案》，规定取消地理限制，扩大远程医疗的使用率。并且，美国国会于 2022 年通过了一项《2021 年新型冠状病毒后远程医疗促进法案》（H.R.4040），规定扩展了特定医疗远程灵活性。

（二）日本互联网医院诊疗监管合规

日本在 2020 年 4 月 7 日发布《新冠病毒感染紧急对策》中明确提到："非常时期，建立线上·电话诊疗、线上·电话服药灵活服务患者制度。"2020 年 3 月 31 日，日本厚生劳动省颁布了《关于修改部分确保医药、医疗器械等品质、有效性、安全性等相关法律的部分施行（线上服药指导关系）》，规定了

线上服药指导的实施要件：线上服药指导和面对面指导的关系、药师和患者的关系、制订服药指导计划、药剂对象以及其他注意事项。2020 年 4 月 10 日，厚生劳动省医政局医事科等发布了《新型冠状病毒感染扩大下利用电话或信息通信工具诊疗的时限性·特殊情况处理》。日本医师在责任范围内可以为利用电话或信息通信工具参与诊疗的患者提供首诊并开具处方药，但是不能开具麻药和精神疾病药的处方。2022 年 1 月，厚生劳动省颁布了《在线诊疗实施方针指南》修改版，厚生劳动省的在线诊疗指南中，关于告知患者、患者同意、适用对象、诊疗计划、本人确认、药剂处方·管理、诊察方法等，规定了最低限度应该遵守的事项，明确了线上诊疗的实施要件。例如，原则上首诊应面对面诊疗，但是如果医师判断可以线上首诊除外。另外，患者自己是医师的情况下，线上医师可以从患者处获得充分信息的话，可以线上首诊。在线用药方面，2020 年 9 月 1 日，日本施行了《药品器械修订法》，解除了线上服药指导，线上医疗和院外处方结合模式扩大。

（三）欧盟及成员国远程医疗诊疗监管合规

欧盟对远程医疗的监管取决于欧盟成员国的立法，欧盟成员国的远程医疗规制差异很大，总体而言，目前远程医疗的监管并不完善。当然，欧盟委员会2012 年开始也起草了一些远程医疗法律法规，例如，《关于在跨境医疗保健中适用患者权利的第 2011/24/EU 号电子商务指令》第 4 条（1）款提到任何成员国获得医疗保健（包括远程医疗）的权利，每个成员国都有责任确保国内医疗保健专业人员在提供远程医疗服务时遵守专业规则和标准。2020 年开始，欧盟也在尝试着在成员国之间参与交换患者的康复经验和电子处方，并逐渐试行跨成员国远程医疗，医疗费由公民所属国承担。

法国是采用远程医疗的成功典范，远程医疗立法趋近成熟。从 2009 年的远程放射学和远程医学立法开始，新法允许辅助医疗专业人员远程工作。法国随后颁布了一些灵活的规定：2020 年 1 月 31 日颁布第 2020－73 号法令，授权使用任何技术手段与可能感染新冠肺炎的患者进行远程会诊，并授权在卫生紧急状态结束之前（2021 年 2 月 16 日）报销对新冠肺炎感染患者或任何处于危险中的人的远程会诊费用。根据《法国医学义务法典》的规定，从事远程医疗的医生仍然受医患保密规则的约束。在数据隐私方面，远程医疗平台必须满足非常具体的质量标准和监管要求。远程医疗平台必须托管在认证的健康数据托管（HDS）服务器上，远程医疗的数字平台有义务保证医疗保健专业人员与其患者之间的所有通信（包含个人数据的医疗文件的音频、视频或电子传输）的安全。

在德国，没有出台具体监管远程医疗的法律法规，而是由不同法律、法规和指令联合监管。远程医疗包括但不限于远程治疗、处方、诊疗报销、文件和知情同意要求，由新的《德国患者数据保护法》（"PDSG"）、《德国民法典第五卷》（"SGB V"）、《德国联邦医生框架协议》（"BMV－Ä"）、德国药物法（"AMG"）、德国药物广告法（"HWG"）等规制。2019 年 12 月，德国新的《数字医疗保健法》（DVG）规定，法定医疗健康保险涵盖所有人的数字医疗申请的报销（即保险公司将支付其申请费用）。DVG 还旨在加快远程医疗的采用和运用。患者可以更容易地利用视频问诊咨询。在线问诊时，患者将被告知远程医疗的性质、范围、实施情况、预期风险和后果。并且，根据《德国民法典》第 630e（1）条款规定，在治疗前的问诊阶段，医生必须考虑远程医疗的替代治疗方案，即物理上真实的治疗方案以及远程治疗的风险。远程医疗要考虑数据传输的稳定性和治疗的限制。如果医生提供了错误信息，并使患者健康受损，可能会引起损害赔偿。

三、互联网医院诊疗的合规风险

随着国内互联网医院的不断增加，互联网医院的类型、业务方向出现了多元化发展、诊疗服务项目出现了多样化选择；如何让互联网医院诊疗合法合规就成为当下所要面临的重要问题。笔者结合国内典型互联网诊疗案件，归纳如下主要合规风险。

（一）个人信息泄露的风险

互联网医院 App 通常包括患者用户端口和医师用户端口。从患者用户端口显示的界面看，互联网医院 App 涉及非常多需要收集用户信息的内容，例如添加就诊人时需要患者实名认证，在问诊前需要患者实现在线问答描述自己的病情并且发送图片，在邮寄处方药时需要患者的支付账户信息等大量的个人隐私数据。这些风险可以总结为：①医院线上管理系统或者 App 可能遭到黑客攻击。黑客通过钓鱼网站或木马程序等途径窃取用户信息，并通过泄露用户的信息和冒用用户身份来实施消费或转账等操作，被非法利用，造成用户财产损失；②个人处方药数据丢失，个人病历数据丢失，影响患者治疗；③由于App云服务设定错误，患者信息也有可能通过第三方链接阅览；④未经患者同意，将病例数据登载在医院主页上或者用于研究发表等。

（二）在线销售药品违法的风险

互联网诊疗活动中，很多互联网医院和药店存在合作关系。在医师开具处方之后，直接将处方交给药师进行审核，处方药最后以快递的方式送到患者的家中。网上销售、快递处方药虽然方便了患者，但是也会出现用药安全、监管困难等问题。例如，一些互联网医院为了牟取私利，在未严格审核的情况下与未持有网上销售药品资质的药店合作，从事在线药品、医疗器械哄抬高价的行为或者一些网上药店销售假药、劣药，造成患者生命安全，引起医疗事故，甚至造成刑事犯罪等。

（三）超越诊疗活动范围被处罚的风险

医疗行业关乎着人们的生命健康，从事互联网医院诊疗活动需要通过严格的行政审批。如果医疗机构未取得行政许可，医务人员未取得医师执业资格或者实施越界的诊疗活动，将会面临行政处罚的风险。也有可能因为不正规执业、缺乏临床经验耽误患者治疗，造成严重的医疗事故。行政机关会定期监督互联网医院诊疗活动合法性，互联网医院定期排查医师诊疗活动合规性成为重中之重的任务。

（四）潜在的误诊等医疗风险

互联网医院线上诊疗仍存有潜在的医疗风险。线上诊疗相对于实体医院线下就诊存在更大的不确定性，具体表现在病人本身病情的复杂性、真实性以及医患纠纷问题，由于诊疗手段受到限制，需要进一步提高诊断的准确性。互联网医院诊疗因其不能开展面对面诊疗，互联网线上问诊一般包括图文、视频问诊两种形式，医生了解病情更多依赖于患者自己描述和图片、视频信息传达，无法进行肢体接触检查，增加了医师对病情判断准确的难度，误诊可能性更大。医疗机构未妥善保管患者病历、医疗机构未履行告知义务都有可能导致医疗纠纷风险。

四、关于医联的合规实证案例

作为国内首批获得互联网医院牌照的企业之一，医联互联网医院（以下简称医联）的建设过程中，以医生资源为核心，拥有线上线下医疗服务能力的互联网诊疗平台，始终坚持严肃医疗的战略和理念，以实体医疗机构为标准，从底层的学科研究开始，关注疾病从预防、诊断到治疗、康复的全病程研究，打造疾病院外管理标准路径，以不断完善的供给能力，既为医生提供高效合规的价值生产力工具，又为患者带来规范有效的医疗服务，更加明确了"医归医，药归药，AI归技术"。总而言之，医联诊疗的合规体现在医疗服务合规和诊疗制度合规两方面。

（一）医疗服务合规

作为互联网疾病管理的实践者和建设者，医联积极贡献自身经验，助推互联网医院多病种线上管理的规范化发展。

1. 成立学术委员会，助力行业规范发展

2021年6月16日，医联成立学术委员会，针对互联网医疗诊疗过程中存在的局限和困境进行深入交流和探讨，进一步整合线上线下医疗资源，真正发挥"互联网＋医疗健康"在疾病预防、诊断、治疗、康复中的支撑作用，促进行业健康规范发展。

2. 发布多病种专家共识，填补线上管理空白

医联深耕慢性病管理多年，在包括糖尿病、肿瘤在内的多个慢性病领域积累了大量翔实的临床证据，验证了多学科的慢性病管理SOP。医联携手各领域专家、学协会，启动了包括糖尿病、肿瘤、艾滋病等学科的线上慢性病管理专家共识项目，让线上慢性病管理愈加有据可依。

（1）《互联网医院糖尿病线上管理中国专家共识》

在中国老年保健协会糖尿病专业委员会牵头下，医联参与，北京协和医院内分泌科肖新华教授、北京医院内分泌科郭立新教授等国内十多位权威专家共同发起、制定的《互联网医院糖尿病线上管理中国专家共识》已于 2021 年 5 月正式发布。这是国内首个互联网医院糖尿病线上管理专家共识，旨在促进糖尿病线上管理更加安全、规范、高效及便捷，推动糖尿病线上管理水平的提升。

（2）《互联网医院开展艾滋病相关医疗服务专家共识》

2021 年 12 月，《互联网医院开展艾滋病相关医疗服务专家共识》正式刊发于中国科技核心期刊《中国艾滋病性病》杂志。这是中国首个互联网医院艾滋病医疗服务专家共识。该共识立足于临床实践，制订了艾滋病预防和治疗的线上规范化分诊和服务路径；构建了覆盖诊前、诊中、诊后的全流程一体化服务模式；注重求询者和 HIV 感染者的需求、体验和隐私保护；突出了云检测在互联网医院艾滋病医疗服务过程中的重要性；同时，明确要求除感染科或传染病专科医生之外的多学科专业人员协同参与，旨在在国家法律法规、有关部门政策规定和专业技术机构指南及规范的指导下，为中国互联网医院开展艾滋病医疗服务提供参考和建议，保障医患切身利益和诊疗安全。

（二）诊疗制度合规

不少互联网医院在合规上做出了重点改变，行业中的统方、补方、AI 接诊等违规行为已渐渐消失。但减少"不合规"仅仅是最基础的改变，要想让互联网医疗的价值得到更大的释放，还需要追根溯源，从源头去解决问题。

随着明确的监管深化，所谓的"医药闭环"模式被切断，医事服务费成为医生的唯一阳光收入。对于患者来说，所谓"严肃医疗"绝不是仅仅是更为便捷地得到药品，用药仅仅是疾病治疗的一部分。严肃医疗必定是与患者治疗的有效性有关联。

近期医联上线了全病程定价服务收入系统，该系统是医联借鉴 DRGs 和 DIP 制定方法，按照病种为患者制订相应的疾病管理计划。即医生不再直接开具药品，而是开具管理计划，管理计划中包括了治疗方案，如药品、医疗器械，以及管理服务，即在线问诊、用药提醒、患教科普等。而医生则通过为患者提供标准化疾病管理服务获得服务费收入。

这或许是互联网医疗行业中，首次引入线上疾病管理及付费的标准化。对于公立医疗体系来说，DRGs 和 DIP 的付费模式可以保证医保基金整体可控，也让患者治疗的有效性得以提升。而对互联网医院来说，这一模式也将发挥更大的价值，将"按药付费"转变为"按病种病程付费"，患者为服务付费，医生收入与开药解绑，推动行业往更合规、患者治疗更有效的方向前进。无论是从技术层面降本增效，提升医生效率；还是通过线上疾病管理及付费的标准化提升合规和治疗有效性，都是在用严肃的态度让行业的价值获得逐步的释放。

五、互联网医院诊疗合规的应对措施

鉴于国家对互联网医院诊疗活动的监管力度不断加强，为防范和应对互联网医院诊疗活动中存在的合规风险，笔者结合互联网医院诊疗的实证案例，提出如下几点合规应对措施。

（一）完善患者个人信息保护

按照《信息安全技术个人信息安全规范》等法律法规的要求，互联网医院 App 应从以下几个方面完善用户信息及隐私保护。

1. 完善隐私政策

考虑到 App 用户可能包括了有生理缺陷的患者、老年人等弱势群体，隐私政策应尽量简洁、用户友好，并可使用图表帮助说明；用户安装、注册、第一次使用 App 前应采取增强式告知，提示关于个人信息收集的核心内容；以用户为中心，提供"一站式"撤回和关闭授权，在线访问、更正、删除用户个人信息，在线注销账户等功能；主动区分核心功能和附加功能提供用户选择，并告知核心业务功能所必需收集的个人敏感信息。

2. 获取用户知情同意

对于可能收集个人敏感信息的，应确保已取得用户的明示同意。不应通过捆绑 App 多项业务功能的方式，要求用户一次性接受并授权同意多项业务功能收集个人信息的请求。另外，应避免默示同意，根据用户主动填写、点击、勾选等自主行为，作为产品或服务的业务功能开启或开始收集个人信息的条件。

肆　评价监管篇

对于个人敏感信息的收集，建议允许用户逐项选择是否提供或同意自动采集个人敏感信息。收集受试者个人信息的，应遵循受试者知情同意以及临床研究数据收集使用的有关规定。

3. 避免过度收集信息

遵循《信息安全技术个人信息安全规范》第 5.2 条提出的最小化要求，即"收集的个人信息的类型应与实现产品或服务的业务功能有直接关联""自动采集个人信息的频率应是实现产品或服务的业务功能所必需的最低频率""间接获取个人信息的数量应是实现产品或服务的业务功能所必需的最少数量"。

4. 告知如何使用自动数据收集工具

如果在 App 使用过程中，或是在 App 后台运行中有利用自动数据收集工具采集用户网络活动信息的情况，App 经营者首先应做到适度收集该类网络活动信息，不应超出与用户所约定的范围和目的收集信息；另外，App 经营者应在隐私政策中对使用的技术机制做详细描述，说明使用自动工具收集个人信息的目的，并向用户提供限制自动工具进行数据收集的方法和详细的指导。

（1）严格审核并管理与 App 提供服务相关的第三方，如数据处理服务方、云服务提供商等，应定期检查审核 SDK、API 等接入方收集存储相关数据的情况，确保用户信息安全。

（2）注意域外法律可能的适用，尤其是域外法律针对医疗信息、疾病史等隐私信息和个人敏感信息的规定。

（二）加强在线药品销售监督

按照《药品网络销售监督管理办法》等规范性文件的要求，互联网医院应从以下几个方面加强监督。

1. 严格审核线上药品销售

互联网医院应加强审核药品网络销售资质。提前对合作药店开展合作前调查，审核药品企业是否具备保证网络销售药品安全能力的药品上市许可持有人或者药品经营企业。并且对销售的药品进行严格审核，是否存在不得销售的药品，例如疫苗、麻醉药品、精神药品等国家实行特殊管理的药品禁止网络销售。另外，通过网络向个人销售处方药应实行实名制。药品网络销售企业应当与电子处方提供单位签订协议，并严格按照有关规定进行处方审核调配。

2. 建立在线药品销售安全保障流程

互联网医院自身应当建立并实施药品质量安全管理、风险控制、药品追溯、储存配送管理、不良反应报告、投诉举报处理等制度。互联网医院应全程追踪药品配送的质量与安全。药品配送前，医师、药师、医院质检等多流程审批，保障药品质量安全。并且，根据药品数量、运输距离、运输时间、温湿度要求等情况，选择适宜的运输工具和设施设备，配送的药品应放置在独立空间并明显标识，确保符合要求、全程可追溯。

3. 充分告知患者相关风险警示信息

互联网医院开具的每个药品展示下面应突出显示"处方药须凭处方在药师指导下购买和使用"等风险预警提示。医师在开具处方药时，依据患者病情应充分告知患者用药方式、禁忌事项、不良反应等风险信息。鉴于互联网医院诊疗的特殊性，告知方式应采用文字和语音和视频结合的方式，并经患者确认知情，以保障患者对电子处方药充分知晓。互联网医院应在相关网页上显著标识处方药、非处方药等。

4. 严格控制在线药品销售价格

互联网医院要严格审查院内处方药的药品价格，遵循价格法相关法律法规，从药品购入开始审查药品价格的合理性，动态监督市场上同种类药品销售的价格，建立内部多流程价格抬高防控机制，避免因不合理的高价被行政机关反垄断调查。涉及关于价格调整的整改通知，应积极配合司法行政机关。

（三）开展合规审查和监督

按照《互联网诊疗管理办法（试行）》等相关法规与规范性文件的要求，互联网医院诊疗应从以下几个方面满足有限、合规的服务要求。

1. 确定诊疗科目范围

互联网医院开展诊疗业务时，应当严格遵循国家或行业学协会制定的诊疗技术规范和操作流程，不得超出所依托的实体医疗机构的诊疗科目范围。

2. 定期诊疗尽职调查

互联网医院应定期常态化检查医师执业资格和医师诊疗行为是否合法合规，开展全面的内部尽职调查工作。建立在线诊疗监督系统，监督医师在线诊疗行为。例如在线开具的处方必须有医师电子签名。如果互联网医院监督系统发现医师有超越诊疗活动范围的行为，应及时制止。

3. 定期进行内部审计和风控调查

互联网医疗机构应当建立一套健全的合规体系。一个良好的合规体系应当定期跟踪医疗欺诈和欺诈起诉的进展，为组织实践的内部审查提供信息。体系内应主要包括以下几项内容：内部监察及审核、行业操作规范和实践标准、指定的合规官、对潜在的滥用行为做出适当的反应并采取纠正措施、对员工开放沟通渠道、纪律标准指引以及适当的培训和教育。

（四）建立诊疗医疗纠纷预防机制

1. 加强互联网医院合规制度建设

互联网医院应严格药品价格、电子处方及病例管理、药品、医疗器械等进货质量查验、保管等制度体系建设，力求从源头上避免或减少医患纠纷发生。

2. 严格审查医师资质信息

互联网医院要严格审查医生信息，避免简历造假。严格规范和监督诊疗行为，由具备执业资格和工作经验丰富、就诊率高、情绪更加稳定的医师参与线上诊疗。在技术规制中，要严禁 AI 替代医生开方、替代药师审方。

3. 完善线上诊疗纠纷处理机制

互联网医院应按照《医疗纠纷预防和处理条例》等相关法规与规范性文件的要求，充分做好预防和妥善处理医疗纠纷的准备，及时消除隐患。

总体来说，经历了十余年发展的互联网医院行业迎来了明确的发展前路，以医疗本质为根基，充分发挥数字技术的创新能力，而互联网医院诊疗合规更好为患者提供高质量服务。未来，互联网医院将在国家监管政策的指引下，持续为人民群众提供合法、规范、专业、有效、可及的诊疗服务。

参考文献

[1] 上海交通大学. 2022 年中国互联网医院发展调研报告 ［M］. 上海：上海交通大学出版社，2022.

[2] 金飒. 强监管下互联网医疗诊疗的合规要点 ［J］. 威科先行，2022（11）：3.

［3］庞世之.《互联网诊疗监管细则（试行）》施行，规范互联网医疗监管［J］.中国银行保险杂志，2022（6）：30.

［4］黄春林，柴明银.互联网医院的主要法律合规问题（上）［J］.汇业法律观察，2022（3）：10.

肆　评价监管篇

HB.19 互联网医院诊疗服务
流程与管理制度研究

梁志刚①　刘永东②　张世红③　魏　岚④　白　玲⑤

摘　要：近年来，互联网医院得到了迅速发展，重塑了医疗服务模式和服务流程，使患者享受更便捷的医疗健康服务。为规范和推进互联网医院健康发展，保障互联网医院安全稳定、有序高效运行，本报告从互联网医院诊疗服务流程与管理制度方面，指导和规范互联网医院的建设和发展，提升互联网医院诊疗服务质量和效率，为民众提供更为便捷、安全、有效的医疗健康服务。

关键词：互联网＋；诊疗流程；管理制度；信息安全

为贯彻落实《国务院办公厅关于促进"互联网＋医疗健康"发展的意见》《关于深入开展"互联网＋医疗健康"便民惠民活动的通知》《关于进一步完善预约诊疗制度加强智慧医院建设的通知》《关于深入推进"互联网＋医疗健康""五个一"服务行动的通知》《国家卫生健康委办公厅关于印发医院智慧服务分级评估标准体系（试行）的通知》等有关要求，依据国家卫生健康委员会和国家中医药管理局制定的《互联网诊疗管理办法（试行)》《互联网医院管理办法（试行)》《远程医疗服务管理规范（试行)》，以及

---

① 梁志刚，医学博士，首都医科大学宣武医院信息中心主任，主任医师，研究方向：医院信息管理。

② 刘永东，医学学士，北京市西城区医疗机构管理服务中心主任，研究员，研究方向：医院管理。

③ 张世红，硕士，北京市卫生健康大数据与政策研究中心标准与评价部主任，研究方向：卫生信息标准与评价。

④ 魏岚，生物医学工程硕士，首都医科大学宣武医院信息中心，高级工程师，研究方向：医疗信息化。

⑤ 白玲，硕士，北京市卫生健康大数据与政策研究中心，研究方向：卫生信息标准与评价。

北京市卫生健康委员会发布的《北京市互联网医院审核细则（试行）》等文件精神，完成本服务流程和管理制度的编制，是为了规范和推进互联网医院健康发展，提升医疗机构互联网便民惠民移动应用的建设水平，保障互联网医院安全稳定、有序高效运行，提高医疗服务效率，确保医疗质量和医疗安全保障。

一、互联网医院概述

互联网医院以"互联网＋"技术为基础，构建互联网医疗服务平台，通过开展"互联网＋医疗健康"服务，发挥互联网诊疗优势，利用互联网信息技术延伸、扩展医疗服务空间和内容，将医院医疗资源及服务进行整合优化，构建线上线下一体化健康服务模式，体现"以患者为中心"的现代医院服务理念，使患者享受更便捷的医疗健康服务，增强医院核心竞争力，减少患者等待时间，让患者就医更省心。

二、互联网医院诊疗服务流程

在互联网诊疗两个管理规范的基础上，通过平台构建面向医生诊疗、患者就医的医疗服务流程，优化传统就医模式，实现线上闭环的全流程诊疗服务，提升医务人员工作效率，减少患者等待时间，让患者就医更省心。

（一）患者就医服务

1. 预约挂号

患者就医首先进行预约挂号，患者通过移动端随时在线进行在线复诊预约、医技预约、专科护理预约等预约服务。

（1）在线复诊预约：患者通过自主选择、智能导诊或系统推荐进行相关科室的在线复诊预约挂号。支持患者在线完成主诉填写及病历资料上传。支持在线支付挂号费、查看剩余号源等功能。

（2）医技预约：系统能够获取患者线下/线上医技申请单，在线完成医技项目预约，如影像预约、超声预约、内镜预约、采血预约等。系统根据实际项目向患者推送注意事项、知情同意书等内容提示。患者提交的预约申请需要通过相关登记科室审核。

（3）专科护理预约：患者在线预约专科护理服务，如 PICC 及输液港维护预约、造口门诊预约、门诊换药预约、血液净化门诊预约等。支持患者在线补充预约信息，包括具体护理项目、主诉、病历等，查看历史预约记录。

2. 在线诊疗

患者预约挂号后，进入在线诊疗服务流程，平台以图文、视频方式提供多种在线诊疗服务，满足患者多元化在线就诊需求，并支持自动语音电话通知未上线患者，以及患者诊后服务评价。

（1）在线咨询：患者在线申请图文、视频等形式的在线咨询，在查看服务对象资料（职称、评分、价格、擅长）后选择单个医生、单个护士或者医生工作组进行咨询。

（2）在线复诊：在线复诊等同于线下门诊复诊，患者进入在线诊室以视频或图文形式与医生进行沟通，医生在线为其开立诊断、下达医嘱、开立电子住院证等。就诊完成后患者可在消息中查看医嘱详情，与医生进行交互。

（3）快速复诊：快速复诊主要针对长期用药、定期检查检验患者续方时使用。患者通过申请快速复诊，完成病历资料上传，由坐诊医生审核后实现医嘱的快速下达，减少患者在院停留时间。

（4）方便门诊：方便门诊主要用于申请常规药品及常规检查检验项目，通过患者自主添加，方便门诊医生审核的方式生成相应的处方及检查检验项目申请单。系统支持通过历史记录再次申请相同项目。

（5）线上义诊：为患者提供义诊通道，患者可在线查看医院所开展的义诊活动，选择或不选择医生进行义诊预约。义诊将通过视频问诊的形式开展，支持在线开立诊断、药品医嘱、检查检验医嘱、治疗医嘱、手术医嘱等。

3. 住院服务

有需要住院治疗的患者，通过住院服务模块进行住院预约、住院办理及住院查询服务。

（1）住院预约：患者在线提交住院申请，上传住院凭证（如住院证明、转院证明、诊断证明等），选择入院科室及入院时间，由管理端进行审核。预约成功后生成电子住院证，推送入院准备、注意事项等信息。

（2）住院办理：患者凭借电子住院证在线办理住院，完善个人基本信息，缴纳住院预交金，办理成功后以短信形式通知患者持电子住院证线下办理入院。

（3）住院查询：患者在线查询历史及本次住院记录，支持查询住院费用、预交金明细、电子住院证等。

4. 体检服务

与医院体检系统对接，为患者提供体检推荐、体检预约、体检查询和报告解读服务。

（1）体检推荐：患者通过体检项目套餐列表、在线咨询体检医生、在线评估等多种方式选择体检项目，支持套餐及单项详细内容查看。

（2）体检预约：患者在线进行体检预约，包括个人体检预约及团体体检预约，确认预约信息后可在线支付体检费用。

（3）体检查询：患者通过查询体检指引单，以地图的形式引导患者完成体检。支持查询体检状态，可主动放弃体检完成本次体检流程。

（4）报告解读：总检报告完成后，患者可在线查看体检报告，对于异常数据系统提供详细解读，包括名词解释、临床意义、结果解释等。患者也能通过在线咨询功能申请体检医生进一步解读报告。

5. 便捷服务

提升患者的就医感受，为患者提供各项贴心便民服务，积极打造优质服务体系，让患者更舒心、便捷就医。包括智能导诊、送药到家、赴院取药、上门护理、病历邮寄、用药助手、智能可穿戴设备等。

（1）智能导诊：在用户不明确自己需要看诊哪个科室时，可使用智能导诊功能，系统会通过可视化便捷的功能，在医学知识库的支持下，引导患者不断补充完善自己的健康信息，为患者建议需要看诊的科室。

（2）送药到家：患者在缴费环节及已缴费未取药状态下申请送药到家服务，相关药品将通过物流直接配送到患者所添加的默认收货地址。患者可在线查看物流信息，包括运单号、承运快递、状态信息。

（3）赴院取药：患者可选择赴院取药，在医院设定范围内可提前进行签到触发摆药，进入取药队列，前往相应取药窗口取药。系统支持赴院取药未取药状态下转送药到家服务。

（4）上门护理：患者可在线申请上门护理服务，包括换药、导管治疗、皮下肌肉注射、采血等。患者需在线完成身份认证、上传病历资料，选择服务时间及服务地址，支付订单费用。支持患者隐私保护及评价功能。

（5）病历邮寄：对于已归档病历支持患者在线申请病历邮寄服务，患者可在线查看历次住院记录，选择要复印的病历，注明用途及数量，完成复印费用及邮寄费用的在线支付，等待物流配送。

（6）用药助手：患者可通过用药助手设置服药提醒，包括药品名称、规格、用量、服用频次、特殊说明、餐饮说明等。系统支持与 HIS 系统对接获取处方医嘱，直接为患者添加用药提醒。

（7）智能可穿戴设备：通过蓝牙与运动手环链接获取相应的数据，加强患者自身健康管理。对于进入患者管理组的患者，医生也能够查看患者的相关数据，从而给出健康指导建议。

（8）其他服务：为患者提供其他类型的便捷服务，包括个人收藏、线上客服中心、400 人工客服、意见反馈等服务。

6. 查询服务

为患者提供统一的查询入口，包括查询就诊记录、报告单、候诊队列以及在互联网医院产生的所有订单信息。

（1）报告查询：支持查询门诊/住院检查、检验及体检报告，对于检查项目支持查看关键帧影像图片，对于检验项目危急值能够着重标注。

（2）订单查询：系统支持查看药品订单、配送订单、检验订单、商城订单、咨询订单等。

（3）就诊记录查询：系统支持查看申请问诊记录，能够引用相关信息发出新的问诊请求。支持查看线上/线下门诊就诊记录，能够查询订单详情，并支持在详情界面进行预约挂号。

（4）候诊队列查询：方便患者查看候诊队列情况，秩序就医。包括采血、检查、取药、线下门诊等候诊队列。

7. 账户服务

账户服务包括用户注册与实名认证、就诊卡管理、家庭就诊人管理及基本信息管理，同时能够管理电子健康卡，包括申请、识别、绑定、挂失、密码修改等。患者可通过账户服务完成添加密保手机、绑定手机号、修改密码、绑定微信、注销账号等操作。

（1）用户注册与实名认证：用户可通过手机、用户名等方式进行注册，完成注册用户需通过实名认证，不限于使用证件（身份证、护照、出生证等）及刷脸方式。

（2）电子健康卡（就诊卡）管理：用户可以持电子就诊卡和电子健康卡，在所有使用实体就诊卡的场景同等使用，包括各种服务窗口，各种自助服务机，并提供电子健康卡及医保卡管理功能。

（3）家庭就诊人：患者可在自己账户下绑定多个家庭成员，为家庭成员创建电子就诊卡或绑定院内就诊卡，完成实名认证。家庭成员能够添加新生儿（无须进行身份认证）。

（4）信息管理：信息管理主要是与个人信息相关的内容，如账号设置、个人资料设置、地址管理、个人电子签名、设备管理等。

8. 消息管理

由于移动应用具有互动频繁和及时性的特点，适当的消息提醒显得尤为重要。App消息提示功能包含预约消息、用药审核消息、咨询消息、医生消息及订阅消息。

（1）预约消息：支持预约类消息通知的开启与关闭，如挂号预约、医技预约。

（2）用药审核消息：支持用药审核消息通知的开启与关闭，如方便门诊。

（3）咨询消息：支持咨询类消息通知的开启与关闭，如就诊咨询、药事咨询、护理咨询。

（4）医生消息：支持医生消息通知的开启与关闭。

（5）订阅消息：支持订阅消息通知的开启与关闭，如患教内容。

9. 健康服务

健康服务包括三部分内容，分别是与全周期健康记录相关的健康档案，与全程患者管理相关的随访中心，以及与健康患教相关的健康圈。通过医生干预与自我管理相结合，增强患者的健康理念，提高患者的生活质量。

（1）健康档案：健康档案是记录患者自身所经历的与健康相关的一切行为与事件的档案。具体的内容主要包括生活习惯、以往病史、家族病史、现病史、体检结果及治疗过程等。

（2）随访中心：患者通过随访中心执行医生分发的随访计划，包括随访问卷、患教文章、关心提醒、复诊复查，同时也能够查询就诊过程中所填写的随访问卷。随访计划将按时间自动为患者推送消息，提醒患者完成随访内容。

（3）患者教育：为患者提供健康教育平台，增强患者健康理念。平台提供多种形式的患教内容，包括小视频、视频、图文、讲座，患者也可就关心的专题或内容进行关注及收藏。

10. 支付服务

平台具备灵活的支付方式，能够在线完成各种类型费用的缴纳，并且支持诊间支付功能。

（1）在线充值：门诊患者可在线为实体卡或电子就诊卡进行充值，住院患者可在线进行住院预交金充值。系统支持将门诊就诊卡余额直接转入患者住院账户中。充值方式不限于支付宝、微信、银行卡等。

（2）支付缴费：支持患者通过微信、支付宝、就诊卡余额、医保卡等方式，在线缴纳药品、检查、检验、挂号、咨询及第三方服务费等，支付成功后患者将收到短信通知。

（3）诊间支付：在就诊过程中患者扫描收款码或展示付款码的形式支付相关费用。

11. 医保服务

针对医保就诊患者群体，系统实现与医保系统对接，使得医保患者能够利用个人账户余额支付医疗费用。

（1）医保信息验证：通过与医保系统对接，支持在 App 中验证患者相关医保信息。患者上传医保卡，系统支持卡面信息自动识别，支持通过密码验证患者医保信息，验证成功后可进行医保卡绑定。

（2）医保卡关联：支持将患者医保卡与患者个人账户关联，关联后患者可以通过医保个人账户余额进行相关费用支付。

（3）医保支付：支持使用医保个人账户余额支付药品、检查、检验等项目。

（二）医生诊疗服务

1. 诊疗服务

医生在移动端、工作站为患者开展在线诊疗服务，包括在线复诊、在线咨询等，医生可随时为患者开立医技申请单，也可随时书写、编辑患者的电子病历。

（1）在线复诊

医生通过视频问诊的方式为患者提供在线复诊服务，医生可查看患者事先填写的主诉和上传的内容，以及患者的就诊记录、随访等资料，医生通过与患者的实时交互，并结合患者的相关医疗数据，在充分了解患者的病情与检查结果后，给出治疗方案，下达诊断结果。

医生自行管理排班时间，也可联系管理员代为管理。医生在接诊前可在线查看复诊候诊队列信息，能够接受、驳回复诊申请，也支持变更看诊时间、停诊、退诊等操作。结果将通过短信、消息等形式提醒患者。如医生接受复诊申请，平台将通过语音台呼叫患者进入在线诊室，以免患者错过就诊时间。

医生在就诊过程中可在线开立诊断、医嘱，系统支持医生引用组套医嘱，包括个人组套、科室组套及全院组套，医生可选择组套内单项应用或整组应用。

（2）在线咨询

医生在线通过在线图文聊天的形式为患者提供咨询服务，患者事先填写主诉与需求，医生可在线查看患者的就诊记录及相关医疗数据，在线开立诊断、医嘱。

患者提交咨询申请后系统通过消息、短信提醒医生，医生可查看在线咨询队列信息，可选择接诊或退诊，退诊结果通过消息、短信通知患者，医生接诊后，系统通过语音台提醒患者进行咨询，以免患者错过咨询时间。

医生在咨询过程中可随时更改形式，如图文转视频、图文转匿名电话等形式，医生也可在线开立诊断、医嘱、住院申请，可在线填写门诊病历，发送问卷和患教文章。系统支持医生在开立医嘱时引用组套，包括个人组套、科室组套及全院组套，医生可选择组套内单项、多项应用或整组应用。

（3）门诊电子病历

医生在在线复诊、在线咨询过程中可查看、编辑患者的门诊电子病历，包括基础项目、其他项目、图片资料、诊断和处理内容。医生在编辑门诊病历时可通过键盘、语音、组套等形式快速录入相关信息，图片资料支持录入患者及医生上传的图片，诊断和处理内容可自动引用医嘱信息。

（4）开立检查检验申请单

医生在在线复诊、在线咨询过程中可为患者开立检查、检验医嘱，系统自动生成申请单。系统支持医生引用组套，包括个人组套、科室组套、全院组套，医生可选择组套内单项、多项应用或整组应用。

（5）住院病历修改

医生可查看、修改住院患者的住院病历，包括病案首页、首次病程、病程记录、出院小结、住院记录、医嘱单、申请单、会诊单、检查检验报告等内容。支持结构化与非结构化的病历内容填写，病历内容与 HIS 系统保持同步。

（6）病历查询

系统可展示今日、本周、历史门诊患者清单，可按照门诊科室进行患者划分，支持按照病房及分组查看住院患者清单。医生可通过条件检索功能查找门诊、住院患者病历，病历可展示患者的基本信息以及相关医疗资料。

2. 在线处方

（1）线上开方：医生在在线复诊、在线咨询过程中可为患者在线开立处方，医生可查看药品基本信息及库存信息，可查看、引用历史医嘱，支持中医药处方开立，支持医生在开立处方时引用组套，包括个人组套、科室组套及全院组套，医生可选择组套内单项、多项应用或整组应用，医生在开立处方时可详细填写用药指引。

（2）追加医嘱：医生可在完成就诊后对患者未缴费的医嘱通过修改、删除或新增等操作追加医嘱，追加的医嘱包括药品、检查、检验、治疗等。

（3）药师审方：药师可通过多种条件检索处方，具有初审、审核、复审权限，可批量审核处方。

3. 患者管理

传统诊疗场景中，许多患者经常在同一个医生下进行看诊，医生通过电话及其他方式对患者发布消息极不方便，同时无法进行准确的记录，患者离开医院后，由于诊疗记录连续性不好及查阅不便、医疗信息化闭环不通等诸多问题，医生很难对患者进行有效的长期跟踪管理，因此带来了诸如患者流失、术后及慢性病患者长期医疗效果一般、临床服务转化科研成果难等一系列问题。依托互联网医疗建立的患者管理体系，帮助医生实现专科化的全病程在线跟踪管理，增强患者就诊黏性，提升长期治疗效果，支撑科研工作随访队列研究的要求，从而取得医患共赢的效果。

（1）分组管理设置：医生可将患者进行分组管理，可新建、修改、删除分组，首次问诊的患者默认进入未分组患者列表。医生可为每个分组单独设置随访问卷、随访计划、患教文章及关心提醒等内容，也支持按分组群发功能，对于单个患者，医生可一键开启或关闭消息发布功能。

（2）患者分组：首次就诊患者默认归入未分组患者列表，医生可按照时间范围检索患者，医生可查看任一患者的就诊记录及基本资料，可逐个或批量将患者手动纳入分组，也支持根据 ICD 诊断自动将患者纳入分组，对于已入组的患者可进行移除、迁移至其他分组等操作。

（3）随访计划管理：使用随访计划可方便医生对患者进行追踪、查访，医生新建随访计划时可选择从随访库中添加或自定义随访计划，每次新建随访计划需录入计划名称、基准时间、随访科室、随访类型、是否共享、创建医生、创建时间等基本信息，还可添加随访任务，对每次任务可设置执行时间和执行内容，每次任务可设置多项执行内容，包括随访问卷、复诊复查、患教文章、关心提醒等项目。

（4）随访问卷管理：医生可建立个人的随访问卷，可选择从随访问卷库中添加或拍照新建问卷。医生将问卷拍照上传后，系统管理人员根据上传照片内容建立问卷，无须医生手动录入。

（5）单病种随访路径管理：随访库内置大量单病种随访路径，如心力衰竭、脑梗死、脑出血、哮喘、膝关节置换术、剖宫产、肺癌等，医生可直接套用，也可在调用进行修改。

（6）随访计划执行及跟踪：医生可将随访计划、随访问卷、患教文章按分组发送，也可根据多种筛选条件快速定位患者，选择单个患者发送。对于已发送的随访项目，医生可跟踪查看执行状态，如待确认、进行中、已完成、已作废、已停止等，还可查看随访计划执行明细，包括随访详情、进行中数量、已完成数量。

（7）诊疗记录查询：医生可通过就诊科室、时间范围能查询条件检索患者，系统能够以时间轴的方式展示每个患者的历史诊疗记录及详情，包括门诊和住院记录，门诊诊疗记录包括主诉、处方、病历、检查、检验等内容；住院诊疗记录包括长期医嘱、临时医嘱、病历、检查、检验等内容。

4. 医疗协同

以患者为中心，院内医护人员联合医联体内其他医疗机构医护人员，为患者提供健康管理的全程服务，能够有效缓解医院的医疗资源紧缺的压力，有助于提高医疗服务的质量和效率，可改善患者的就医体验，提高患者黏性。

（1）医生工作组

以医生工作组为主体为患者开展就诊服务，工作组以主任、专家医生为主导进行创建，创建者可自主添加协作医护人员，包括院内和医联体内其他医疗机构的医护人员，可为组内成员分派不同角色、划分工作内容，如医生助理、医生、领衔医生、护士、随访员等。

管理员可为工作组设置服务内容，包括图文咨询、电话咨询、视频咨询等，可将服务设置为分级接诊模式，当接诊医生收到接诊提示后分配至其他医生进行服务，服务流程、内容与在线咨询服务相同。

管理员可为服务内容进行定价，并设定收益分配规则，支持智能分配和手动设置两种方式。系统支持统计功能，可统计和展示工作组总收益、月收益、订单明细、成员收益及工作量等数据。

（2）医联体移动会诊

由申请医生填写会诊申请单，系统可自动获取患者相关医疗数据，申请医生也可手动输入、上传资料对患者信息进行补充。申请提交后由后台进行审核，如果患者资料齐全则审核通过，反之则审核不通过，退回医生重新发起远程会诊申请。会诊申请通过后，受邀方选择会诊时间和会诊室，相关信息会通过消息、短信通知相关人员。

会诊过程中支持视频、语音、文字、图片互动交流。会诊结束后，专家编写会诊报告，会诊双方对会诊效果进行评价。

（3）诊间会诊

医生可在普通会诊及急诊会诊过程中发起远程会诊申请，流程与内容与医联体移动会诊相同。

（4）协同查房

医生在查房过程中与远端医生进行连线，远端医生不但能够查看患者相关医疗数据，如病情、诊断、长期医嘱、临时医嘱、病程记录、护理记录、检查报告/图像、检验报告等，还可通过视频、语音、文字、图片与医生、护士、患者进行互动交流，以方便远端医生掌握患者病情变化，帮助申请医生制订治疗方案和医嘱。

5. 业务管理

系统可统计和展示医生业务数据，也支持医生对业务、个人资料进行配置。

（1）自主排班：系统支持视频问诊和快速复诊自主排班功能，医生可设置平均问诊时间，时间可精确到分钟。系统根据问诊时间自动生成排班计划表，医生可在表内自主激活或取消号源，号源激活后患者可选取并进行预约。

（2）医生交接班管理：医生在下班前填写交接班记录，系统内置模板，填写内容包括患者病情、主要观察指标、治疗经过及尚待处理的工作等，记录关联患者相关信息，接班医生审核无误后，由交接班医生进行双签，完成交接班流程。

（3）收益统计：系统支持医生绑定银行卡，收益发放至绑定银行卡。系统支持对医生个人收益数据进行统计展示，包括总收入情况、今日收益、本月收益、未发放收益，也可查看历史收益情况和明细，收益记录可按业务类型进行分类。

（4）录音录像：医生能够开启或关闭就诊的录音、录像功能，系统自动生产音频、视频文件，医生可随时查看，也可下载至本地或推送至消息窗口和第三方平台。

（5）系统设置：医生可对个人基础信息进行设置，包括修改密码、绑定银行卡、更换手机号、绑定微信、绑定邮箱、电子签名等，能够选择所需接收的通知、消息，也能对业务进行设置，包括线上开展的业务类型和价格。

（6）其他服务：医生能够查看和编辑个人对外所展示的基本信息，基本信息、业务权限等信息由后台管理端进行设置，医生可编辑个人介绍及特长，可通过医生圈功能查看便捷个人文章、视频、收藏、评论、草稿箱等内容。系统为医生生成专属二维码，患者可通过扫描二维码快速找到医生并在线进行预约。

6. 医生交流

系统提供医生文章、视频推广功能，结合专业团队提供的运营服务，有效提升医生知名度，帮助医生塑造个人品牌。

（1）信息浏览与发布：医生可浏览已发布的视频、文章等内容，支持收藏、评论、点赞、分享功能。医生也可编辑和发布个人文章和视频。

（2）短视频浏览与发布：医生可浏览和发布短视频，视频内容可自行录制也可上传本地视频文件。

（3）医生通信录：医生能够查看全院医护人员列表，可通过查询功能快速查找联系人，并查看包括姓名、科室、职称等基本信息。医生可设置常用联系人，也可为联系人添加标签进行归类。医生能够与通信录内人员进行即时通信，可私聊、群聊，通信方式支持文字、图片、语音等。

三、互联网医院诊疗管理制度

（一）医疗流程管理

1. 互联网医院管理体系及职责

明确互联网医院的组织架构和管理体系，要借鉴线下医院管理模式，明确互联网医院的领导成员，明确医疗、护理、质控、财务、物价、医患关系及宣传等部门的分工及职责。明确互联网医院的主责科室及科室职责。明确信息管理部门所承担的信息安全职责。

2. 互联网医院服务管理制度

明确互联网医院的诊疗服务项目要与实体医院所开展的诊疗服务项目相一致，不得开展超过线下范围的诊疗服务项目。明确互联网医院承担慢性病的复诊职责，不能开展首诊或急诊服务。

3. 科室管理及人员准入制度

互联网医院内参加互联网诊疗的科室原则上应当与实体医院的科室保持一致。参加互联网诊疗服务的医师要建立人员准入制度、评价制度和退出制度。参加互联网诊疗服务的医师要有三年以上独立临床工作经验，医德医风良好，未发生重大医疗纠纷的医师。要建立规范的审批流程，确保参加互联网诊疗服务的医生经过相关医政部门的批准。当发生重大医疗差错或发现严重医德医风问题时，要有行之有效的手段，使其退出互联网诊疗服务。

4. 互联网诊疗执业医师管理制度

参与互联网诊疗服务的医师要独立判断接诊患者为复诊患者，当判断为首诊或急诊患者时，应告知患者应当到线下就诊。接诊过程中，当与患者进行图文或视频交流时，应认真问诊、详细查阅患者相关资料，及时作出相应处置。当发现复诊患者病情变化，不适于线上就诊时，应及时告知患者，并为患者安排线下就诊的流程。要确保是医师本人接诊，严禁其他人替代接诊或使用人工智能产品替代本人进行接诊服务。医师开具处方时，需要采用数字签名认证，以确保电子处方的合法性。

（二）医疗质量管理

1. 互联网诊疗电子病历书写制度

根据国家卫生健康委员会《病历书写基本规范》制定互联网医院病历书写制度，具体如下。

（1）病历是医疗工作的原始记录，必须客观、真实、准确、及时、完整、规范。病历内容包括病历记录、检验报告、医学影像检查资料等。

（2）病历内容应当包括患者姓名、性别、年龄、既往史、药物过敏史等项目。

（3）医生应认真书写病历，使用医学术语，文字记载简练、准确，力求通顺完整，字迹清晰，并保持病历整洁，不得删改、剪贴。

（4）复诊病历记录书写内容应当包括就诊时间、科别、主诉、病史和辅助检查结果、诊断、治疗处理意见和医师签名等。

2. 互联网诊疗电子病历管理制度

保障互联网诊疗医疗文书符合医疗行业相关规定和管理制度，建立互联网诊疗电子病历管理制度，提高医疗质量，杜绝相关风险。

（1）由门诊部和临床专家组建病历质控小组。

（2）病历质控小组定期抽查病历，及时发现问题和修正，提高病案质量。

（3）问题病历以通知单的形式发给编写医师，督促 3 天内完成修正，对问题严重的病历安排复查机制。

（4）质控小组定期公示病历的检查结果，并纳入医师诚信档案。

3. 互联网诊疗电子处方管理制度

从处方开具、审核、调配、核对等方面建立互联网诊疗电子处方制度，规范为患者用药凭证的医疗文书。

（1）处方书写规则：医师按照诊疗规范、药理、用法、注意事项等清晰完整填写处方，且相应信息与病历记载保持一致；处方用药使用经药监局批准公布的范围，每张处方原则上不超过 5 种药品，中草药处方与西、成药须分开开具，特殊情况在嘱托处注明原因。

（2）处方权的获得：医师经医务部门审批取得处方权，签名式样、专用签章在医务部门、药学部门留样备查。

（3）处方的时效：24 小时内有效，特殊情况可延长有效期，最长不得超过 3 天。

（4）处方的药量：急性病不超过 3 天，慢性病不超过 7 天，行动不便、且病情稳定需长期服用同一类药物的，可放宽到不超过 1 个月。

（5）特殊情况：不得开具毒性药品、麻醉药品和第一类、第二类精神药品。不得为儿童（14 岁及以下）开具用药处方。

4. 互联网诊疗电子处方审核制度

根据相关法律法规、规章制度与技术规范等，对医师在诊疗活动中为患者开具的处方，进行合法性、规范性和适宜性审核，并做出是否同意调配发药决定。

（1）组织机构：建立药事管理委员会、处方审核专家组和处方审核工作小组，主要由药学、医务、医保、护理、院感部门相关人员组成。

（2）制度实施：处方审核常用临床用药依据为国家药品管理相关法律法规和规范性文件，临床诊疗规范、指南，临床路径，药品说明书，国家处方集等；依据国家卫生健康委员会制定的《医疗机构处方审核规范》（国卫办医发〔2018〕14 号），药师是处方审核工作的第一责任人，药师对电子处方各项内容进行逐一审核，提醒医师修正问题处方，并定期向药事管理与药物治疗学委员会报告。

（3）审核结果的应用与持续改进：每月将处方审核结果进行公示，对重点问题予以讲评，实时监测预警、即时改进，杜绝发生患者损害。

（4）监督管理。每月把处方审核结果上报药学部，由药学部汇总处方检查结果，向当事人反馈并报相关负责人。

5. 互联网诊疗质量管理评价制度

规范互联网医院医疗活动，保障互联网医院诊疗安全，做好诊疗活动过程的质量评价，遵照《互联网医院管理办法（试行）》等相关制度文件。

（1）互联网医院管理组织架构职责履行，建立架构清晰的质量管理领导机构，部门完整，分工明确，职责清晰，有定期召开质量管理的联席会议，会议有明确议题，有记录和工作落实记录。

（2）严格执行互联网医院服务医师的准入要求，准入标准是否明确，准入审批流程合理，资料齐全。

（3）严格执行互联网医院诊疗服务项目的准入要求，定期监督检查互联

肆 评价监管篇

网医院活动的内容，考核各科室各医师诊疗范围是否是针对常见病、慢性病复诊患者，考核治疗方案发生改动和变化的程度。

（4）规范诊疗过程中的病历书写，采取定期检查的形式，对线上咨询的病历进行质控和监督反馈。

（5）做好药师审方的质量管理，保证每一份处方的两级审核，定期对处方进行质量评价，并监督反馈。

（6）定期检查互联网医院的线上回复情况，对回复率和及时率进行评价监督。

（7）医师参与互联网医院上岗前相关培训必须完整，培训考核必须严格和可追溯，对新的政策要求和互联网软件功能，要及时做到补充培训，记录可查询可追溯。

（8）评价纠纷投诉的处理过程，对处理的及时性、处理结果、责任界定进行评价反馈，对存在问题的环节或人员要及时纠偏，有记录可查。

（三）医疗安全管理

1. 互联网诊疗纠纷预防和处理制度

有效预防和处理医疗纠纷，保护医患双方合法权益，维护医疗秩序，促进互联网医院投诉和纠纷处理制度化、程序化、规范化。

（1）互联网医院各部门应严把医疗质量管理，加强医疗安全意识，严格执行各项医疗制度，做到预防为主，调解先行，责任明晰，处理恰当。

（2）医患关系部负责医院医疗纠纷的预警和应急处置，发布医疗纠纷的处理方式和流程。

（3）医疗纠纷发生后，接到投诉的工作人员应积极、主动与投诉人沟通并立即做好安抚工作。

（4）医患关系部应与当事医生取得联系，对医疗纠纷情况进行调查核实，保存各类证据材料，并做出初步调查意见和处理方案，向患方通报和解释。

（5）对如下类型（在线服务价格不满意；在线医生服务质量、态度不满意；药品质量、价格不满意；治疗效果不满意；其他未造成医疗损害、索赔金额较小的情形等类型）的医疗纠纷，医患关系部应提出和解方案，并与患方沟通解决。

（6）对如下情形类型（导致患者伤残、死亡等严重后果的；导致 3 人以上人身损害后果的；医患矛盾激烈的；其他情况复杂，争议较大，造成严重医疗损害的情形）的医疗纠纷，医患关系部应根据事件的性质、大小、责任分担，依法做出赔偿预算，上报互联网医院负责人和卫生行政管理部门，并通知医师责任险的承保机构。

（7）医患双方协商一致且确定赔付方案的，应签署书面协议。

（8）如医患双方和解不成，应当在上报卫生行政管理部门的同时，告知患方可选择以下途径解决纠纷：向人民调解委员会申请人民调解；向人民法院提起诉讼；法律、行政法规、规章规定的其他途径；由卫生行政部门依法处罚情节严重的医务人员

2. 互联网诊疗尊重患者隐私权管理制度

（1）维护患者的隐私权。规范服务行为，保护患者隐私。要求医务人员深切理解患者就医心理，通过规范服务取得患者的信任、增强安全感。对涉及患者隐私的病历书写，除相关诊疗人员因医疗活动需要外，其他人员不得进行。其他无关人员不能查阅患者的所有资料。禁止医务人员泄露患者医疗情况与隐私。

（2）尊重和维护患者的民族风俗习惯及宗教信仰。尊重患者的民族风俗习惯。根据患者的文化背景及需求，在沟通中要尊重患者的民族风俗习惯及宗教信仰。

3. 互联网诊疗不良事件报告及患者安全隐患报告管理制度

确保互联网诊疗的医疗安全，提高医务人员风险意识，及时妥善处理医疗不良事件及患者安全隐患，减少或避免医疗差错和事故的发生，促进从不良事件和差错中吸取教训，持续提高医疗服务质量。

（1）医疗安全（不良）事件和安全隐患的界定及内容

医疗安全（不良）事件是指以下情况：医疗安全（不良）事件在疾病医疗过程中由于诊疗活动而非疾病本身造成的患者机体与功能损害；虽然发生了错误，但未给患者机体与功能造成损害，或有轻微后果可以康复的事件；药物不良事件及药品不良反应事件；其他医疗安全（不良）事件等。

患者安全隐患是指以下情况：在线诊疗过程中发现存在缺陷或漏洞，但未形成事实的隐患事件；在线诊疗过程中不能确定是否存在过失差错，尚未造成明显损伤后果，但存在转化为不良事件可能性的事件；患者对在线医疗或服务不满意，可能发生纠纷或出现问题的事件；其他患者安全隐患等。

（2）报告要求及处理流程

医疗安全（不良）事件报告要求：医疗安全（不良）事件实行强制报告制度；当事医师有按本规定报告的责任；医疗安全（不良）事件发生后，当事医师得知信息后立即上报医务部门；造成死亡、伤残或重要器官功能损伤的严重医疗安全（不良）事件应在事件发生后立即报告医务部门；药品不良反应事件由接诊医师对复诊患者问诊评估、报告药事部门，药事部门负责上报国家药品不良反应监测中心，并同时报告医务部门。

患者安全隐患报告要求：患者安全隐患实行主动报告原则；鼓励医务人员主动报告安全隐患。安全隐患当事人和任何发现安全隐患的人员，都有责任向医务部门报告。医务部门对于上报的安全隐患信息，只用作工作流程改进，不作为对医疗过失差错当事人处罚的依据；上报流程同医疗不良事件。

处理流程：接到医疗不良事件和患者安全隐患报告后，由职能部门会同相关部门制定整改防范措施，并反馈报告人和相关部门，落实持续改进，同时由医务部门汇集和管理，上报上级卫生行政主管部门。

（四）信息安全管理

1. 数据安全管理制度

（1）数据存储安全

存储介质管理必须遵从以下规定：包含重要、敏感或关键数据的移动式存储介质需有人值守。应及时删除可重复使用的存储媒介中不再需要的数据。接入业务系统的存储媒介带出医院都需经过授权，并保留相应记录，方便审计跟踪。所有存储媒介都应遵照其制造商的规范保存。

（2）数据传输安全

在对数据进行传输时，应该在风险评估的基础上采用合理的加密技术。

2. 密码和密钥安全管理制度

（1）密码安全

采取安全的密码策略以防止对数据的非法访问。密码的选择建议遵循以下原则：将数字、大写字母、小写字母、标点符号混合；要有足够的长度，至少6位以上；要易于记忆；要易于输入；不选择亲戚、朋友、同事、部门等的名字、生日、车牌号、电话号码；不选择字典上现有的词汇；不选择一串相同的数字或字母；不选择明显的键盘序列。

密码的使用建议遵循以下原则：将密码写下来，不能通过电子邮件传输；不使用缺省设置的密码；不将密码告诉别人；如果系统的密码泄露了，须立即更改；不共享超级用户的口令，使用用户组或适当的工具；所有系统集成商在施工期间设立的缺省密码在系统投入使用之前都要删除；密码要以加密形式保存，加密算法强度要高，加密算法要不可逆；在输入时密码不能显示出来；系统应该强制指定密码的策略，包括密码的最短有效期、最长有效期、最短长度、复杂性等；除了系统管理员外，一般用户不能改变其他用户的口令；如果需要特殊用户的口令（比如说 UNIX 下的 Oracle），要禁止通过该用户进行交互式登录；建议用户在第一次登录后改变口令；在要求较高的情况下可以使用强度更高的认证机制，例如：双因素认证。

（2）密钥安全

应采取加密技术等措施来有效保护密钥，以免密钥被非法修改和破坏；还应对生成、存储和归档保存密钥的设备采取物理保护。此外，必须使用经过安全部门批准的加密机制进行密钥分发，并记录密钥的分发过程，以便审计跟踪，如有可能建立医院自己的 PKI，统一对密钥、证书进行管理。

3. 数据备份与恢复管理制度

（1）总则

规范互联网医院信息系统的数据备份及管理工作，明确系统数据备份及恢复的角色和职责，确保备份介质的安全以及按时、顺利恢复系统和数据，确保有关责任人员熟练掌握系统和数据的备份、归档和恢复流程。

备份和恢复管理的范围包括：应用软件及业务系统产生数据的备份和恢复；备份介质的存放、归档管理；备份和恢复流程的评估和维护；归档数据的查询。

数据备份和恢复工作由备份管理员负责组织、协调，并按照既定计划和策略督促相关人员进行检查。

（2）数据备份和恢复原则

备份和恢复时间、性能应符合各系统服务级别的规定，各系统服务级别由系统信息中心统一制定。应考虑数据库变化的频率，备份的频率应与业务系统变化频率成正比。对数据库进行在线备份的系统，原则上需要进行数据库恢复操作，以确保数据的有效性和可恢复性。

对业务数据备份：在网络带宽和存储设备允许的前提下，可以采用集中备份和恢复管理的方式，否则采用分布备份和恢复管理方式。在数据库故障时能够快速恢复数据是选择备份方式的一个重要因素。

要使用脚本或数据库作业来进行备份和恢复，尽量避免手工操作；尽量安排在非工作时间备份。数据库备份分为异机备份和异地备份两项。在备份和恢复操作流程发生变动时，应该对检查人员进行培训。所有对生产系统和数据的恢复和使用都要预先得到批准。

（3）存储、备份设备及相关设备管理

存储设备：主机房数据存储系统、主机房异机备份存储系统、异地备份存储系统。每天系统检查人员必须检查存储设备硬件和软件信息，并将检查记录填写在每天的系统日常检查记录中，如有问题及时通知系统管理员。存储设备的调整，磁盘 Raid 策略调整等资源使用管理由系统管理员统一管理。

相关设备：光纤通道交换机及光纤通道接口等部件、主机 HBA 卡。每天系统检查人员必须检查上述相关设备的运行状态，并将检查记录填写在每天的系统日常检查记录中，如有问题及时通知系统管理员。

4. 数据安全保密管理制度

（1）安全防护

在互联网医院信息系统内外网的网络边界部署防火墙、IPS 等安全设备，对内部网络进行区域隔离、保护，制定严格的安全访问策略。通过防病毒系统、漏洞扫描、日志审计系统做好防护，防止病毒、木马和非法入侵行为，对所有行为进行记录，并定期审计。

（2）数据安全措施

通过存储备份系统和容灾系统等保证系统数据的安全和完整。定期监控机房、网络、主机、应用、数据等运行状态，主动发现安全隐患，第一时间上报主管领导，及时采取相应措施。按照相关业务和应用系统设计要求在规定时间内恢复受影响或被中断的应用服务。

（3）数据保密要求

按照工作分工负责、相互制约的原则制定各类系统操作人员的数据读写权限，确定数据使用人员的存取权限、存取方式，并履行审批手续。对数据访问进行严格控制，对敏感数据进行脱敏后使用，监控数据使用的合规性和安全状况。防止各类敏感数据有意或无意地泄露与获取。

数据操作人员须接受内网安全、保密技术知识的教育和培训，强化保密意识，提高对互联网医院数据安全保密工作的自觉性。

所有用户必须严格执行信息安全和互联网医院数据保密制度，不得泄露患者个人隐私、诊疗资料等相关信息。对于违反相关规定的，视其造成的后果，给予相应的处理，直至依法追究法律责任。

所有用户发现数据信息安全泄露事件已经发生或可能发生时，应立即采取补救措施，并第一时间报告信息系统相关负责人。信息系统相关负责人在接到报告后，应及时进行处理，并及时向主管领导汇报。

5. 信息系统安全风险管理制度

（1）信息系统安全风险分析方法

采用信息系统安全风险评估方式对互联网医院信息系统的脆弱性进行分析和评估，具体分析评估内容为：

①技术脆弱性：从机房的物理环境、网络结构、系统软件、应用中间件和应用系统等五个方面进行识别，包括机房所有环境软硬件、网络架构、便捷保护、系统安全等。

②管理脆弱性：从技术管理和组织管理等两个方面进行识别，包括操作、访问、开发、维护和组织安全等。

③技术管理：从物理和环境安全、通信与操作管理、访问控制、系统开发与维护、业务连续性等方面进行识别。

④组织管理：从安全策略、组织安全、资产分类与控制、人员安全、符合性等方面进行识别。

（2）信息系统安全风险处置

日常运维脆弱性分析实施要求：每月召开例会，进行月度脆弱性分析。各项目组负责人负责本项目的脆弱性分析，及提出相应的整改建议，并负责实施。由档案管理员负责对例会中的脆弱性分析进行汇总。每次例会在收集汇总新内容的同时，对既往例会中发现问题的整改情况进行复核，督促解决。

系统性脆弱性分析实施要求：定期组织相关人员进行系统性分析和评估。根据相应标准要求，对于每个识别内容进行"脆弱性严重程度"和"威胁发生概率"进行赋值，并计算出每个识别内容的风险值（风险值＝脆弱性严重程度×威胁发生概率）后进行排序。做到清楚目前信息系统安全风险较高的环节，并采取相应的管理和调整手段，保证各个业务系统平稳、安全地运行。将系统发生异常的概率降到最低。

系统性脆弱性分析工作原则上每年定期开展两次，具体每个系统安全管理必须跟随日常系统维护工作同步开展，发现问题及时分析解决并持续改进。

参考文献

［1］国家卫生计生委. 电子病历应用管理规范（试行）［EB/OL］.（2017－02－15）［2023－01－20］. http：//www. nhc. gov. cn/yzygj/s3593/201702/22bb2525 318f496f 846e8566754876a1. shtml.

［2］国务院. 关于印发互联网诊疗管理办法（试行）等3个文件的通知［EB/OL］.（2018－12－31）［2023－01－20］. http：//www. gov. cn/zhengce/zhengceku/2018－12/31/content_ 5435436. htm.

［3］国务院. 医院处方点评管理规范（试行）［EB/OL］.（2010－03－04）［2023－01－20］. http：//www. gov. cn/gzdt/2010－03/04/content_ 1547080. htm.

［4］国务院. 医疗机构病历管理规定［EB/OL］.（2002－08－02）［2023－01－20］. http：//www. gov. cn/gongbao/content/2003/content_ 62113. htm.

［5］北京市卫生健康委员会. 北京市卫生健康委员会北京市中医管理局关于北京市互联网医院许可管理有关工作的通知［EB/OL］.（2021－02－26）［2023－01－20］. http：//wjw. beijing. gov. cn/zwgk_ 20040/fgwj/gfxwj/201002/t20210226_ 2288871. html.

HB.20 基于患方视角的互联网医院竞争力评价体系及应用

李艺清①

摘　要： 基于患方视角的互联网医院评价指标体系作为一种深化对标管理和互联网医院发展的评判工具，对中国互联网医院发展具有重要意义。本报告对北京中医药大学侯胜田教授研究团队研制的基于患方视角的互联网医院评价指标体系及其应用进行了概要介绍。报告认为，该评价指标体系有望成为评价中国互联网医院发展的有效工具。政府、经营者、咨询公司等相关组织及专家学者可以通过收集整理评价数据进行分析，用于考核验收试点建设单位、开展科研分析、制定发展规划；患者也可根据评价结果，理性选择合适的互联网医院，进而促进互联网医院的规范化发展。

关键词： 互联网医院；评价指标体系；患方视角

引言

随着社会经济各领域与互联网的不断深入融合发展，互联网+医疗健康产业应运而生。作为互联网医疗产业发展的重要内容，互联网医院为医疗健康产业的发展提供了新的发展机遇。国家重视互联网医院的发展，政策红利不断释放，国务院办公厅、国家卫生健康委员会、国家医疗保障局、国家中医药管理局等机构陆续出台相关政策，规范互联网医院的运营管理、监督管理和技术应用等工作，大力推进互联网医院的发展。2019 年以来，互联网医院快速发展。

---

① 李艺清，北京中医药大学管理学院研究生，研究方向：互联网医院，健康旅游。

互联网医院优势凸显，实体医疗机构、企业等纷纷布局互联网医院，在线问诊需求持续增长。截至 2022 年 11 月，中国互联网医院已经超过了 1700 家，在线医疗用户突破了 3 亿人。[1]

产业实践的发展推动着学术领域的研究，对产业发展状况的数据描述需要用不同层次的指标来表述，而获取发展状况指标则需要构建一个理论上科学系统、实践中操作可行的评价指标体系，因此，北京中医药大学侯胜田教授研究团队近年来专注基于患方视角的互联网医院评价指标体系的研究工作。构建基于患方视角的互联网医院评价指标体系，既是评价中国互联网医院发展成效的需要，同时对于明确产业发展目标、引导并促进互联网医院向高质量发展迈进，也具有十分重要的意义。

一、评价指标体系的介绍

（一）理论基础

首先，互联网医院是互联网与医疗健康产业深入融合形成的新兴业态，因此中国互联网医院评价指标体系在构建时以产业融合理论为基础，从不同产业方面对评价指标进行筛选，进而保证评价指标体系的全面性和实用性。其次，由于构建的中国互联网医院评价指标体系是从患方视角出发，患者通过看病就医进行消费，因此构建的指标体系也应用了消费者行为学理论和顾客满意度理论，把握患者需求，以患者选择互联网医院的关注因素和影响因素作为评价指标的选取来源，构建互联网医院评价指标体系，为推动互联网医院可持续发展提供一定的参考意见。

（二）设计原则

评价指标的筛选和指标体系的构建需要遵循一定的原则，从而保证其理论意义和现实意义。互联网医院是互联网与医疗健康产业深入融合形成的新兴业态，且互联网医院是由多个子系统构成的有机整体，涉及影响因素较多，此外，由于中国互联网医院评价指标体系最终由患者填写，要保证所选指标易于患者理解。基于此，中国互联网医院评价指标体系在构建时主要遵循了科学性、代表性、系统性和可行性的设计原则，以保证所选指标能够科学合理地反映互联网医院的发展状况，得出客观的评价结果。

（三）评价内容

中国互联网医院评价指标体系是通过综合运用文献研究法、焦点小组座谈法、内容分析法和德尔菲法等研究方法，从患方视角出发进行构建的，最终以信息技术属性、医疗健康属性和运营管理属性为互联网医院评价要素。在要素确定的基础上，借鉴国内外互联网医院评价内容和建设标准[2-6]，结合中国互联网医院发展特色和专家意见，对评价要素进行具体化分解，进而构建出包含7个一级指标、32个二级指标的基于患方视角的互联网医院评价指标体系。

二、指标体系的应用

（一）应用对象与方法

基于患方视角的中国互联网医院评价指标体系，适用于以"中国互联网医院"为评价对象的研究，这里的"互联网医院"指的是运用互联网和信息技术手段，借助于一家或多家医疗实体或自有医疗资源，提供门诊及其他形式的医疗健康服务平台。

基于患方视角的中国互联网医院评价指标体系在具体应用中可以形成患者易于理解、方便填写的调查问卷，一个指标对应一道题目，对个别较难理解的指标标注含义，患者可以根据亲身经历对某一互联网医院进行评价。调查问卷采用李克特五维量表的形式进行调查（非常满意→非常不满意：分别赋分5→1），将调查结果转化为相应的分值，最后结合指标权重可以得到该互联网医院的总体发展指数、不同维度发展指数以及具体指标的发展指数，发展指数越高，评价结果就越好，进而对互联网医院的发展情况进行分析。考虑到目前国内互联网医院尚处于发展起步阶段，患者对互联网医院的体验率偏低，在实际调研中，可能存在某位患者对互联网医院某一指标不了解的情况，无法做出评价，因此在对调查问卷中的选项进行设计时，可根据实际情况灵活增加"无法评价"的选项，以保证评价结果的真实性和有效性。

（二）应用领域及意义

基于患方视角对中国互联网医院展开评价，是检验互联网医院是否参照行业标准建设的重要组成部分，也是评价互联网医院竞争力的有力工具。在当下互联网医院蓬勃发展的趋势下，基于患方视角的中国互联网医院评价指标体系应用广泛，相关主管部门可以用于把握行业整体发展状况和进展，评价不同的互联网医院发展水平和消费者满意度；区域产业规划和管理者可以用于制定产业规划；投资机构可以用于选择目标投资项目；互联网医院管理机构可以用于评价自己的发展状况，也可以与其他医院进行比较分析，判断与竞争对手的差距，进而做出相应的管理决策；运用该评价指标体系调查出的数据结果还可为消费者选择适合自己的互联网医院提供参考。除此之外，本评价指标体系还可以用于各地区对现有互联网医院的验收考评和对新通过审核的互联网医院创建评审提供相关数据支持。

1. 规划管理

互联网医院的发展离不开国家政策的支持。近年来，国家政策红利不断释放，如《关于深入开展"互联网＋医疗健康"便民惠民活动的通知》《互联网医院管理办法（试行）》等，大力推动互联网医院的发展；各地方政府也积极响应中央号召出台相关政策文件，如《上海市互联网医院管理办法》《宁夏"互联网＋医疗健康"便民惠民行动计划（2018—2020 年）》等，因地制宜建设、发展互联网医院。为更好地推动产业发展，各级政府要将其纳入地方产业发展规划，明确发展目标和战略任务。基于患方视角的中国互联网医院评价指标体系涵盖信息技术、医疗健康、运营管理三方面内容，科学、合理地应用该评价指标体系可以为互联网医院发展规划的制定提供一定的参考。

互联网医院由省级和市级卫生健康行政部门审批，全国各地取得营业资格即获批互联网医院牌照的互联网医院相继建成，互联网医院发展态势良好。但实际上目前互联网医院发展参差不齐，一些局限于开展健康咨询或提供其他单项医疗服务，也冠以"互联网医院"的头衔；一些平台故意虚构资质，打着"互联网医院的幌子"，牟取不当利益。[7]由于互联网医院资金投入高、回报周期长，因此需要认真研究市场需求，对相关建设单位考核验收；组织评选示范互联网医院建设单位，让其他互联网医院对比示范互联网医院的指标值，推动互联网医院的规范化发展，最终达到引导政府未来规划和企业投资方向，进而合理布局的目的。

2. 学术研究

目前，中国关于互联网医院的研究主要集中在发展环境、发展模式、产业实践、服务质量评价等方面，从患方视角对互联网医院进行研究还较为缺乏。通过综合运用定性和定量的研究方法，构建出基于患方视角的中国互联网医院评价指标体系，可以丰富现有的研究成果，补充互联网医疗研究的细分领域，为互联网医院的相关研究与实践提供理论支持。未来的学术研究可以依据该评价指标体系对互联网医院进行实证研究，并分析互联网医院存在的问题，针对性地提出发展建议，推动互联网医院可持续发展。未来研究也可在中国互联网医院评价指标体系研究所得出的评价指标体系的基础上，继续对评价指标体系进行更深入的挖掘与开发。

3. 产业推动

互联网医院行业实践超前于学术研究，明确互联网医院的概念与内涵，建立互联网医院的评价体系与排行机制，提出多种具有可行性、可借鉴推广的发展模式，有利于互联网医院产业的良性发展。行业发展指数是衡量某一行业发展程度的数据指标，可以通过中国互联网医院评价指标体系形成调查问卷，并对调查结果进行计算分析得到。自2023年1月起，北京中医药大学侯胜田教授研究团队已经应用该评价指标体系对中国互联网医院发展情况进行跟踪调查，通过对全国范围内的百家互联网医院的发展指数进行横向、纵向对比分析，有利于把握互联网医院整体的发展状况，明确发展瓶颈，探索发展路径。经过指数监测，该评价指标体系不仅成功转化成一项具有权威性的学术智库产品，而且逐渐成为一个有用、有效、有益的测评工具。未来随着推广范围的持续扩大，将形成中国互联网医院的发展图谱，进而打造出具有中国特色的互联网医院品牌。

4. 平台自查

互联网医疗产业是新兴朝阳产业，与欧美等发达国家的互联网医疗产业相比，中国的互联网医疗产业整体尚处于起步阶段，需要产学研联合推动产业发展。对于互联网医院的经营者，不仅需要清楚互联网医院当前有待改进，更需要明确具体问题和改进的具体方向。互联网医院的经营者可以用该评价指标体系进行内部自评，将当年的发展指标数据与往年的发展指标数据进行纵向比较分析，掌握发展动态；也可以将发展指数数据与其他互联网医院诊疗平台进行横向对比分析，有助于经营者评定自身发展水平在同行业中的地位，判断与竞争对手存在的差距，明确自己在行业中的竞争能力，进而做出相应的管理决策。此外，互联网医院的经营者还可以通过该评价指标体系形成消费者满意度调查问卷，收集整理消费者对该互联网医院的意见建议，及时改进不足之处，从而更好地经营管理。同时可以附加人口统计学调查，分析不同人群的需求偏好，考虑差异化战略，基于自身优势，打造特色互联网医院。

5. 患者选择决策

患者是构成互联网医院诊疗活动的主体，患者的态度和行为极大地影响着互联网医院的发展。以互联网为平台为患者提供医疗健康服务有助于提升医疗质量、提高医疗效率、降低服务成本、优化资源配置，满足人民群众日益增长的多样化医疗健康服务需求。互联网医院在新冠肺炎疫情防控中扮演着关键性的角色，线上诊疗优势凸显，高效、便捷的服务日益受到患者青睐。应用该评价指标体系得到的评价结果能够为患者在选择互联网医院时提供参考意见，帮助他们选择到更高质量、更适合自己的互联网医院。

三、未来展望

中国互联网医院评价指标体系研究只是前期的理论探索，从市场需求的角度对互联网医院的评价指标理论框架初步探讨，目前已选取了不同地区的部分互联网医院进行实证检验，并评价了其提供互联网医疗服务当前所处的发展水平等级及未来的发展潜力，根据评价结果提出发展路径，使之成为普遍适用的、有效稳定的、成熟的理论范式。

互联网医院尚处在发展初期阶段，互联网医院的概念和内涵还在不断丰富，中国互联网医院评价指标体系研究的构建思路和评价指标只是初步提供了一种思路，具体的指标设计和权重的确定未来可进行动态调整和完善。

作为健康产业的细分领域，互联网医院良好的发展趋势在一定程度上也反映出了健康产业正在向好发展。北京中医药大学侯胜田教授研究团队不仅研制出中国互联网医院评价指标体系，还陆续研制开发出了中国县域健康产业竞争力评价指标体系、中国医疗旅游目的地评价指标体系、中国中医药健康旅游目的地评价指标体系、中国森林康养基地评价指标体系、中国温泉康养基地评价指标体系及相应的数据库，并对相关领域进行动态跟踪调查，每年发布一次行业发展指数，已经得到业界一致认可。未来长期的动态跟踪调查研究将形成年度系列指数，成为健康产业、森林康养产业、温泉康养产业、中医药健康旅游产业等发展的风向标，对于互联网医院、森林康养基地、温泉康养基地、中医药健康旅游目的地的发展、规范市场秩序、科普健康文化均具有重要的意义。

参考文献

［1］中国互联网络信息中心. 中国互联网络发展状况统计报告［EB/OL］. 2022 - 8 - 31/2023 - 1 - 27. http：//www. cnnic. cn/n4/2022/0916/c38 - 10594. html

［2］高映婷. 现代医院互联网线上服务质量综合评价研究［D］. 无锡：江南大学，2018.

［3］王雨. 远程会诊服务质量评价指标体系构建研究［D］. 重庆：重庆医科大学，2019.

［4］宣思宇. 基于 SERVQUAL 模型的互联网医院服务质量评价研究［D］. 南京：南京中医药大学，2019.

［5］候雄. 互联网医院服务质量评价及改进策略研究［D］. 广州：南方医科大学，2020.

［6］花培严，黄蕾. 中国互联网医院综合评价体系构建研究［J］. 东南学术，2021（05）：77 - 85.

［7］王晓波，李凡. 中国互联网医院发展的现状及规制［J］. 卫生经济研究，2020，37（11）：23 - 25.

伍

经验借鉴篇

HB.21 互联网中医医院发展现状与发展策略

冯智春① 杨　婕② 裴中阳③ 胡安霞④

摘　要：国家及各地相继出台了各类政策促进"互联网＋"中医药健康服务的发展，如何将这一任务真正落实，如何将这一系列政策与医疗服务实践有效结合，仍然是一个绕不开的问题。本报告将聚焦各地中医院开展"互联网＋"医疗服务的现实情况，总结中国现阶段互联网中医院发展特点，并在此基础上对当前中医互联网医院的发展思路、政策指导、阶段布局和模式创新等提供相关策略建议。通过对中国中医院开展互联网＋医疗情况的梳理和总结，最终目的是提升进一步中国中医院医疗卫生服务水平，推动中医院高质量发展和高水平建设，从而提升患者满意度，使中国百姓都能享有安心、周到的中医卫生服务。

关键词：互联网＋医疗；互联网医院；互联网＋中医；中医药信息化发展

引言

互联网医院是以互联网为载体，以信息技术为手段，与传统医院医疗健康服务深度融合而形成的一种新型医疗健康服务业态的总称。2022 年被称为中

---

① 冯智春，管理学硕士，山西中医药大学，健康服务与管理学院讲师，研究方向：医院管理、市场营销。
② 杨婕，计算机博士，山西中医药大学，健康服务与管理学院副教授，研究方向：智能信息处理。
③ 裴中阳，管理学硕士，山西中医药大学，健康服务与管理学院讲师，研究方向：药事管理，药物政策。
④ 胡安霞，管理学硕士，山西中医药大学，健康服务与管理学院讲师，研究方向，公共卫生管理。

伍　经验借鉴篇

国互联网医院的"高质量发展起始之年"，截至 2022 年 6 月，中国互联网医院数量已超过 1700 家，互联网用户突破 3 亿人，通过互联网医疗服务量也取得了飞速增长。但是，与西医院互联网医院建设如火如荼的态势相比，中医院在此领域相对滞后和薄弱，据统计，在 2021 年全国互联网医院 100 强排行榜中，仅有 7 家中医院上榜，占比 7%。全国互联网医院数量约为 1700 家，其中互联网中医院仅约 200 家，仅占 12.8%。国家及各地相继出台了各类政策促进"互联网＋"中医药健康服务的发展，如何将这一任务真正落实，如何将这一系列政策与医疗服务实践有效结合，仍然是一个绕不开的问题。本报告将聚焦各地中医院开展"互联网＋"医疗服务的现实情况，总结中国现阶段互联网中医院发展特点，并在此基础上对当前互联网中医院的发展思路、政策指导、阶段布局和模式创新等提供相关策略建议。

一、中国互联网中医院发展现状

中国早在 20 世纪 80 年代就开始了对互联网技术应用于中医诊疗服务领域的探索，复旦大学、上海交通大学协同攻关，攻克了基于传感器技术的脉诊客观化关键技术；20 世纪 90 年代至 2010 年，在中医诊疗技术与方法客观化、数字化方面又实现了重大突破性进展。[1]进入移动互联时代，依托于物联网、大数据、人工智能等互联网信息技术突飞猛进地发展，智能化、可穿戴、实现医院到家庭"最后 1 公里"的互联网＋医疗服务成为可能。同时，在国家和地方不断出台的相关政策的引导下，各地的中医药诊疗服务主体包括中医院、中医药高等院校、医馆、中医诊所等，都在积极探索着互联网＋中医健康服务的发展路径。近年来，随着国家与地方政府对互联网＋中医医疗技术发展的重视，中医医院加大了信息化建设投入，互联网＋医药卫生服务水平也得到了大幅提高。下面就对中国互联网＋中医药健康服务发展现状进行介绍。

（一）优化就医流程

早在 2014 年腾讯就推出了"智慧医疗"信息技术平台，提供网上和手机端的预约挂号和付费等服务。2016 年年底腾讯在微信 App 中推出小程序，将线上医疗的一系列流程，如预约、随访、付款等汇集在微信小程序中，极大地降低医疗时间成本，为医患双方带来了意想不到的便利。目前通过与医院信息管理系统（Hospital Information System，HIS）平台的对接及第三方互联网医疗服务平台，可以实现就诊全流程的线上线下一体化服务。具体包括诊前的线上问诊、预约挂号、预约检验、预约住院、预约身体检查、智能导诊等，诊中的远程会诊、电子病历查询、检验结果查询、在线支付、在线转诊等，还有诊后的药品配送、慢性病管理、愈后随访、患者评价等。这些线上线下一体化的服务模式，有效地优化了患者就诊流程，缩短了就诊时间，提高了就诊效率，对医疗资源的合理配置，"看病难"问题的解决发挥了重要作用。据《2021 中国互联网医院发展报告》显示，目前中国多数互联网医院实现的主要功能按照占比从大到小依次为预约挂号、在线支付、报告查询、在线复诊、远程会诊、健康科普、远程会诊、药品配送、院内导航和慢性病管理。也有部分中医药特色业务如中药代煎、中药制剂、拍方抓药、中医特色诊疗预约、中医体质测评、中医信息采集服务等，但总体覆盖率较低。[2]

（二）实现远程医疗

随着 5G 技术的发展，移动互联网迎来了历史性的发展新阶段。国家对远程医疗、移动医疗的态度也从早前的谨慎尝试变为了如今的大力推动，借助云技术、移动互联网，依托互联网医院，突破时间和空间限制的中医药诊疗服务成为可能。当患者位于偏远地区或由于自身情况如残障、高龄、重症等失能，无法进行现场就诊时，医生可在线上通过患者提供的照片、视频等影像资料，结合中医"十问歌"内容和过往诊断经验，对患者实行远程望闻问诊，再配合可穿戴设备和远程检测技术等，为患者提供医疗服务。如浙江省卫生健康委员会牵头建设了能够组织集中医联体医院的专家骨干医生对下级医院的患者进行会诊的互联网 + 中医远程会诊平台，通过该平台，可实现包括远程中医经络诊断、远程中医体质辨识和远程宏观微观舌相诊断在内的中医特色诊疗服务。在疫情形势严峻的时期，远程医疗技术有效地避免了人群聚集，阻断了病毒的传播和扩散，极大程度上保护了易感体弱人群和一线医务工作者。

（三）助力线上宣教

中医药文化在中国有着广泛的群众基础，特别是在新冠疫情防治中，中医药所展现出的突出作用和优秀表现，进一步树立了人民的中医药文化自信，加深了百姓对中医药的兴趣和信任。在此背景之下，广大中医院及中医医生充分利用网络平台，整合线上线下资源，通过学历教育、职业教育、公益科普等多种形式，促进了中医药知识的宣传和推广。一方面，在医院层面主要通过开通微信公众号、订阅号、官方微博、官方网站来进行医学知识宣传、患者教育和服务优化，方便患者快速掌握所需就诊信息；另一方面以科室或医生为主体，通过头条文章或短视频，创作贴近生活、反映人民真实健康诉求的内容，通过深入浅出、趣味性和互动性较强的新媒体科普医药卫生知识，极大地拉近了医患之间的距离，起到很好的宣传教育作用。现在中医药产业受到国家大力扶植，呈现出巨大潜力，在经济利益面前，中医药相关产业领域难免鱼龙混杂，作为患者难以识别，被虚假、夸张乃至错误的医学知识科普所误导。以公立中医院为主体进行医药卫生知识宣教，才能弘扬正确的健康理念，起到正本清源，纠错勘误的作用。此外，借助互联网技术进行健康知识宣教的范围不仅局限在区域内或国内，其效果同样可以辐射海外。例如辽宁中医药大学附属医院在互联网医院线上诊疗平台，增设"华侨专区"板块，持续为广大海外侨胞提供新冠病毒感染的免费咨询、中医药健康和防疫知识宣教等医疗服务，以保障海外侨胞的健康。[3]

（四）推动分级诊疗

在深化医改、全力推进"健康中国2030"国家战略的过程当中应当看到，优质中医医疗资源总量还是不足，区域、城乡之间发展不平衡，基层中医药服务能力弱，仍为制约中医药分级诊疗推进的重要因素。想要实现中医的分级诊疗，就必须满足以下条件：一是建成覆盖城乡、融预防保健、疾病治疗和康复于一体的中医药服务体系，打造中医药服务高地；二是注重基层中医药服务能力的提升，充分发挥中医药优势，组建以中医院牵头的医联体。无论是哪个条件的实现，都离不开与互联网技术的结合。借助互联网，可将不同级别的多个中医医疗机构的资源进行整合，基层条件受限时，通过线上平台申请向二、三级医院转诊治疗，待患者病情稳定后再以同样的方式转回基层医疗机构。依托互联网远程医疗平台，搭建专科联盟区域医疗协同发展，形成责任、服务、利益、管理一体化模式，向基层医院首诊、双向机构转诊、急慢分治、内外联动的互联网诊治模式转变。以广州为例，以条件成熟的区中医院为试点，建立中医药大数据平台、分子诊断和基因测序精准检测平台、精准中医诊疗平台及智能物联中药配制平台，构建以布局精准中医诊疗和健康管理服务网络为主的"社区医疗服务机构中医诊所—区中医院—三级医院"分级医疗体系。

（五）促进产业发展

中医药产业是中国自主知识产权最完备的领域，围绕中医药这一核心要素，可以延伸出一个以慢性病防治、健康管理、养老保健、旅游康养、药材种植与加工等相关产业构成的庞大产业链，撬动数以百亿元、千亿元计的经济价值。目前已经有不少中医院开始了利用互联网技术赋能中医药产业发展升级的探索。例如，结合中医的慢性病管理和治未病理念，与社会机构合作，建立以远程医疗和可穿戴设备为基础的康养结合的全托管式健康服务，以达到患者从医院到疗养院的无缝衔接；借助网上商城和先进便捷的现代化物流体系，进行院内制剂或中药材的网上销售，实现跨区域药品配送；积极鼓励医生进行科研成果转化，利用先进的现代技术助推中医药诊疗技术和服务革新，与企业联合进行健康衍生产品和服务的开发，并利用新媒体运营思路进行营销和推广；拓宽中医药服务领域，结合地区优势与特色，开发具有本地特色的农副食品和旅游康养项目等。综上，要使互联网赋能中医药产业发展，核心就是传统中医理念与现代互联网技术相结合，不断对产品和服务进行迭代升级，以期达到最理想的服务效果，获得广大患者的满意与信赖。

（六）建设信息数据库

中医历来有"千人千方"的说法，特别是历朝历代名老中医的学术经验及成果，可谓是浩如烟海。不同地区、不同流派以及不同疾病专长的中医，都各有其学术思想和优势经验，如果要将这些中医文献典籍汇集起来，建造一个统一化、标准化、精细化的数据样本库，不仅变量繁多，辩证模型构建复杂，数据的收集整理和储存也是一项巨大的挑战。运用传统的信息化数据库建设方法，只能围绕某种疾病、某位医家或某些地方特色和道地药材建立专题小型数据库，如广西中医药大学的壮医壮药数据库、江西中医药大学的江西省道地药材数据库、云南少数民族医药单验方数据库等。[4]但是随着大数据和云储存技术的发展，无论多么纷繁庞杂的文献资料都可以被人工智能精准辨识并储存在云端。目前，中医工作者在中医大数据方面已经做了大量的工作，包括中医典籍的数据化、治疗方法的数据化和人体的数据化，为中医智能创造了相对充分的数据库。除了文献典籍的数据库建设之外，在中医院医护工作人员工作的日常中，每天的诊疗和研究过程也可以被大数据和云储存技术实时存储，这些临床一线的宝贵实践经验，也是中医药大数据的重要来源，为中医药智能化、信息化发展注入了源源不断的能量。

（七）探索家庭医疗

随着互联网医疗的出现，国内家庭医生开始逐渐推广普及起来。国家卫生健康委员会等部门联合发布《关于推进家庭医生签约服务高质量发展的指导意见》，意见提出，从2022年开始，各地在现有服务水平基础上，全人群和重点人群签约服务覆盖率每年提升1%～3%，到2035年，签约服务覆盖率达到75%以上，基本实现家庭全覆盖，重点人群签约服务覆盖率达到85%以上，满意度达到85%左右。[5]中医药以其辨证施治的学科特点，在治未病、慢性病管理、康复治疗、保健养生方面有着西医无可比拟的优势，再结合互联网＋护理服务模式，可以有效地开展家庭医疗服务。通过与第三方公司合作，开发远程健康检测、健康档案管理、家庭医生随访、家庭护理上门等服功能。高龄、康复期、慢性病患者等行动不便的群体，通过互联网平台，可随时在线上向家庭医生发起咨询，并结合自身需要选择在线复诊、药品配送和医护人员上门服务，从根本上解决弱势群体医疗护理需求等问题。此外，互联网技术的运用也为社区医院的职能扩展带来了可能性，可以以社区重点对象的康养护理作为突破口，结合与上级医院的远程数字化紧密衔接，推动社区、乡镇卫生院的功能和职能转变。

（八）发展特色服务

传统中医诊疗突出"望、闻、问、切""四诊合参"，要在亲自接触病人并进行细致化问诊的基础上进行病因病机探究。智慧医疗下的中医能够利用现代科学技术，突破生理局限和壁垒，将望、闻、问、切四诊合参的手段延伸到极致。在以经典中医知识理论为主导的前提条件下，辅以先进的信息传导及处理技术，实现精准、客观、个性化的数字化诊断。如北京工业大学研发的"中医舌象分析仪"、厦门大学与上海中医药大学联合研制的"WZX 舌色分析系统"，就是通过软件采集舌体与舌苔的颜色、形质、歪斜、纹理（裂痕、点刺）、厚薄、胖瘦、腐腻、润燥情况，精准获取和处理患者的舌诊信息。脉诊方面，通过非接触式传感器、接触式传感器和复合式传感器来进行脉象的捕捉和收集，再通过脉图技术对相关信息进行提取和分析的远程脉诊，现在已经在中医临床领域得到了广泛的运用。值得一提的是，2021 年 6 月 17 日，智能中医四诊仪搭乘神舟十二号进入太空，这是智能中医四诊仪首次应用在空间站任务中，通过望、闻、问、切的手段，结合建立面诊、舌诊、脉诊的数据库等方式，可以实现空间站中对航天员的身体健康状态的诊断和管理，为航天员的健康保驾护航。除了上述借助仪器进行的诊疗辅助手段以外，先进而智能的现代化技术还被广泛使用在中医药健康服务的全过程中，如中药煎煮方案智慧决策系统、中药制剂柔性制造系统等，可以通过人工智能学习，形成算法，在处方的加水量、煎煮时间、煎煮次数等方面进行控制，实现中药煎制的智能化、数字化、标准化、规模化和个性化等。

二、对互联网中医院发展现状的思考

通过以上对中国互联网中医院建设和发展现状的调研分析，笔者提出如下思考。

（1）"互联网＋"中医药服务这一领域具有较为广阔的开发前景和上升空间，其中也蕴藏着巨大的商业价值和经济利益，能否把握机遇，充分利用，尽可能实现医患双方的双赢局面，促进融产教研为一体的、成规模的集成化"互联网＋"区域中医医疗服务中心，既是当前各大中医院的终极发展任务，也是对他们的不小挑战。

（2）由于各家中医院都是刚刚开始对互联网医院建设的探索，发展侧重点也不尽相同，有的侧重于模式构建，有的侧重于技术升级，有的侧重于服务理念创新，有的侧重于服务地方经济，虽然初步形成百花齐放的局面，也不乏可圈可点的创新举措，但仍然不可避免对西医互联网医院机械化的复制和照搬，在这个过程中会走一些弯路，出现一些失误，既模糊了发展过程中主要矛盾的解决，也容易造成资源的浪费。互联网中医院的发展，亟须一套区别于西医院的、能够体现中医药特色和重点的标准化建设流程的出台。

（3）如前文所述，相对于西医互联网医院旺盛的发展态势，互联网医院的建设在中医院中尚未形成主流，并且存在着较大的区域间差异，少数几家开展互联网医院探索的中医院，也多数集中在沿海发达省份如山东、江苏、浙江、广东等，这固然与规模、体量、盈利能力的差距有密切的关系，但政策的导向也毫无疑问在其中扮演着关键角色。与内陆地区相比，沿海地区政策导向更明确、措施更具体、政策运行环境更加宽松是不争的事实。另一个重要原因是不同地区对人才的吸引程度也存在巨大差距，沿海地区经济发展水平高、城市建设成熟繁荣、待遇优厚等，都是能吸引大批中医或互联网专业人才的理由。

三、互联网中医院发展策略建议

（一）进一步加强政府对"互联网＋"中医药卫生健康服务的政策引导及资源支持

通过调研发现，大多数中医院目前已经实现了患者线上预约挂号、在线问诊、医保脱卡支付，远程诊疗，常见病及慢性病在线复诊及开具处方，远程影像诊断及药品配送等基础功能。但建设互联网医院需要足够的经费投入、信息管理及互联网运营人才及经验、建立医疗控制和医疗管理的规范、形成符合医疗质量要求的技术标准，且前期投入及后期成效均不明确，这也是导致国内大多数中医院目前还处在观望状态，不愿轻易尝试的最主要原因之一。因为绝大多数中医院在门诊数量、临床服务能力、病床数、营业额方面都与西医院存在着较大的差距，在互联网＋医疗的建设任务当中，绝大多数中医院还停留在政府要求的最低程度的信息化建设层面，例如四级电子病历系统的建设，对于并没有硬性规定的云诊室、远程诊断、中医药数据中心建设，则体现出明显的"心有余而力不足"。[6] 由此可见，互联网中医院的发展离不开政策的引导和支持，为此政府应加大力度推进中医药在卫生信息化和省市政务信息化建设中的协同建设,将互联网中医院建设纳入"智慧城市""智慧医疗"的总体规划中,统一整合调配资源,实现成果共享。同时,应在各级政府的指导性意见中,参考发达地区经验,将互联网医院的建设程度纳入各地公立三级甲等中医院检查审批考核体系之中,从政策层面积极拉动"互联网+"中医药体系的建设和发展,再在此基础之上进一步向各市、县、区中医院进行层层辐射,优化布局,形成覆盖全国的区域中医药医疗信息集成平台,助力中医药健康服务水平的提升。

(二)建立健全监督和保障机制,补足"互联网+"中医安全漏洞

"互联网+"中医属于新兴事物,不仅公立医院,以互联网医疗企业为代表的各类经营主体都在围绕着互联网用户进行着激烈的争夺,无论是日新月异、突飞猛进的"黑科技"竞赛,还是别出心裁、另辟蹊径的"网红"医生崛起,其核心无外乎争夺优质的用户资源,掌握先发优势,抢占先机,入主蓝海市场。在激烈态势之下,法律和规制出现了一些真空地带,在患者享受着"互联网+"医疗的便捷和安心的同时,也潜藏着安全隐患。首先是医疗数据的归属问题,大多数中医院并不具备自主建设互联网医院的条件和能力,从而选择了与第三方互联网医疗平台合作来完成线上诊疗。在这一过程当中,大量的诊疗数据会不可避免地同时流向第三方平台,特别是对于中医院而言,中药处方的外流不论对医院还是医生本人,都是知识产权和成果的泄露,会带来不容忽视的重大损失。其次就是患者的个人信息安全问题,患者在互联网医疗平台就诊后留下大量信息,如注册时的手机号码,挂号时的身份证号、支付时绑定的医保卡和银行卡号、就诊时的检验结果和电子病历等,均暴露在网络世界。[7]虽然以上两点安全隐患,可以通过医院与平台合作时的授权行为加以控制,但在极大的利益驱动之下,无法保证。除此之外,国家虽然大力推动"互联网+"医疗发展,但截至2023年年初,配套的法律法规和监督机制仍有待完善,"互联网+"医疗的患者评价、价格监督、事故责任认定、行医资质审查等,尚未纳入政府的监管范围之内。因此,接下来互联网中医院发展的重中之重,应当是尽快出台相关法律法规,可以出台"互联网+"医疗的专门法,也可以在现有的医疗卫生法规及管理条例中,增加有关"互联网+"医疗的条款。同时,政府加大对"互联网+"中医健康服务的监管力度,严格执行"互联网+"中医医疗审批标准,严厉查处并打击违法违规行为。建

伍 经验借鉴篇

立医疗机构、中医监督员双监管机制，制作医疗机构、医生信息查询"二维码"，供患者就诊时了解信息。同时，鼓励公众投诉举报违法行为，一经发现，严查到底；加强医生多点执业的监管，禁止有违医德、唯利是图的医生非法行医。

（三）加快"互联网＋中医"复合型人才的培育，为互联网中医院建设储备生力军

任何产业的腾飞都离不开所在领域人才的贡献，通过对中医互联网医院建设情况的调研，我们发现各大中医医院信息化人才队伍建设普遍较为滞后。在中医院中，肩负互联网医院建设任务的主体部门应为信息管理部门，通常是医院信息科。但在绝大多数中医院，信息科的日常工作内容仅为对各类医疗软件的监测及维护，仅有少部分医院的信息科同时承担着医院官网、官方小程序或App的维护职能。大多数中医院信息科既缺乏通晓互联网业态趋势及国家政策、具有敏锐洞察力的信息主管，也没有具备较高专业技术水平、能进行医院信息系统规划、应用程序开发和数据分析整理的系统分析员。至于新媒体运营和管理以及医疗大数据分析就更无从谈起，多数是由宣传科人员和各专科医护人员兼任，无论是专业性、继承性、适配性都存在着不足，严重制约着医院的信息化发展进程。针对这一现象，中医院可以从"培育"和"引进"两条路径入手，着力培养属于自身的"互联网＋"医疗人才队伍。首先是将培育"互联网＋"医疗人才列为医院人才培养的重点任务，以提升互联网服务能力为核心，注重信息管理人员和技术人员的在岗培训，鼓励技术人员进行深造，定期组织讲座、进修、技术交流，创设有利于信息技术人才发展的良好环境，最大限度发挥技术人员的作用。其次是开辟各种渠道引进高层次、专业性技术人才，做好与中医药院校信息管理相关专业和学科的对接，既能加强在校生实践能力的培养，也能着力发掘具有较高专业水平的毕业生特别是硕士、博士毕业生；对于引进全职人才存在一些困难的中医院，则可采取灵活引进的思路，通过特聘、兼职、技术指导或顾问等形式吸纳优秀的社会人才为己所用，构建满足互联网中医院建设所需的人才交流平台。

（四）充分发挥大数据＋云技术，大力建设中医药信息数据中心

如今科技水平飞速发展，图片与影像清晰度不断提升的同时，各类软件的

信息、资料不断扩大的内存占比，也不断挑战着医院的数据储存和检索能力。[8]要想充分挖掘数据背后的潜藏价值，真正提升医院信息储存的合理性和检索的有效性，就需要以大数据和云技术为支撑，创建中医药信息数据库，对医院内数据进行科学的归档和整理，合理地分析和加工，充分地调取和利用。发掘数据与信息之间的潜在联系和规律，对其进行归纳总结，使其能够真正助力一线临床实践和教学科研。特别需要注意到，作为医院的管理层和决策者，应当意识到临床信息采集和数据库建设在当今医学临床、教学、科研工作中的重要意义，纠正"中医药不适合（没必要）发展信息化及互联网建设"的认知误区。许多三甲中医院作为省内唯一中医药高等院校的附属医院，除了日常的临床工作外，还肩负着高校人才培养工作和科研工作。通过信息化建设和大数据分析，可以获得大量临床卫生统计数据，将这些数据加以整理和分析，就可以对疾病的诊断和治疗、病因病机的分类归纳、药物处方的用药规律等作出全面而准确的把握，无论是对教研科研还是临床水平的提高，都有着十分积极的作用。但是，由于大多数中医院信息系统建设缺乏行之有效的顶层设计、信息标准和设计规范，以及原有开发技术落后致逐步淘汰等原因，形成了目前信息、数据共享和调阅困难，大量临床数据分布在各个系统，无法高效应用到医疗、教学和科研中的尴尬局面。在此种背景之下，中医院应当联合当地中医专家和信息专家，成立区域中医药信息数据中心，在院内设计和建立具有地方和区域特色中医药信息数据库，不仅可以系统化成规模地保留中医药学的精华瑰宝，也可以为互联网企业进行大数据分析、中医特色信息系统产品的开发和研制提供依据，加快中医药名词术语、分类编码、医疗信息服务、系统整合共享、数据治理、网络安全等标准制修订工作。[9]

（五）与企业深度合作，攻克"互联网＋"中医诊疗技术难关

传统中医诊疗突出"望、闻、问、切四诊合参"，要在亲自接触病人并进行细致化问诊的基础上进行病因病机探究。一方面，中医的这一特色与"互联网＋"医疗的代表特征之一"远程诊断"在某种程度上是互斥的，仅通过远程诊断，中医医生无法完成舌象、脉象等信息的采集，受设备分辨率的制约，也很难通过"望诊"准确地进行辨证施治。另一方面，中医所擅长的非药物疗法如针灸、推拿、拔罐等也根本无法实现线上操作。中医的这些固有特征与"互联网＋"医疗的不相容，也是大多数中医院对"互联网医院"建设

持保留态度的原因之一。事实上，中医药在慢性病管理、康复、治未病等领域都有着西医不可替代的优势，应当集中资源优先发展这些领域的互联网或信息化建设，但首先这些领域在医院整体营收中占比较小，院方出于投入产出比的角度考虑，往往不会在这些领域投入太多资源。另外，在"互联网＋"医疗服务业界，专门从事"互联网＋"中医药健康服务产品开发的公司所占比例较小，对中医院运行规律和服务流程研究程度较低，导致市面上现存的软件和系统仍是以西医院作为主要服务对象，几乎没有完全适配中医院的专用信息系统。要想打破这种困境，中医院必须如前文所述的案例一样，积极发挥其主动性和主导作用，联合互联网医疗企业，牵头进行"互联网＋"中医诊疗技术的科学研究。同时积极探索产学研医融合的新模式，用科研引导产业，用产业助力临床，用临床指导教学，再用教学反哺科研，形成循环往复，生生不息的可持续科技创新发展道路。

四、结语

互联网医疗是近年来发展迅猛的新产业，经过这些年的发展与规范，其优势日益凸显，通过互联网的赋能，可以有效帮助解决老百姓看病难、看专家难的问题，同时将医生个人价值发挥到最大化。关于中医传承和创新，始终是绕不开的话题，没有传承，中医就没有了根基，失去创新，中医就失去了灵魂，但无论互联网中医院怎么发展，究其根本，依然要回到悬壶济世、治病救人的公益本质上来。本报告通过对中国中医院开展互联网＋医疗情况的梳理和总结，最终目的是提升进一步中国中医院医疗卫生服务水平，推动中医院高质量发展和高水平建设，从而提升患者满意度，使中国百姓都能享有安心、周到的中医卫生服务。

参考文献

［1］贾瑞婷，卞跃峰，宋欣阳."互联网＋中医"发展现状及应用［J］.中华中医药杂志，2018，33（09）：3852－3855.

［2］胡铁骊，周博翔，凌志.互联网中医医院建设现状与发展趋势研究［J］.医学信息学杂志，2022，43（09）：7-11.

［3］杨鹞祥.创新中医药互联网＋医疗模式健康服务［J］.中国研究型医院，2021，8（05）：31-34.

［4］林瑞华，张雨恬，王学成.基于互联网模式下的中医药个体化智慧诊疗服务模式研究［J］.中草药，2022，53（13）：4223-4232.

［5］卫生健康委 财政部 人力资源社会保障部 关于推进家庭医生签约服务高质量发展的指导意见［J］.中华人民共和国国务院公报，2022（19）：61-64.

［6］冯智春，杨婕，裴中阳.中医院"互联网＋"医疗服务与管理现状的研究［J］.中国卫生标准管理，2022，13（13）：112-115.

［7］田娟，高山."互联网＋"中医医疗发展制约因素及对策分析［J］.卫生经济研究，2022，39（03）：70-73.

［8］孙赫浓，姜兴鹏，冯怡帆.互联网＋中医药健康服务研究热点及发展方向［J］.电脑知识与技术，2022，18（19）：15-16＋27.

［9］肖勇，沈绍武，吴小华.我国中医医院信息化建设思考［J］.医学信息学杂志，2020，41（12）：2-6.

伍 经验借鉴篇

HB. 22 北京市互联网医院发展现状与展望

张世红[①]　刘永东[②]　谭　鹏[③]　梁志刚[④]　杨小冉[⑤]

摘　要： 在互联网＋医疗健康政策的支持、信息技术的发展驱动，以及居民便捷就医服务的需求推动下，基于互联网的医疗服务得到了较为快速的发展。互联网医院建设也开始起步，并逐步发展。本报告对北京市互联网医院有关政策进行了梳理，对北京市互联网诊疗和互联网医院审核流程及规范进行了介绍，对北京市互联网医院和互联网诊疗批准情况、互联网诊疗服务和管理、信息平台建设情况进行了现状调研分析，发现不同类别和级别的医疗机构建立互联网医院开展互联网诊疗服务发展不平衡，三级医院占比高；互联网诊疗组织管理和制度基本建立，但互联网诊疗服务有待提升；互联网诊疗信息平台建设有待加强。本报告对互联网医院的未来发展进行了展望。未来，实体医疗机构第二名称的互联网医院仍为主流；互联网诊疗或将成为医院的标配；线上线下相结合的服务模式将成为发展趋势；互联网医疗监管是持续和重要的工作，完善有效的监管机制必将建立。

关键词： 互联网医院；互联网诊疗；发展现状；展望；北京

---

①　张世红，硕士，北京市卫生健康大数据与政策研究中心标准与评价部主任，研究方向：卫生信息标准与评价。

②　刘永东，医学学士，北京市西城区医疗机构管理服务中心主任，研究员，研究方向：医院管理。

③　谭鹏，医学学士，北京市卫生健康大数据与政策研究中心研究部副主任，研究方向：卫生政策。

④　梁志刚，博士，首都医科大学宣武医院信息中心主任，研究方向：医院信息，医学影像。

⑤　杨小冉，硕士，北京市卫生健康大数据与政策研究中心，研究方向：卫生信息标准与评价。

引言

随着互联网技术的快速发展，互联网医疗兴起，"互联网＋医疗健康"服务新模式新业态蓬勃发展，为方便群众看病就医、提升医疗服务质量效率发挥了重要作用。2018年4月，国务院办公厅下发了《关于促进"互联网＋医疗健康"发展的意见》（国办发〔2018〕26号），就促进互联网与医疗健康深度融合发展作出部署。随之，国家卫生健康和医疗保障部门出台了一系列促进互联网＋医疗健康的政策文件，例如，国家卫生健康委发布的《互联网诊疗管理办法（试行）》《互联网医院管理办法（试行）》《远程医疗服务管理规范（试行）》3个文件，国家医疗保障局发布的《关于完善"互联网＋"医疗服务价格和医保支付政策的指导意见》等，这些文件的出台营造了有利于互联网医疗健康发展的政策环境，开启了互联网医疗发展的新阶段。在政策、技术发展、疫情形势、群众多样化需求等新形势下，北京市的互联网医院建设和互联网诊疗服务得到较快的发展。对北京市互联网医院发展情况进行梳理、研究和分析，有助于应对了解问题，改进有关工作，有助于更好地谋划未来。

一、互联网医院发展背景

根据《"健康中国2030"规划纲要》和《国务院关于积极推进"互联网＋"行动的指导意见》（国发〔2015〕40号），国务院办公厅于2018年发布《关于促进"互联网＋医疗健康"发展的意见》（国办发〔2018〕26号），鼓励医疗机构应用互联网等信息技术拓展医疗服务空间和内容，构建覆盖诊前、诊中、诊后的线上线下一体化医疗服务模式。为进一步规范互联网诊疗行为，发挥远程医疗服务积极作用，推动互联网医疗服务健康快速发展，保障医疗质量和医疗安全，国家卫生健康委于2018年7月下发了《关于印发互联网诊疗管理办法（试行）等3个文件的通知》，对互联网诊疗和互联网医院实行准入管理，对互联网诊疗和互联网医院的准入、执业、监督管理等提出了具体明确的要求。国家医疗保障局发布的《关于完善"互联网＋"医疗服务价格和医保支付政策的指导意见》，将"互联网＋"医疗服务价格，纳入现行医疗服务价格的政策体系统一管理。针对符合条件的"互联网＋"医疗服务，按照线上线下公平的原则配套医保支付政策，对于促进"互联网＋"医疗服务、改善患者就医体验等方面发挥积极作用。

在互联网＋医疗健康政策支持、互联网等信息技术的发展驱动、居民便捷就医服务的需求推动下，基于互联网的医疗服务得到了较为快速的发展。

二、北京市互联网医院有关政策规范

（一）北京市互联网医院有关政策

2018 年 12 月，《北京市卫生健康委员会 北京市中医管理局转发国家卫生健康委员会 国家中医药管理局关于印发互联网诊疗管理办法（试行）等 3 个文件的通知》（京卫医〔2018〕216 号），对互联网诊疗活动准入管理提出了具体的规定和要求，包括执业登记申请、材料提交、审核等，同时针对互联网诊疗、互联网医院、远程医疗等互联网医疗提出了明确的工作要求，加强宣传培训，保障依法执业；完善服务流程，促进分级诊疗；做好登记准入，强化监督公示等。

2021 年 2 月，北京市卫生健康委员会、北京市中医管理局为做好北京市互联网医院的许可管理，创新服务模式，提高服务效率，确保医疗质量安全，推动互联网医院持续健康发展，下发了《关于北京市互联网医院许可管理有关工作的通知》（京卫医〔2021〕23 号），针对互联网医院的准入、互联网医院的变更登记、校验和注销等做了明确的规定，同时提出了规范准入管理、严格依法执业、鼓励服务创新、加强监督管理的工作要求。

2022 年 5 月 18 日，为指导北京市各医疗机构互联网医院信息系统建设，北京市卫生健康大数据与政策研究中心印发了《北京地区互联网医院信息系统建设指南》，文件规定了互联网医院信息系统总体框架以及功能、安全、质量等方面的技术要求，适用于互联网医院以及开展互联网诊疗业务的医疗机构建设互联网医院信息系统。

2022 年 12 月 16 日，北京市卫生健康委员会、北京市医疗保障局联合印发了《关于做好新冠肺炎互联网医疗服务的通知》（京卫医〔2022〕138 号），明确医疗机构（包括互联网医院、开展互联网诊疗服务的医疗机构）可以通过互联网诊疗平台，为新冠肺炎相关症状患者及居家隔离康复的患者开具处方，并鼓励将药品配送到患者家中。同时，明确公立医疗机构在线提供新冠相关症状的首诊服务，按照线下医事服务费价格政策执行，纳入基本医疗保险支付范围，与线下报销标准一致。新冠肺炎相关症状复诊服务，仍按现行互联网复诊政策执行。推进医保在线支付功能，实现全程脱卡结算，为参保人员提供便利的服务。

（二）北京市互联网诊疗和互联网医院审核流程及规范

北京市互联网诊疗和互联网医院的审核工作按照公正、透明、规范、有序的原则开展。

根据北京市卫生健康委的京卫医〔2018〕216 号文件规定，医疗机构申请互联网诊疗活动，应当向其《医疗机构执业许可证》登记机关提出开展互联网诊疗活动的执业登记申请。实体医疗机构拟建立互联网医院，将互联网医院作为第二名称的，应当向其《医疗机构执业许可证》发证机关提出增加互联网医院作为第二名称的申请；依托实体医疗机构独立设置的互联网医院，应当向其依托的实体医疗机构执业登记机关提出设置申请。因此，北京市互联网诊疗和互联网医院准入审批部门有三个方面，包括北京市卫生健康委、北京市中医管理局、北京市各区卫生健康委。

根据国家和北京市互联网医院许可管理有关要求，互联网医院应与北京市互联网医疗服务监管平台对接，并实时上传诊疗数据，接受卫生健康行政部门监管。北京市医疗机构申请互联网医院和互联网诊疗服务方式时，应先完成与互联网医疗服务监管平台的数据对接工作，再提交互联网医院申请。因此，北京市医疗机构申请互联网诊疗服务方式和申请设置互联网医院分两步，第一步是完成互联网医疗服务监管平台对接，第二步是互联网诊疗服务方式和互联网医院的申请与审批。北京市卫生健康委、北京市中医管理局、北京市各区卫生健康委审批流程基本相同，但略有差异，分别见图 1、图 2、图 3。

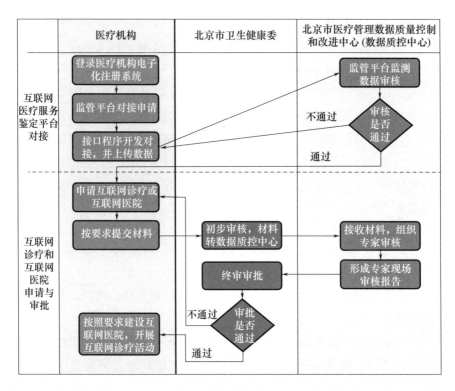

图 1　互联网诊疗服务方式和互联网医院申请与审批流程（向北京市卫生健康委申请）

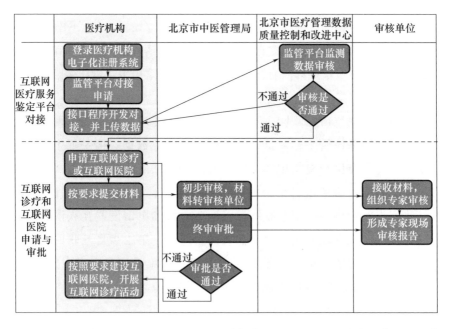

图 2　互联网诊疗服务方式和互联网医院申请与审批流程（向北京市中医管理局申请）

伍　经验借鉴篇

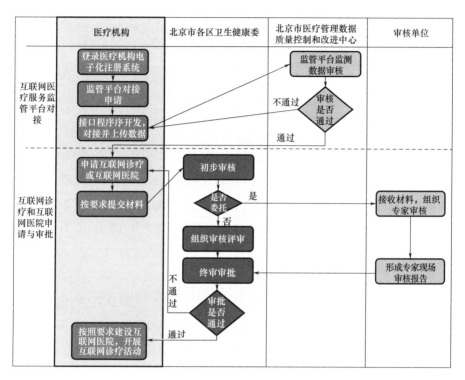

图 3　互联网诊疗服务方式和互联网医院申请与审批流程

（向北京市各区卫生健康委申请）

北京市卫生健康委的互联网诊疗审核规范包括组织管理和信息技术支撑两大类、共 8 小类、20 个审核要点；其中组织管理包括：①诊疗科目、医务人员符合规定；②规章制度系统全面，对各关键事项有明确规定，流程清晰合理；③各相关部门及人员的分工、责任明确；④第三方机构责权利明确等四个方面。信息技术支撑包括：①设备网络基础设施能够支撑互联网诊疗；②网络安全能够满足互联网诊疗业务持续性以及医疗数据安全和患者隐私保护的要求；③应用信息系统支持互联网诊疗业务；④支持信息共享、行业监管等四个方面。北京市卫生健康委的互联网医院审核规范包括组织管理和信息技术支撑。北京市卫生健康委的互联网诊疗和互联网医院的审核细则和规范供北京市中医管理局和各区卫生健康委参考，北京市中医管理局和各区卫生健康委可以有自己的审核规范。

伍　经验借鉴篇

四、北京市互联网医院发展现状

（一）北京市互联网医院和互联网诊疗批准情况

为应对当前疫情防控面临的新形势，以人民健康为中心，充分发挥互联网诊疗服务的优势，在疫情防控下做好医疗服务支持，更好地保障人民群众生命安全和身体健康，据北京市卫生健康委官方网站公布的北京市互联网医院和开展互联网诊疗服务的医疗机构名单，截至 2022 年 12 月 12 日，北京市批准互联网医院 44 家，开展互联网诊疗服务的医疗机构有 167 家（含 44 家互联网医院）。

44 家互联网医院中三级医院 32 家，占 72.7%；二级医院 4 家，占 9%；一级医院 1 家，占 2.3%；未定级医疗机构 7 家，占 15.9%；综合医院 23 家，占 52.3%；中医医院 6 家，占 13.6%；专科医院 12 家，占 27.3%，详见表 1。

167 家开展互联网诊疗服务的医疗机构中，三级医院 58 家，占 34.7%；二级医院 22 家，占 13.2%；一级医院 40 家，占 24%；未定级医院 47 家，占 28.1%；综合医院 42 家，占 25.1%；中医医院 41 家，占 24.6%；中西医结合医院 10 家，占 6%；专科医院 26 家，占 15.6%；妇幼保健院 2 家，占 1.2%；社区卫生服务中心（站）9 家，占 5.4%；门诊部 9 家，占 5.4%；诊所 25 家，占 15%。详见表 2。

表 1　互联网医院按照类别和级别统计

医疗机构类别		级别				总计
大类	小类	三级	二级	一级	未定级	
综合医院	综合医院	17	3		3	23
中医医院	中医（综合）医院	4	1		1	6
专科医院	传染病医院	1				1
	儿童医院	2				2
	妇产（科）医院	1				1
	精神病医院	3				3
	心血管病医院	1				1

续表

医疗机构类别		级别				总计
大类	小类	三级	二级	一级	未定级	
专科医院	胸科医院	1				1
	肿瘤医院	1				1
	其他专科医院			1	1	2
妇幼保健院	妇幼保健院	1				1
门诊部	综合门诊部				1	1
诊所	中医（综合）诊所				1	1
总计		32	4	1	7	44

表2 开展互联网诊疗服务的医疗机构按类别和级别统计

医疗机构类别		级别				总计
大类	小类	三级	二级	一级	未定级	
综合医院	综合医院	27	7	5	3	42
中医医院	中医（综合）医院	7	4	22	1	34
	中医专科医院	1		3		4
	其他中医专科医院	1	2			3
中西医结合医院	中西医结合医院	4	3	3		10
民族医医院	其他民族医院			1		1
专科医院	传染病医院	2				2
	儿童医院	3	1	1		5
	耳鼻喉科医院	1				1
	妇产（科）医院	1	3			4
	精神病医院	3				3
	口腔医院	2				2
	美容医院			1		1
	皮肤病医院	1				1
	心血管病医院	1				1
	胸科医院	1				1
	肿瘤医院	2	1			3
	其他专科医院			1	1	2
妇幼保健院	妇幼保健院	1	1			2
社区卫生服务中心（站）	社区卫生服务中心			1	2	3
	社区卫生服务站				6	6

续表

医疗机构类别		级别				总计
大类	小类	三级	二级	一级	未定级	
卫生院	乡卫生院			2		2
门诊部	综合门诊部				4	4
	中医门诊部				4	4
	普通专科门诊部				1	1
诊所	普通诊所				13	13
	中医（综合）诊所				11	11
	其他诊所				1	1
总计		58	22	40	47	167

（二）互联网诊疗服务和管理现况

2021 年 8—12 月，课题研究组向北京市已开展互联网诊疗服务的 98 家医疗机构发放调查问卷，收回有效问卷 56 份，其中三级医院 30 份，二级医院 8 份，一级医院 10 份，未定级医疗机构 8 份。

1. 医疗机构互联网诊疗管理架构

56 家医疗机构中有 51 家专门成立了互联网诊疗领导小组。负责互联网诊疗工作的日常办事机构，有 21 家是多个行政部门合作管理，主要涉及部门有院办、医务处、门诊办、信息中心、远程医疗部、全科医生科等。有 34 家医疗机构是由一个部门牵头管理，主要有门诊办、医务处。详见表 3。

表 3 不同级别医疗机构互联网诊疗管理架构

医疗机构分级	机构数	有领导小组	负责互联网诊疗工作日常办事机构							
			院办	医务处	门诊办	信息中心	远程医疗部	全科医生科	新设立的部门	其他
合计	56	51	10	24	21	18	7	2	9	4
三级医院	30	28	1	13	12	6	3	0	8	4
二级医院	8	8	2	5	2	6	0	0	0	0
一级医院	10	8	5	5	4	4	0	0	1	0
未定级医疗机构	8	7	2	1	3	2	4	2	0	0

2. 互联网诊疗服务制度建设

开展互联网诊疗服务的医疗机构应该针对医师管理、护士管理、药师管理、药事管理、诊疗操作、在线处方管理、电子病历、质量评价、信息安全、患者隐私、纠纷处理等设置有相关的管理制度。从回收的问卷来看，有25家医疗机构制定了全部的11类相关政策，18家制定了10类业务政策（无药师管理或护士管理）。在这些制度中，医师管理和信息安全管理制度最受各医疗机构重视，55家医疗机构制定了医师管理和信息安全管理制度，而制定护士管理制度的医疗机构最少，只有54.5%的机构制定了护士管理制度。这与在互联网诊疗当中有些医疗机构没有本院护理人员参与的原因有关。详见表4和表5。除了上述制度以外，有些医疗机构还更为完善地制定了一些其他制度，比如不良事件报告制度，培训考核制度、在线分诊制度等。

表4 不同级别医疗机构互联网诊疗制度建设情况（一）

医疗机构分级	机构数	医师管理	护士管理	药师管理	药事管理	诊疗操作规程	在线处方管理	电子病历管理	质量评价	信息安全管理	患者隐私保护	纠纷处理
合计	56	55	31	48	47	49	53	54	48	55	53	52
三级医院	30	30	18	28	26	27	30	30	27	30	28	29
二级医院	8	8	4	7	7	7	8	7	6	8	8	8
一级医院	10	10	5	8	9	9	8	10	9	10	10	9
未定级医疗机构	8	7	4	5	5	6	7	7	6	7	7	6

表5 不同级别医疗机构互联网诊疗制度建设情况（二）

医疗机构分级	机构数	医疗机构互联网诊疗相关制度个数							
		1项	5项	6项	7项	8项	9项	10项	11项
合计	56	1	1	2	2	5	2	18	25
三级医院	30			1		4		10	15
二级医院	8				1		2	2	3

医疗机构分级	机构数	医疗机构互联网诊疗相关制度个数							
		1 项	5 项	6 项	7 项	8 项	9 项	10 项	11 项
一级医院	10		1			1		4	4
未定级医疗机构	8	1		1	1			2	3

3. 互联网诊疗卫生人力配置情况

问卷调查显示，56 家医疗机构中有 45 家填报了从事互联网诊疗的医务人员数量与职称情况。

填报的各医疗机构从事互联网诊疗服务的医生共计 6065 人，各医疗机构为互联网诊疗配备的医生人数在 2～1303 人，其中 20 人及以下的有 19 家；21～100 人的 11 家，101～200 人的 5 家，201～500 人的 6 家，500 人以上的 3 家。其中中级以上职称 5463 人，占总数的 90%，各医疗机构配置的医生中，中级以上职称人员占比最高 100%，最低 47%，占比 100% 的有 25 家。

填报的各医疗机构从事互联网诊疗服务的护士共计 493 人，仅有 14 家医疗机构配备有护士，各医疗机构为互联网诊疗配备的护士人数在 2～112 人，其中 20 人及以下的有 7 家；21～100 人的 6 家，大于 100 人的 1 家。其中中级以上职称 314 人，占总数的 64%，各医疗机构配置的医生中，中级以上职称人员占比最高 100%，最低 17%，占比 100% 的有 4 家。

填报的各医疗机构从事互联网诊疗服务的药学专业技术人员共计 385 人，有 24 家医疗机构配备有药学专业技术人员。各医疗机构为互联网诊疗配备的药学专业技术人员人数在 1～60 人，其中 20 人及以下的有 19 家；21～50 人的 4 家，50 人以上的 1 家。其中中级以上职称 317 人，占总数的 82%，各医疗机构配置的药学专业技术人员中，中级以上职称人员占比最高 100%，最低 20%，占比 100% 的有 15 家。

4. 互联网诊疗服务情况

通过北京市互联网诊疗监管平台 2021 年 8—10 月数据分析当前互联网诊疗患者基本情况，平台数据显示，2021 年 8—10 月全市互联网诊疗服务总人次为 76095 人次，分布在 20 家医疗机构。详见表 6。

表6　2021 年 8—10 月北京市互联网诊疗人次数

医院代号	线上诊疗人次数	线上诊疗人次数占同期本院总诊疗人次比重
总计	77031	—
HA	4	0.0%
HB	779	0.0%
HC	16	0.0%
HD	1	0.0%
HE	3633	—
HF	603	0.2%
HG	17353	5.1%
HI	1346	0.1%
HJ	13416	1.5%
HK	4084	1.2%
HL	3388	0.2%
HM	447	0.1%
HN	391	0.0%
HO	7	0.0%
HP	377	0.0%
HQ	7218	0.7%
HR	12353	0.9%
HS	11403	3.6%
HT	210	0.0%
HU	2	0.0%

　　根据互联网诊疗数据统计分析：①患者性别年龄分布。线上诊疗患者男女比例为 1∶1.21。20 岁以下患者最多占 20.4%，21～30 岁和 80 岁以上患者占比最低为均为 8.6%，其余年龄段比重相近在 14.1%～17.2%。②患者医保类别分布。首先线上患者中本市医保患者最多，占 47.7%，其次为外地医保患者，占 25.5%，最后为外地非医保患者，占 14.8%。③患者就诊科别分布。首先内科患者占比最高为 37.7%，其次为肿瘤科，占 23.1%，然后分别为精神科（占 10.3%）和皮肤科（占 10.0%）。

伍　经验借鉴篇

（三）互联网诊疗信息平台建设情况

2021 年 8 月—12 月，课题研究组向全市已经通过互联网诊疗审批的 98 家医疗机构发放调研问卷，收回有效问卷 51 份，包括三级医院 28 家、二级医院 5 家、一级医院 10 家、未定级 8 家。

1. 信息系统建设主体

互联网诊疗信息系统建设主体调研内容包括医疗机构自己建设、上级主管或行政部门建设、依托第三方平台建设、医疗机构和第三方平台共同建设。51 家医疗机构中，23 家医疗机构自己建设，占 45.1%，20 家医疗机构依托第三方平台建设，占 39.2%，既有医疗机构自己建设同时又有第三方平台建设的有 6 家，占 11.8%，详见表 7。

表 7　北京市医疗机构互联网诊疗平台建设主体情况

医疗机构分级	机构数量	医疗机构自己建设	上级主管或行政部门建设	依托第三方平台	自建＋第三方平台
合计	51	23	2	20	6
三级医院	28	18	1	5	4
二级医院	5	1	1	2	1
一级医院	10	1	0	8	1
未定级	8	3	0	5	0

2. 互联网诊疗信息系统实现的功能

系统功能主要包括患者实名认证、预约/挂号、问诊（图文交互）、问诊（视频实时交互）、病历记录、处方开具、药师审核、药品配送、网上缴费、医保结算等。51 家医疗机构中，有 2 家一级医院未填报此项内容，49 家机构中有 14 家（三级医院 11 家，二级医院 1 家，一级医院 1 家，未定级医疗机构 1 家）能够实现上述所有 10 项功能，有 17 家（三级医院 10 家，二级医院 1 家，一级医院 2 家，未定级医疗机构 4 家）能实现 9 项功能（多为无法实现医保结算）。除医保结算功能实现较差外，其他功能实现率较高，详见表 8。

伍　经验借鉴篇

表8　北京市医疗机构互联网诊疗系统功能实现情况

医疗机构分级	机构数量	患者实名认证	预约/挂号	问诊（图文交互）	问诊（视频实时交互）	病历记录	处方开具	药师审核	药品配送	网上缴费	医保结算
合计	51	44	44	42	42	41	45	44	38	47	15
三级医院	28	27	28	23	26	24	27	26	25	28	12
二级医院	5	4	5	5	3	5	5	5	3	5	1
一级医院	10	6	4	7	8	6	6	6	3	6	1
未定级	8	7	7	7	5	6	7	7	7	8	1

3. 患者病历信息共享

信息共享包括本院线上线下病历信息共享、医联体或集团信息共享、与其他医疗机构信息共享、药品配送企业信息共享、其他第三方企业信息共享，51家医疗机构中，有45家医疗机构实现了本院线上线下病历信息共享、有12家医疗机构的系统支持医联体或集团内部信息共享、有8家医疗机构的系统支持与其他医疗机构信息共享、有13家医疗机构的系统支持药品配送企业信息共享、有3家医疗机构的系统支持其他第三方企业信息共享，详见表9。

表9　北京市医疗机构互联网诊疗系统信息共享情况

医疗机构分级	机构数量	本院线上线下病历信息共享	医联体或集团内部信息共享	与其他医疗机构之间信息共享	与药品配送企业信息共享	与第三方信息共享
合计	51	45	12	8	13	3
三级医院	28	27	7	6	12	2
二级医院	5	4	3	2	0	0
一级医院	10	7	0	0	0	0
未定级	8	7	2	0	1	1

患者病历信息共享内容包括诊断、处方、互联网诊疗病历、门（急）诊病历、出院小结、住院病历、检验结果、检查报告、检查影像等，51家调研的医疗机构在本院信息共享、医联体信息共享、其他医疗机构信息共享、其他企业信息共享，其病历共享的内容实现情况见图4。

伍　经验借鉴篇

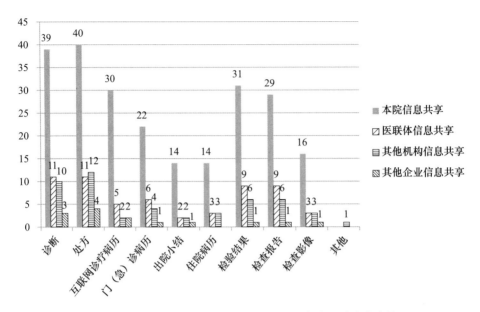

图 4　互联网诊疗系统与院内外相关系统间患者病历共享内容情况

4. 网络安全等级保护备案及测评情况

51 家医疗机构，有 39 家医疗机构开展了网络安全三级等保，12 家医疗机构未开展。其中开展网络安全三级等保的医疗机构中仅对 1 个系统开展网络安全三级等保的有 21 家，2 个系统开展网络安全三级等保的 14 家，3 个系统网络安全三级等保的 4 家。39 家开展网络安全三级等保的机构，共有 61 个信息系统开展网络安全等级保护备案，其中医疗机构作为等保备案主体的 36 个，占 59%，IT 企业作为等保备案主体的系统有 16 个，占 26%。61 个三级等保备案的信息系统中，有 58 个系统开展了三级等保测评工作，占 95%，详见表 10。

表 10　北京市医疗机构网络安全等级保护备案及测评情况

医疗机构分级	机构数量	开展网络安全三级等保备案			开展网络安全三级等保测评		
		1 个系统	2 个系统	3 个系统	1 个系统	2 个系统	3 个系统
合计	51	21	14	4	21	13	3
三级医院	28	10	11	3	10	10	3
二级医院	5	4	1	0	4	1	0
一级医院	10	3	2	0	3	2	0
未定级	8	4	0	1	4	0	0

（四）现状分析

1. 不同类别和级别的医疗机构建立互联网医院开展互联网诊疗服务发展不平衡，三级医院占比高

建立互联网医院的机构中三级医院有 32 家，占互联网医院的 72.7%，占三级医疗机构的 24.6%，而二级医院开设互联网医院的占二级医院的 2.5%。建立互联网医院不同机构类别中，首先综合医院最高，建立互联网医院的综合医院占综合医院总数的 8.8%；其次为专科医院和妇幼保健院，为 5.3%；而基层医疗机构仅 2 家建立互联网医院，占其基层医疗机构比率极低，详见表 11。

互联网医院包括实体医疗机构第二名称的互联网医院和依托实体医疗机构独立设置的互联网医院，北京市批准的 44 家互联网医院中 40 家是实体医疗机构第二名称的互联网医院，占 91%。

开展互联网诊疗服务的医疗机构中三级医院有 58 家，占开展互联网诊疗机构的 34.7%，占三级医疗机构的 44.6%，而二级医院开展互联网诊疗服务的占二级医院的 13.5%。开展互联网诊疗服务的不同医疗机构类别中，首先中医医院最高，22% 中医医院开展互联网诊疗服务；其次为综合医院，为 16.2%，而基层医疗机构开展互联网诊疗的仅占 0.4%，详见表 11。

总之，建立互联网医院和开展互联网诊疗服务的机构中三级医院占比最高，各级别中建立互联网医院和开展互联网诊疗服务的医疗机构，三级医院占比也是最高，可见，建立互联网医院和开展互联网诊疗服务还是以三级医院为主，尤其互联网医院在不同级别的差异更大。在开展互联网诊疗服务的二级医院和一级医院在数量上与互联网医院比有增加。开展互联网诊疗服务的不同类别的机构中，首先中医医院数量最多，占比最高，其次是基层医疗机构数量多，但是基层医疗机构全市基数较大，总体来说开展率并不高。

表 11　互联网医院和互联网诊疗按照机构类别和级别的占比情况

机构类别及级别		机构总数*	互联网医院		互联网诊疗	
			数量	占比	数量	占比
机构类别	综合医院	260	23	8.8%	42	16.2%
	中医医院（含中西医结合、民族医医院）	236	6	2.5%	52	22.0%

机构类别及级别		机构总数*	互联网医院		互联网诊疗	
			数量	占比	数量	占比
机构类别	专科医院	227	12	5.3%	26	11.5%
	妇幼保健院	19	1	5.3%	2	10.5%
	基层医疗机构〔含卫生院、社区卫生服务中心（站）、门诊部、诊所等〕	10684	2	0.0%	45	0.4%
机构级别	三级	130	32	24.6%	58	44.6%
	二级	163	4	2.5%	22	13.5%
	一级	398	1	0.3%	40	10.1%
	未定级	—	7	—	47	—
总计		—	44	—	167	—

＊资料来源于2021年北京卫生健康工作统计资料。

2. 互联网诊疗组织管理和制度基本建立，但互联网诊疗服务有待提升

91%的医疗机构建立了互联网诊疗领导小组，100%的医疗机构设立了互联网诊疗日常管理机构，或依托现有机构开展互联网诊疗的日常管理，并不同程度地建立了互联网诊疗有关服务质量、医师管理、药师管理、在线处方、电子病历管理、安全管理、隐私保护等管理制度。

根据上述2021年8—10月互联网监管平台的数据统计分析，互联网诊疗人次数不多，20家医疗机构中，线上诊疗人次数占同期本院总诊疗人次比重最高为5.1%，其次为3.6%，其余均在1.5%以下，有9家为0.0%，互联网诊疗服务量有待提升。

3. 互联网诊疗信息平台建设有待加强

在互联网诊疗信息平台的功能支撑方面，虽然实现率较高，但全部实现调研的10项功能的医疗机构14家，占27.5%，仍有待提升，特别是针对基础功能没有达到全覆盖，比如患者实名认证功能，都应该能够实现。系统对医保实时结算功能的支持特别有待加强。

在信息系统安全保障方面，存在不足。根据调研的51家医疗机构问卷反馈，有39家医疗机构开展了网络安全三级等保，占76.5%，有12家医疗机构未开展网络安全三级等级保护，占23.5%。而根据国家卫生健康委员会和国家中医药管理局《关于印发互联网诊疗管理办法（试行）等3个文件的通知》

（国卫医发〔2018〕25号）（以下简称《互联网诊疗管理办法》）第十三条规定，医疗机构开展互联网诊疗活动，应当具备满足互联网技术要求的设备设施、信息系统、技术人员以及信息安全系统，并实施第三级信息安全等级保护。因此，信息安全保护有待加强。

在患者病历共享方面，跨院信息有待加强，88.4%的医疗机构能够实现本院线上线下电子病历共享，但是医联体或集团信息共享、与其他医疗机构信息共享不足。《互联网诊疗管理办法》第十六条规定，医疗机构在线开展部分常见病、慢性病复诊时，医师应当掌握患者病历资料，确定患者在实体医疗机构明确诊断为某种或某几种常见病、慢性病后，可以针对相同诊断进行复诊。因此，初诊诊断并不一定在本院，也可以是在其他实体医疗机构明确诊断。如果能够在医联体或者其他医疗机构实现信息共享，无疑对提升互联网诊疗的诊疗量以及为患者互联网就医是有帮助的。

五、互联网医院发展展望

（一）实体医疗机构第二名称的互联网医院仍为主流

从目前北京地区的互联网医院的建立情况看，实体医疗机构第二名称的互联网医院占大多数，独立设置的互联网医院占少数，另外，目前未见到互联网诊疗的持续的营利模式，同时，随着互联网医疗的热度降低，IT企业主导的独立设置的互联网医院预计在近期不会涌现。

（二）互联网诊疗或将成为医院的标配

互联网诊疗服务方式是与门诊服务、急诊服务、住院服务并列的一种服务方式，同时，互联网诊疗已有医保支付政策的支持。国家政策支持针对新冠病毒感染开展互联网诊疗服务，可通过互联网诊疗平台为新冠病毒感染相关症状患者及居家隔离康复的患者开具处方，并鼓励将药品配送到患者家中，意味着针对新冠病毒感染这个特定疾病可以通过互联网开展首诊服务，并不局限于复诊，北京市新冠病毒感染或症状的互联网首诊可以与线下医事服务医保报销标准一致。为使居民得到更好的医疗服务，缓解医疗就诊压力，许多医疗机构纷

伍　经验借鉴篇

纷加紧申请互联网诊疗服务或申请建立互联网医院，因此，未来能够开展互联网诊疗服务的医疗机构将持续快速增加，互联网诊疗或将成为医院特别是大医院的标配。

（三）线上线下相结合的服务模式将成为发展趋势

互联网诊疗由于其在时间和空间上的灵活性给患者就诊带来极大便利，有其发展的优势，特别是针对轻症患者、常见病、慢性病患者，但医疗活动不同于网上购物，需要医生依据患者的体征、患者的检查检验做出诊疗判断，有时候需要线下治疗，针对心理疾病患者可能面对面交流容易共情，对诊断治疗有利，因此，线下医疗就诊活动时常不可避免地发生，不能将互联网诊疗单独看，而应该将线上诊疗和线下诊疗相结合，根据不同疾病患者的不同阶段优化设计不同的诊疗服务模式和服务流程，线上线下一体化管理，既能方便患者、方便医院救治，又能有利于疾病诊疗，线上线下一体化服务模式将成为发展趋势。

（四）互联网医疗监管是持续和重要的工作，完善有效的监管机制必将建立

互联网诊疗是医疗行为，对其医疗质量安全和监管与线下监管同样重要，是一项持续和重要的工作。而互联网诊疗是新生事物，还处在初始发展阶段，我们对其运行及规律的掌握还在摸索和研究中，对互联网诊疗的监管也在不断探索、研究、完善的过程中，随着互联网诊疗的逐步发展，行业监管的标准或指导文件必将进一步细化出台，行业监管的手段和措施也必将进一步完善，安全有效的监管机制必将建立。

参考文献

［1］国务院. 关于印发互联网诊疗管理办法（试行）等 3 个文件的通知［EB/OL］. 2018 - 12 - 31/2023 - 01 - 20. http：//www. gov. cn/zhengce/zhengceku/2018 - 12/31/content_ 5435436. htm

［2］北京市卫生健康委员会. 北京市卫生健康委员会 北京市中医管理局关于北京市

互联网医院许可管理有关工作的通知［EB/OL］. 2021 – 02 – 26/2023 – 01 – 20. http：//wjw. beijing. gov. cn/zwgk＿ 20040/fgwj/gfxwj/202102/t2021022 6_ 2288871. html

［3］北京市卫生健康委员会. 关于公布我市互联网医院、开展互联网诊疗服务医疗机构名单的公告［EB/OL］. 2022 – 12 – 13/2022 – 12 – 31. http：//wjw. beijing. gov. cn/zwgk＿ 20040/tzgg/202212/t20221213_ 2878256. html

［4］北京市卫生健康委信息中心. 互联网诊疗审核细则［EB/OL］. 2020 – 04 – 10/2023 – 01 – 20. http：//www. phic. org. cn/zcyjybzpj/bzypj/xxhpj/202004/ t20200410_ 287631. html

［5］张世红，琚文胜，沈韬. 疫情形势下互联网医疗的发展展望［J］. 中国数字医学，2020，15（09）：15 – 17 + 48.

伍　经验借鉴篇

HB.23 美、澳、英互联网医疗服务的国际经验与启示

郑秋莹① 赵宏扬② 时生辉③ 种潼薇④ 汪晓凡⑤

摘 要： 本报告简要介绍美国、澳大利亚、英国互联网医疗服务的发展情况，并对部分典型进行剖析，总结国际成熟经验，为中国互联网医院的发展提供借鉴。研究发现，互联网医院概念在国际上很少提及，国际上互联网医疗发展重点主要集中于远程医疗、电子健康记录、健康大数据应用等方面。此外，国际互联网医疗的未来发展方向体现出"数字化""智能化"趋势，数字健康这一新概念得到了国际普遍认可。未来，互联网医院发展应以解决当前中国医疗系统痛点，优化医疗资源配置，满足患者需求为落脚点，充分总结国际互联网医疗发展的经验，着重发展大数据、人工智能等在医疗领域的应用，扩宽互联网医院内涵，推动互联网医院数字化、智能化发展。

关键词： 互联网医疗服务；远程医疗；电子健康记录；健康大数据；数字健康

近年来，随着互联网、大数据、人工智能等新兴技术的不断发展，各个行业、各个领域的"互联网＋"热潮不断涌现。特别是在医疗领域，"互联网＋"医疗服务成为中国卫生健康事业发展的重要方向。

2018 年，随着《关于促进"互联网＋医疗健康"发展的意见》发布，

① 郑秋莹，管理学博士，北京中医药大学国家中医药发展与战略研究院特聘研究员，北京中医药大学管理学院副教授，硕士生导师，研究方向：数字健康与消费行为。
② 赵宏扬，北京中医药大学管理学院硕士研究生，研究方向：数字健康与消费行为。
③ 时生辉，北京中医药大学管理学院硕士研究生，研究方向：数字健康与消费行为。
④ 种潼薇，北京中医药大学管理学院硕士研究生，研究方向：数字健康与消费行为。
⑤ 汪晓凡，管理学博士，北京中医药大学国家中医药发展与战略研究院特聘副研究员，北京中医药大学管理学院副教授，硕士生导师，研究方向：老年健康与消费行为，医药管理。

中国的"互联网＋医疗"迎来发展热潮，如何利用互联网技术"让群众在家门口能享受优质医疗服务"成为互联网企业、医院等相关从业者共同思考的问题。时至今日，随着互联网医疗相关法规的不断完善，国内互联网医院发展趋于规范，运营模式趋于成熟。同时，人工智能、大数据、物联网等新技术持续进步，如何推动互联网医院在当前形势下推陈出新，实现可持续发展，仍然值得关注。

与国内不同的是，国外互联网医疗的发展方向主要集中于远程医疗（Telemedicine）、电子健康档案（Electronic Health Record）、移动医疗（Mobile Health）、健康大数据应用等方面，几乎没有互联网医院的提法，主要研究方向也是在实现远程医疗以及医疗数据使用的技术层面。其中美国、欧盟、澳大利亚、加拿大等国家均在互联网医疗领域有较为迅速的发展。由于各国国情不同，以及医疗资源和医疗制度上的巨大差异，各国互联网医疗发展各有特色，取得的成果也有不同的侧重点。在此背景下，本报告选取了在互联网医疗领域有突出成就与特色的国家以及地区，列举其互联网医疗发展与研究的经典案例，在理论方面与技术应用方面为我国互联网医院的发展提供借鉴和新思路。

一、美国远程医疗发展的经验启示

在美国，"互联网＋"医疗服务的主要形式和主要发展方向是远程医疗。远程医疗这一概念最早就是由美国在20世纪60年代提出的[1]，到如今在美国已经有了比较成熟的发展经验，相关法律法规相对健全。在目前美国的医疗保健体系中，对于远程医疗的应用已经十分广泛。有学者认为，美国的远程医疗发展经历了三个阶段[2]：第一阶段是从20世纪60年代至80年代，这一阶段美国远程医疗仍处于概念摸索期，相关技术与理论仍不成熟，进展较为缓慢；第二阶段是20世纪80年代后期到21世纪初，在这一阶段由于美国现代信息技术与通信技术的发展，实现远程医疗的条件越发成熟，美国远程医疗迎来了高速发展期；第三阶段则是指随着移动通信、互联网、大数据、人工智能等新兴技术的发展，加上一系列相关配套政策的出台落实，美国远程医疗在持续发展的过程中也被赋予了更多内涵，开始逐渐向数字化、智能化方向发展。

值得注意的是，尽管美国没有"互联网医院"的概念，但在远程医疗的发展过程中，美国同样出现了很多依托实体医院，为居民提供线上诊疗服务的互联网医疗健康平台。观察这些互联网医疗平台的发展历程，可以为国内互联网医院的发展提供有效的经验借鉴。

（一）MedStar Health：规模化助力远程医疗高质量发展

MedStar Health 成立于 1998 年，是美国马里兰州和华盛顿地区最大的非营利医疗保健体系。截至 2015 年，该医疗体系包含 10 家医院和 250 多家门诊服务网站，旗下有 6000 位附属医生，可以为马里兰州、弗吉尼亚州和华盛顿特区的居民提供初级护理、紧急救护和家庭保健服务。[3]

MedStar Health 对远程医疗的探索始于 2010 年，并且早在 2015 年，MedStar Health 旗下的远程医疗系统——MedStar eVisit 就上线了。该系统最初可以为用户提供紧急护理的远程视频服务，随后又新增了远程医疗分诊功能，并单独开发了使医生可以直接为患者提供远程视频护理的新程序，远程医疗功能不断拓宽。2017 年，为了推动远程医疗系统创新发展，MedStar Health 成立了 MedStar 远程医疗创新中心。[4]

尽管在远程医疗领域投入了大量成本，MedStar eVisit 的线上用户使用情况仍不甚理想。新冠疫情暴发前，MedStar eVisit 每月的线上就诊服务量只有约 150~250 次，最少的时候每周只有两次问诊。

这种情况在新冠疫情暴发后发生了转变，在新冠疫情开始在美国大流行的第一周里，MedStar eVisit 的单日访问量就超过了 500 次。这是由于新冠疫情的暴发，使得许多患者无法外出就医，不得不取消线下的就诊预约，大量的社区医疗卫生需求亟待解决。而这对远程医疗服务来说，无疑是一次绝佳的机会。在远程医疗领域已有近十年经验的 MedStar Health 团队，迅速整理出了已经相对成熟的技术支持平台，将之前用于电话分诊的功能平台转化为可供视频访问的线上诊疗平台。人员方面，MedStar Health 也将整个医疗系统的医护人员根据远程诊疗的要求进行了重新编组，为上线做好准备。

最终，MedStar Health 远程医疗系统共安排了 2000 名医护人员在线上提供医疗服务，上线第一个月，患者的访问量高达每天近 4000 次。在对 MedStar Health 远程医疗系统成功的经验总结中，可以发现以下两点：

（1）简洁性。MedStar Health 远程医疗系统的使用非常简单，患者在预约之后，会直接收到带有链接的短信，单击该链接患者就可以直接接受线上视频问诊。除此之外，患者无须记住其他任何东西。

（2）规模化。MedStar Health 远程医疗服务的负责人认为，远程医疗的难点不在于技术，也不在于医疗模式，而在于响应速度和规模。疫情暴发后，有远程医疗服务需求的患者大大增加，为应对这种情况，同时抓住这次机会，MedStar Health 迅速调整线上功能平台，编制远程医疗工作组，提升平台规模，成功实现了远程医疗能力的提升。另外，规模化的远程医疗服务不仅具有更低的成本，还能减少患者住院次数、急诊室就诊次数并提高慢性病患者的疗效，同时为医疗系统和患者带来了更大的价值。

（二）UW Medical Center：远程医疗发展的重要前提是医患双方的接受度

美国华盛顿大学医疗中心（UW Medical Center）创建于 1946 年，坐落在美国华盛顿西雅图市，同哈佛大学医学院齐名，在多个医学领域均占据全球领导地位。与 MedStar Health 一样，华盛顿大学医疗中心也有非常成熟的远程医疗平台使用经验，并且他们还开发了自己的远程医疗应用软件。

面对新冠疫情，华盛顿大学医疗中心同样需要提升自己的远程医疗服务规模。在之前，该医疗中心的每张病床均已配备了 1 台平板电脑，因此，远程医疗团队仅需将 App 添加到平板电脑中，即可打通医护人员与患者的远程交流通道。对此，该院远程医疗计划负责人表示，这在技术操作上对于华盛顿大学医疗中心并不难，难点在于如何向医生与患者全面推广并让他们接受。

最初，远程医疗计划推广的目标是应对新冠疫情的主力——ICU 医生、医院医护人员、传染病专家，因为如果这些人员由于疫情不得不隔离或者因病离岗，将会加剧医院面临的压力。因此，华盛顿大学医疗中心首先为这些人员的医护设备上加装了远程医疗软件，之后又陆续为院内其他医生包括护理人员、药师、营养师等加装了该系统。在推广过程中，如何打消医患的疑虑，提高他们对远程医疗系统的接受度，成为一项重要的课题。

首先是设备的安全性，远程医疗意味着对于患者健康数据的远程使用，当医护人员的设备（手机或平板电脑）丢失时，远程医疗移动设备管理系统可以远程清除丢失设备上的相关应用与数据，防止患者健康数据的泄露和

伍 经验借鉴篇

丢失。

其次是远程医疗功能是否具有实用性和便捷性，该远程医疗应用可以创建模拟会诊房间，由医护人员在患者病床前操作患者端设备，多个医生则可以通过他们的个人设备进入"房间"对患者进行诊治。使用该功能的医生普遍认为，该系统非常精简，且无须到现场就可以对患者进行诊断，节省了防护装备的情况下还减少了不必要的暴露风险。对于患者而言，通过该系统可以一次性完成多项检查，同样减轻了很大的负担。

总的来说，华盛顿大学医疗中心对于远程医疗系统的应用主要是以院内患者为目标，以院内的信息设备为基础展开使用的，在推广过程中，华盛顿大学医疗中心把重点放在如何解决医患双方痛点，提升医患对于远程医疗系统的接受度上，从而取得了较好的成果。

（三）山间医疗：保障护理连续性是远程医疗的重要优势

美国山间医疗集团（Intermountain Health System）是美国著名医疗机构之一，旗下有 22 家医院和 185 家诊所。[5] 在新冠疫情暴发前，山间医疗对于远程医疗的使用以紧急护理、急诊咨询、定期预约就诊这三种方式为主。自 2016 年开始，山间医疗就开始使用美国远程医疗巨头 Amwell 公司的 Connect Care 系统，安排患者的预约就诊。

新冠疫情期间，为了减少与患者的接触，山间医疗也在 Connect Care 系统上上线了远程护理服务，系统访问使用量也从此前每周仅几百次上升到每周一万次。远程医疗平台迅速增加的访问次数与用户人数同样带来了很大的麻烦，其中一个难点就在于如何让医生在不同地区、不同机构和不同的系统上，更流畅地提供医疗服务。

对于山间医疗来说，医生在为大量患者提供远程医疗服务时，必须访问各种电子病历系统，这就对医生的服务造成了负担。为了增强连续性，使得临床医生可以绕过障碍提取患者信息进行更有效率的诊治，山间医疗改用了 Redox 公司的平台。

重新培训给山间医疗的远程医疗部门带来了巨大挑战，当顺利完成培训后，山间医疗的远程医疗服务才真正步入了正轨。在之前，急诊室和普通科室难以达到完全的信息同步，现在通过远程医疗平台，这一问题可以完美解决。通过该平台，医生可以非常迅速地知道患者的状况及其他重要信息，从而确保紧急护理到常规护理的连续性，这也是远程医疗应当体现出的功能与优势。

二、澳大利亚电子健康记录发展的经验启示

澳大利亚的互联网医疗发展起步也较早，目前已形成多种类型的互联网医疗服务模式，拥有较为成熟的互联网医疗服务体系，其中发展最为突出，应用也最广泛的是居民个人电子健康记录系统。

（一）基本发展历程

2002 年，澳大利亚政府制订行动计划，预计在全国推出由个人控制的电子健康记录系统（Personal Controlled Electronic Health Record，PCEHR）。

2009 年，澳大利亚政府明确了对当今和未来医疗服务的期望，建立一个以人为本的卫生系统，即为患者建立一个可供自身管理的电子健康信息档案，从而避免患者住院、减少药物不良反应事件、减少患者重复检测的次数、更好地协调慢性病和复杂性疾病患者的健康护理，以及患者本身更好地作出知情的治疗决定。

2010 年，澳大利亚政府开始筹建个人可控制的电子健康记录系统，为了维护系统的有效运行，2012 年，政府出台了《个人可控制的电子健康法案》。然而，该系统运行以后，只有少部分澳大利亚人选择使用该系统关注自身健康问题，2015 年，澳大利亚政府高度重视此事，建立反馈机制，组织互联网医疗领域专业人员对电子健康记录系统出现的问题进行全面分析，提出了相应的整改建议，并对系统进行升级改造，重新命名为"我的健康记录"（My health record）。到 2018 年年底，所有消费者及其医疗服务提供者都可以通过"我的健康记录"系统全面查看他们的处方药和配药，以及更多的医疗信息与相关医疗健康的热点新闻。

（二）监管及筹资机构

2015 年以前，澳大利亚的电子健康记录系统是由国家电子健康记录管理局（National e-Health Transition Authority，NEHTA）监管实施。

2016 年，澳大利亚数字卫生局（Australian Digital Health Agency，ADHA）由澳大利亚政府成立，负责领导国家数字健康战略的制定和实施，包括推动系统的运行。ADHA 相较于澳大利亚卫生部在数字医疗领域有独立的领导地位。此外，在资金筹资方面，系统的正常运行维护完全由澳大利亚政府负责。

（三）澳大利亚在电子健康记录方面的做法

1. 政府层面在互联网医疗方面的做法

澳大利亚在实施互联网医疗解决方案方面取得了稳步进展。"我的健康记录"在其能力、可用性以及与整个卫生部门的临床信息系统的集成方面持续增长。现在，澳大利亚近 500 万人拥有记录（占总人口的 20%），并且，由于 2018 年将实施选择性退出参与安排，估计 98% 的人口将拥有"我的健康记录"。2018 年，澳大利亚成为世界上国家健康记录系统参与率最高的国家。

消费者可以通过移动应用程序访问"我的健康记录"中的健康信息。许多应用程序开发商正在提供创新的移动数字健康解决方案，以应对健康消费者和医疗保健提供商面临的挑战。"我的健康记录"的用户数量快速增长，这为转变医疗保健模式提供了机会，而且还能更好地整合医疗信息、提高医疗质量并为医疗系统节省资金。

许多补充"我的健康记录"的其他倡议正在启动或制定中。另一项全国性数字服务"我的老年护理"为消费者和护理人员提供了一个在线门户，以获取老年护理信息并查找老年护理服务信息。此外，澳大利亚政府正在完成一个心理健康门户网站的开发，该门户网站将为获取优质认可的心理健康应用程序和心理健康服务提供支持。澳大利亚政府还正在建立一个国家癌症筛查登记册，为参与宫颈癌和肠癌筛查的澳大利亚人创建一个单一视图。它将与全科医生临床信息系统集成，并帮助全科医生确定患者的筛查资格和病史，以支持实时临床决策。包括病理学提供者在内的卫生专业人员将改善对患者信息的访问。

此外，澳大利亚的许多州和地区卫生部门也已经通过在数字卫生方面的投资，看到了卫生成果的显著改善。在昆士兰，所有公立医院和卫生服务现在都连接到"我的健康记录"系统。

在整个公立医院系统中广泛实施电子病历、安全消息发送出院汇总功能以及功能都在各州和地区内实施。州和地区卫生部门还通过更新临床信息系统、数据治理和管理的工作计划以及更好地利用临床数据，促进和利用互操作性。例如，新南威尔士州建立了一个名为"STARS"的有针对性的活动和报告系统，使卫生服务和专业人员更容易获得卫生数据。新南威尔士州健康部门报告称，STARS 已成功用于确定临床变异和急诊部门利用率，以及测量和比较质量和安全指标，并检查劳动力利用率。

州和地区卫生部门也在带头更好地利用技术来解决患者面临的长期问题。例如，北领地通过提供远程保健服务，重点关注其边远人口的需求。这种数字健康解决方案增加了预约的出勤率，并使医生对该技术有了更多的了解。预约的"未参加"率显著降低，同时由于患者能够留在社区接受治疗，住宿和旅行费用大幅降低，从而节省了费用。在南澳大利亚州，所有急症护理设施都通过远程保健连接起来，以促进复杂健康问题患者的学院决策，并鼓励知识共享。

2. 非政府部门和私营医院在互联网医疗方面的做法

非政府部门也在数字卫生领域的地方创新方面建立了良好的记录，并正在深入人们的家庭和社区，为离家近的患者提供护理。堪培拉的一项针对 2 型糖尿病的移动健康试点计划有助于激励患者使用移动设备记录他们的健康指标，并发现患者管理慢性病的信心显著增强。同样，美国联邦科学与工业研究组织（CSIRO）的一项试验对其社区的 1200 多人进行了糖尿病视网膜病变等疾病的筛查。图像被数字化后，由专业的眼科医生进行审查，为那些无法使用这些图像的人提供专业服务。

在急性病领域，澳大利亚圣文森特健康中心（私人和公共）现在运营着一个电子临床信息系统，从入院前到出院后，包括病理学和放射学、结果查看、多学科进展记录和专家转诊，以及记录入院和出院药物。门诊服务一直是创新的重点，CSIRO 的护理评估平台智能手机应用程序通过将康复计划带到患者家中，缓解了患者前往门诊进行康复预约的需求。患者记录血压和体力活动等临床数据，心脏病患者使用智能手机应用程序参与康复计划的可能性更大。与传统的康复计划相比，智能手机应用程序显示出相同的（如果不是更好的）健康效果。

数字健康还可以用来提高后端系统的效率，从而节省大量资金。Ramsay Health Care 部署了一整套数据标准，用于识别、捕获和共享信息，以支持与供应商的交互，包括 GS1 电子数据交换（EDI）标准。因此，Ramsay 提高了采购流程的速度和效率，加强了医院的高效运营，并帮助确保持续提供优质医疗服务。

过去十年，私营卫生部门对数字基金会进行了大量投资，以提高运营效率和服务提供。当消费者在公共、私人和社区卫生环境中移动时，有机会为他们和为他们提供护理的人创造更加无缝的服务体验。

二、英国国家健康大数据发展的经验启示

在欧洲各个国家，互联网医疗发展的主要方向是健康大数据应用，英国也是欧洲地区互联网医疗发展最为成熟的国家。本章主要从基本发展历程、系统建设情况、发展目标规划以及健康数据应用情况这四个方面阐述英国互联网医疗行业的基本情况。

（一）基本发展历程

19 世纪 50 年代，为了满足全体国民的健康需求，为其提供更好的医疗健康服务，英国政府建立了国民医疗保健体系（National Health Service，NHS）。NHS 在运行时完全是由政府控制，为人们提供相对公平的医疗服务，然而，这一体系却并没有达到人们期待的效果，大量的医疗资源浪费、医疗资源完全受到国家的支配，不能满足人们多样化的医疗需求、部门之间职责管理体系不明确等问题对国家整体的医疗服务质量造成了严重影响。

2003 年，英国实施推动了国家医疗健康信息化项目，计划依靠数字化技术为患者提供有效的医疗保健服务，此外，帮助医疗服务工作者获取患者信息、从而借助信息手段对患者的健康做出精确评估。

截至 2013 年，英国政府颁布了《卫生和社会保健法案》，借助信息化技术和医疗服务体系改革解决政府面临的经济压力以及医疗服务整体水平下滑造成的医救问题不能有效开展等恶性循环问题。

2017 年英国医疗体系信息化建设取得阶段性成效，国民健康数据由国家进行管理且全部联网。2018 年英国完成全国统一的移动健康 App 测试，为所有消费者提供个人医疗信息和健康数据便捷查询、预约就诊和医生随访管理等服务。

（二）系统建设情况

英国互联网医疗系统由三种类型组成。第一种是国家层面系统，通过 NHC 中央服务系统来搭建整个国家的互联网医疗服务生态系统，利用患者身份识别技术，从时空限制中突围，依据实时监测得到的患者服务需求，调整医疗服务计划，持续提高医疗服务质量；第二种是地区层面系统，通过对接互联网医疗初级医疗保健服务地方系统 Albasoft，关联英国各地区系统，实现系统间的纵横交互，并搭载临床决策支持系统，对接医疗服务规划，提升互联网医疗服务的高效性和便捷性；第三种是个人层面的个性化需求系统，为满足自我健康管理和实现互联网个人护理方案等个性化需求，NHC Choices、Grey Matters、Cellnovo、Handle my Health 等提供远程移动监测、症状识别自查和危险值警示等功能，以此实现病人的健康自我管理效能，提高人群的健康管理意识和健康综合素质。[6]

（三）健康大数据应用情况

2018 年 5 月英国出台《国家数据选择退出》相关规定，患者可根据其建议和指导自主决定个人医疗数据是否可用于研究或其他目的且随时可更改选择。

作为欧洲共同数据空间建设项目的一部分，英国也参与了"超过 100 万个基因组"项目。同时，医疗健康公司也同样转向通过私人和公共渠道积累数据，以改善促进其研究和开发。例如，一些公司已经开始与第三方（例如数据汇集整合组织）合作，以收集更多的数据或者使用公司自己收集的数据与该等第三方合作。这些项目也引起了公众对将个人数据商业化的强烈争议。

在英国，在运用健康大数据方面存在更为成功的案例。值得注意的是，作为 2013 年 NHS 和英国基因组计划合作的一部分，所谓"10 万基因组"项目启动并分析了来自约 85000 名受罕见疾病或癌症影响的 NHS 患者的全基因组序列。基于广泛获得参与患者的同意，该项目使用了这些患者的数据，随后这些数据被分享给研究人员（包括营利性研究机构）以提高对疾病的原因、治疗和护理的认识。该项目树立了一个榜样，表明：在遵守隐私法的范围内，政府在使用健康领域的大数据方面与患者和公司达成合作将成为可能。

伍　经验借鉴篇

三、数字健康：国际互联网医疗发展新方向

（一）数字健康概念的提出、推广与普及

随着科学技术水平的提升和居民健康需求的增加，大数据、云计算、人工智能、区块链等新兴技术在医疗保健领域得到广泛应用。数字化技术为健康服务带来了极大的效率改善和水平提升，成为国家健康战略的重要推动力，数字健康也因此被许多国家作为未来的重点发展领域。[7]

第71届世界卫生大会关于数字健康的WHA71.7号决议提出，"电子健康""远程医疗""移动医疗"等已经是过去50年中使用的术语，而"数字健康"一词则更加包容又足够灵活，代表了未来医疗领域的发展方向。从此，"数字健康"概念开始被各个国家所接受。

2019年4月，世界卫生组织（World Health Organization，WHO）发布了全球第一份数字健康干预指南，提出关于各国可通过移动电话、平板电脑和计算机使用数字卫生技术改善人民健康和基本服务的10种方式的新建议，并在随后发布的《数字健康全球战略（2020—2024）》中，明确了数字健康战略在世界各国的医疗卫生行业发展中的优先地位。[8]

目前，对于数字健康尚无统一的定论，欧盟对于数字健康的定义是"运用先进的信息通信技术来满足普通市民、患者、医疗人员，以及医疗政策制定者的需求"。美国食品和药物管理局（Food and Drug Administration，FDA）则将广义的数字健康定义为："包括移动健康、健康信息技术、可穿戴设备、远程保健、远程医疗以及个体化医学。"部分数字专家学者则认为数字健康是："使用信息通信技术来改善人类健康、医疗保健服务以及个人和跨人群的健康""利用数字媒体来改变医疗服务的构想和提供方式。"[9]

从内涵上看，数字健康概念是以往远程医疗、移动医疗、互联网医疗的整合与革新，在技术层面，数字健康是从"使用移动无线技术实现健康"的移动健康（mHealth）和"利用信息和通信技术支持健康和与健康相关的领域"的电子健康（eHealth）发展而来；在具体实践层面，数字健康是数字技术与医疗健康内容相结合的实践形式，如利用信息系统建立电子病历，运用大数据挖掘消除健

康风险，借助互联网开展远程诊疗等。从根本上来说，数字健康仍然是一种运用技术的创新发展为人类谋求福祉的卫生健康服务与管理活动，它以数字或知识作为关键要素资源，以5G、大数据中心、人工智能、区块链、云计算等新型基础设施作为重要载体，具备数字化升级、智能化应用、技术融合与创新等特征。[10]

（二）人工智能等新兴技术为数字健康发展插上翅膀

随着人工智能、大数据等新兴技术的越发成熟，其与医疗健康行业的融合逐渐从设想走向了现实，推动了数字健康革新与飞跃发展。

2022年6月，世界卫生组织和国际数字健康与人工智能研究合作组织（I-DAIR）签署了一份谅解备忘录，概述了他们为推动数字技术在全球个人和公共卫生中的应用所做的共同努力，提出将在人工智能与数字健康融合领域进行更有包容性、更有影响力和更加负责任的国际研究。[11]

2022年10月，世卫组织和合作伙伴启动世界上最广泛的可自由获取的AI人工智能卫生工作者佛罗伦萨V2.0（the AI-powered WHO Digital Health Worker, Florenceversion2.0）[12]。自新冠肺炎大流行以来，佛罗伦萨一直在帮助打击有关COVID-19的错误信息。大流行对心理健康产生了重大影响。据估计，世界上每8人中就有1人患有精神障碍。她的主题如烟草和不健康饮食每年导致1600万人死亡，而缺乏身体运动则导致约83万人死亡。这些死亡是由于癌症、心脏病、肺病和糖尿病等疾病造成的，这些疾病可以通过正确的支持来预防和控制。而佛罗伦萨可以分享有关心理健康的建议，提供减压的提示。此外还可以提供有关如何正确饮食，更活跃以及戒烟和电子烟的指导。她还可以提供关于COVID-19疫苗等信息。佛罗伦萨V2.0现在提供英语版本，随后将提供阿拉伯语、法语、西班牙语、中文、印地语和俄语版本。

除此之外，人工智能辅助诊断技术、健康大数据应用技术在国际上的应用也越来越广泛，数字健康的未来必定是新兴技术的未来。

四、讨论与建议

总的来说，由于国情与医疗模式的不同，互联网医疗在国际上的发展与研究与国内有显著差异。虽然在国外很少提到"互联网医院"的概念，但其远程医疗、电子病历、健康数据等相关领域的发展同样可以为国内互联网医院提供成熟的经验借鉴。另外，"数字健康"概念已经得到了国际社会广泛认可，数字健康成为诸多国家健康系统发展的重要方向。如何使人工智能、5G、大数据中心、区块链、云计算等新兴技术更好地与医疗体系融合，促进互联网医院拓宽功能内涵，实现国内互联网医院数字化、智能化发展，应该成为从业者需要着重考虑的问题。

2022 年，国务院印发了《"十四五"数字经济发展规划》，为互联网医院与数字健康指明了方向。规划指出，要"加快互联网医院发展，推广健康咨询、在线问诊、远程会诊等互联网医疗服务，规范推广基于智能康养设备的家庭健康监护、慢性病管理、养老护理等新模式"。在"社会服务数字化提升工程"专栏中，规划提出要"加快发展数字健康服务"，要"加快完善电子健康档案、电子处方等数据库，推进医疗数据共建共享。推进医疗机构数字化、智能化转型，加快建设智慧医院，推广远程医疗。精准对接和满足群众多层次、多样化、个性化医疗健康服务需求，发展远程化、定制化、智能化数字健康新业态，提升'互联网 + 医疗健康'服务水平"。可以看出，发展数字健康，已经成为我国卫生健康战略的一部分，也成为互联网医院发展的重要方向。

在未来，互联网医院发展应以解决当前中国医疗系统痛点，优化医疗资源配置，满足患者需求为落脚点，充分总结国际互联网医疗发展的经验，着重发展大数据、人工智能等新兴技术在医疗领域的应用，扩宽互联网医院内涵，推动互联网医院数字化、智能化发展。

参考文献

[1] 关欣，刘兰茹，朱虹，等．美国远程医疗对我国创新实践的启示［J］．中国卫生事业管理，2019，36（08）：565 – 568.

[2] 赵林度．美国远程医疗对我国创新实践的启示［M］．北京：科学出版社，2016.

[3] MedStar Health 案例研究，AWS 案例研究网站，2015 年，https：//aws. amazon. com/cn/solutions/case – studies/medstar – health/.

[4] 从每周 2 次问诊到单日 4000 次，美国"互联网医院"做对了什么？健康界，2020 年 8 月 31 日，https：//www. cn – healthcare. com/article/20200831/

content – 541629. html.

［5］向"山间医疗"学经营：打造医疗机构中的"特斯拉"，健康界，2017 年 8 月 8 日，https：//www. cn – healthcare. com/article/20170806/content – 494591. html.

［6］郑阳，潘剑. 互联网医院系统设计与实施探讨［J］. 现代医院，2021，21 （05）：766 – 769.

［7］张县，陈校云，赵秋怡，等. 数字健康的回顾与展望［J］. 中国数字医学，2022，17 （03）：96 – 100.

［8］李韬，冯贺霞. 数字健康发展国际经验与借鉴［J］. 医学信息学杂志，2021，42 （05）：2 – 8.

［9］冯贺霞，李韬，王佳. 我国数字健康发展历程、特征及展望［J］. 医学信息学杂志，2021，42 （05）：9 – 13 + 39.

［10］徐向东，周光华，吴士勇. 数字健康的概念内涵、框架及推进路径思考［J］. 中国卫生信息管理杂志，2022，19 （01）：41 – 46 + 84.

［11］WHO and I – DAIR to partner for inclusive, impactful, and responsible international research in artificial intelligence（AI）and digital health，世卫组织网站，2022 年 6 月 6 日，https：//www. who. int/news/item/06 – 07 – 2022 – who – and – i – dair – to – partner – for – inclusive – impactful – and – responsible – international – research – in – artificial – intelligence – and – digital – health.

［12］WHO and partners launch world's most extensive freely accessible AI health worker，世卫组织网站，2022 年 11 月 4 日，https：//www. who. int/news/item/04 – 10 – 2022 – who – and – partners – launch – world – s – most – extensive – freely – accessi- ble – ai – health – worker.

伍　经验借鉴篇

HB.24 日本偏远地区互联网医疗服务实践与启示

唐莉莉[①]

摘 要： 本报告首先介绍了日本偏远地区医疗状况，然后介绍了互联网医疗（异地医疗）的发展历史和现状及需求。重点介绍了偏远地区新潟佐渡岛的互联网医疗案例。从初期项目的实施背景、网络系统设备配置、系统架构模块，到系统实施效果以及后期建立的全岛医疗互联网平台"佐渡向日葵网"平台的系统架构模块等都做了介绍。通过对日本偏远地区互联网医疗的发展与现状分析，探讨互联网医疗未来趋势和对我国互联网医疗服务平台的期盼。

关键词： 偏远地区；互联网（异地）医疗；在线诊疗；新潟佐渡岛互联网医疗

日本是一个岛国，70%是山岳地带，其中本州岛最大，其面积占总领土面积约60%。

一、偏远地区医疗介绍

在日本，有许多被称为"过疏地区"的偏远地区。伴随着人口的显著减少导致社会活力下降，与其他地区相比其生产能力和生活环境都比较差；2018年全日本有817城镇村中，有占总人口的8.3%的1000万人口在过疏地居住。特别是在此类地区65岁以上的高龄人口占总人口的36.6%，比全日本的平均

---

① 唐莉莉，学术博士，特定非营利活动法人筑波日中协会主席研究员，研究方向：企业信息化精细化管理、大健康产业智能化研究。

高龄人口比率高出 10% 左右。[1]

根据厚生劳动省的定义，偏远地区包括了过疏地区、交通、自然、经济、社会条件等比较差的山区、离岛以及无医地区。

（一）无医地区

在偏远地区中，还存在着无医地区：就是在有 50 人以上居住的 4 千米半径的区域内，既没有医疗机构（医院、诊所等），也没有公共交通。如 2014 年全日本还有大约 12 万人在 637 个无医地区居住。[2]

（二）偏远地区的医疗服务体制

对于偏远地区的医疗服务体制的设立，是根据厚生劳动省对偏僻地区保健医疗计划进行的。这个计划从 1956 年开始经过 11 次研讨，分析了各个省市根据自己区域的医院、诊所的分布情况制定的。2018 年开始这个计划与全国医疗计划整合，包括了急救医疗、灾害医疗等为一体的计划。

为提高偏远地区医疗服务，采取了如图 1 所示的具体措施。

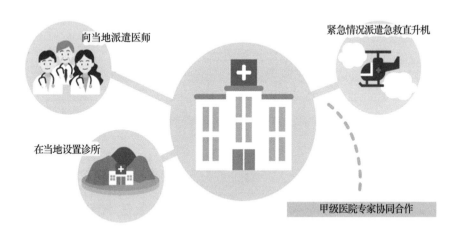

图 1　提高偏远地区医疗服务的措施

上述举措的实施主体为市政和日本红十字会及医疗法人和医学院等。在当地设置诊所和派遣医疗人员，由于存在着当地的生活的不便以及所承担的医疗工作时间过长、压力过大，同时不能及时学习新的医疗技术等诸多问题，所以偏远地区的医生护士一直严重不足。由此也产生了对异地医疗的极大需求。在日本的互联网医疗服务，始于异地医疗。

二、互联网（异地）医疗的发展与现状

（一）异地医疗（是被期待的未来互联网医疗服务系统）

异地医疗是基于互联网的信息通信技术、利用计算机和智能手机及平板电脑等的网络视频功能，把医生和患者连接在一起进行诊疗行为。通过预约、诊疗、缴费、处方等医疗行为均可以在医疗应用系统上完成，如图2所示。

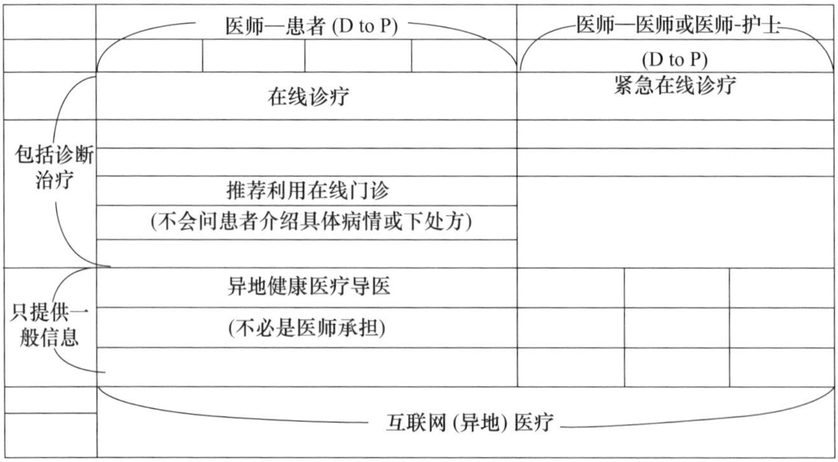

	医师—患者 (D to P)			医师—医师或医师-护士 (D to P)
包括诊断治疗	在线诊疗			紧急在线诊疗
	推荐利用在线门诊			
	（不会问患者介绍具体病情或下处方）			
只提供一般信息	异地健康医疗导医			
	（不必是医师承担）			
	互联网(异地)医疗			

图2 互联网（异地）医疗示意

（二）发展历史（从1970年开始到2015年服务范围扩大而增加了服务）

在日本的医疗服务行业中，在20世纪70年代，随着医疗服务缴费计算系统应用普及开始，日本就已经开展了异地医疗。但是真正的异地医疗服务，是由1996年厚生劳动省（卫生部）成立的"异地医疗研究小组"，于1997年发布的"开始异地医疗通知"开始的。之后厚生劳动省发出了多次的"异地医

疗更改通知"伴随着智能手机的普及，2015 年明确了异地医疗不拘泥于偏远地区。异地医疗服务以此为契机得到了发展。

（三）现状（需求很高但是由于各种原因使其普及率低）

日本医疗机构的问卷调查显示，有 8 成的患者希望接受异地医疗，但是医生对异地医疗的导入并不积极。所以虽然根据需求正在推行异地医疗网络的建立，但是普及率不高。这与对异地医疗的认识程度不高、医生的诊金不高等各种问题有关。[3]

三、偏僻地区（佐渡岛）互联网医疗服务

佐渡岛（佐渡市）位于新潟县临海，隔佐渡海峡与新潟县隔海相望，距离约 40 千米。新潟县三面与邻县间均有 2000 米左右的高山、一面临日本海。降雪量很大，还有暴雪地区，每年降雪期从 11 月至 4 月；有的地区最大积雪深度达到 288 厘米（2020 年）。由于降雪与积雪的影响，在雪季常常会导致公路禁止通行、铁路停止运行，通往佐渡岛的轮渡也会被迫停航。面积是继冲绳岛之后的第二大岛。

截至 2017 年 2 月末，佐渡岛民有近 5.7 万人，老龄化程度很高，已经超过了 40%。伴随而来的是岛内的医疗、养老护理以及与其相应的资源的严重不足。以佐渡综合医院为中心的医疗养老护理服务，有 5 个医院、21 个诊所、23 个牙科诊所和 20 个药局；57 个养老护理机构。[4]

根据 2020 年的人口普查，岛民减少到 51429 人，其中 65 岁以上的高龄人口 21927 人，占总人口的 43%，人口老龄化日趋严重。[5]与陆地的交通只有两条航线的轮渡。客运轮渡需要 1 小时，汽车轮渡需要 2 小时 20 分钟。

（一）佐渡岛医疗现状

岛内只有一所佐渡综合医院（甲级医院），保有 400 张病床，每日门诊量达到 1200 人左右，但是医师总数只有约 40 名，医师严重不足；而放射科影像科只有 1 名医师，是奇缺的状态，完全不能满足临床医疗需求。由于岛内公共交通只有公交车，除了就近的医院诊所门诊（第 1 次医疗）外，有很多区域

到佐渡综合医院治疗（第 2 次医疗）需要 40 分钟以上。因为出岛只有轮渡或急救直升机，但是由于气候原因，经常会停航停运。需要去岛外接受三甲医院治疗（第 3 次）的病患，因此常常陷入窘态或危及生命。

佐渡岛除了佐渡综合医院以外的 5 个医院中，有 4 个医院只有 1~4 名医师。医疗资源极度不足。

下面（二）中介绍的案例，2003 年当时针对佐渡综合医院放射科影像专业医师不足的问题，与新潟大学附属医院和新潟公立肿瘤中心合作（以下简称附属医院和肿瘤中心），由前两院提供包括 CT、核磁共振 MRI 等相关的临床放射影像的诊断和医疗咨询等服务。

这是利用新潟与佐渡岛间的海底光缆网络专用线，连接佐渡综合医院与附属医院、肿瘤中心，构建而成的离岛医疗诊断支援系统（以下简称离岛系统）。这个项目是利用政府补助金完成的。

本案例的应用为偏远地区（离岛）异地医疗既互联网医疗建立了样板。由于离岛系统实施上线初期存在的各种问题，导致从实施上线到正常运行花费了近半年的时间才开始正式运营。

佐渡综合医院"离岛系统"的实施，开创了佐渡离岛互联网医疗的先河。随着网络通信技术的发展（通信速度、软硬件、终端设备普及等），以及对互联网医疗领域法律法规的建立和完善，到 2017 年年末岛内已经建立了岛内市政机关、医院诊所和养老机构等的互联网医疗养老护理网络平台，即"佐渡向日葵网络"平台，将在（三）中介绍。

（二）"离岛医疗诊断支援系统"的实施[5]

从 1995 年开始，互联网在日本得到了快速的普及，同时电子邮件的利用率也同时得到了提高。特别是可以连接互联网的手机终端，加速了电子邮件的利用。

大多数医生利用互联网查询医学资料和收集治疗方案，利用电子邮件与患者进行沟通交流也成为常态。

1. 系统构成

利用光纤网络专用线，从互联网中物理地隔离出了一个闭环的局域网系统；保证了系统的安全性和高速信息交换。在医院间的医疗信息交换中，保证了患者的个人信息安全。通信传输速率使用 100Base-TX 的局域网（LAN）网络专用线，统一使用放射医学的国际标准的医学数字成像和通信 DICOM3.0 格式协议。请见图 3。

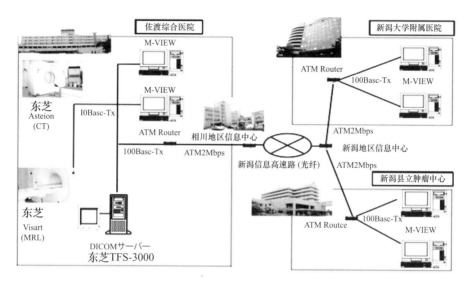

图 3　网络专用线设置规格示意

2. 系统设备

佐渡综合医院拥有东芝公司的 CT 和核磁共振 MRI 影像检查设备，其影像均按 DICOM 格式输出。系统中与服务器连接的数据存储器，可以保存综合医院 CT 和 MRI 两年的影像数据。在 3 个医院各配置两台 Windows 终端，并配置了高清晰的屏显。可以进行双向（两方）的视频会议。

3. 系统软件

本系统在"View Send Medical"系统软件的基础上进行了二次开发定制。充分考虑到了医师的 Windows 操作系统的使用习惯的同时，确保了系统的影像数据传输速度。为保证诊断的正确性，视频的双方医师均可以对影像的亮度、对比度等进行编辑，双方实时共享编辑的影像，同时采用了多画面（影像，医师面对面）进行视频会议。

4. 系统运行

系统正式运行后，佐渡综合医院通过本系统向附属医院和肿瘤中心，每月有 50 个至 60 个患者的影像请求医疗支援。每周固定一次双方的视频会诊会议。

伍　经验借鉴篇

5. 系统优劣

本系统正常运行后，解决了一部分在佐渡综合医院不能确诊或来不及诊断的各种疑难或急救病患的诊断和治疗。双方通过常态化的视频会诊会议，为综合医院的医师增加了参加会诊和专业交流的机会。并不只是视频会诊，同时还可以和同行医师专家讨论临床治疗方案等，可以让在离岛医院的医师体验三甲医院一样的会诊和专业研讨学习，可以更加安心地在离岛医院工作。

经过医院临床诊断治疗的实践，提出了下列改良系统意见：

（1）终端配置数量不够，需要增加各个科室的医师终端；

（2）配置的是台式计算机终端，希望增加手机或平板电脑终端；

（3）本系统只能双方通信，希望增加多点（3方）同时视频会议功能；

（4）本系统主要是影像诊断方面的应用，但是其他科室也需要同样的支援，特别是急救科的需求更加紧迫。

（三）佐渡岛区域内互联网医疗平台

2022年至今，在佐渡岛的医院诊所和岛内养老护理机构之间，已经建立了比较全面的岛内互联网医疗网络平台"佐渡向日葵网络"（以下简称佐渡平台）。这是一个涵盖了市政、疾控中心、医师会等共同讨论决定的岛内区域医疗合作的网络系统，为岛民提供互联网医疗、养老护理服务。

1. 系统架构

佐渡平台使用云服务形式、数据库放在岛外保证了数据信息的安全。因为岛内只有佐渡综合医院利用电子病历，所以利用佐渡平台，不依靠电子病历就可以自动抓取病患信息。系统架构模块请见图4。

自动获取的数据是医院诊所中使用的医疗财务系统和影像管理系统以及外包化验检测系统和药局药房系统中直接获取的。希望能同时从养老护理和健康体检系统中自动获取信息，但是养老机构目前的信息化程度较低，信息主要还是以人工录入为主；体检机构的系统数据涉及面比较广，还没有得到合作。佐渡平台的系统终端，采用了计算机和平板电脑，方便医务人员及时录入和查看信息数据。

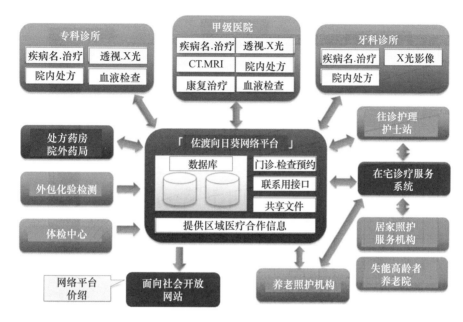

图4 佐渡向日葵网络系统架构模块

2. 作用与效果

佐渡平台实现了医院间、医院与诊所间医疗与牙科药房之间以及医疗与养老护理间的合作与信息共享，养老护理机构可以根据平台的医疗信息，及时掌握高龄长者的治疗和用药状况，制订养老护理方案和供养老护理服务。医疗机构可以从养老护理机构的信息中，参考高龄长者的日常生活情况，快速准确地诊断病情制订治疗方案。这个各机构的合作，并不能产生直接的经济效益。但是通过此平台可以提高医疗服务和养老服务的品质，同时可以减少这些服务中的各种风险。

3. 平台特点

本平台不依靠电子病历就可以获取相关病患的疾病信息数据，利用此平台并不会影响各个机构原有的业务流程；所以实现了加入平台的医疗机构、养老机构等既可以轻松利用协同合作，又不会被平台所束缚。这个平台在日本的互联网医疗服务中，特别是对偏远地区医疗服务的提高，起着示范和推广的样板作用。此平台在2016年获得了政府关于区域内统筹的奖励。

四、在线医疗[7]

在线医疗是互联网医疗的一部分，其特点是医疗机构与患者间的医疗行为。与医疗机构间或医师间的医疗信息交流共享所需要的专业性很强的网络系统或平台相比，对应用系统或平台的技术要求相对低。在线诊疗系统，通常有两种实施方式。

一种在线诊疗医师对患者（D to P）的形式。只要患者所在地具有网络视频条件，就可以利用医疗机构提供的在线医疗系统，直接接受在线诊疗治疗。患者可以不去医院就得到自己门诊医师的诊断和治疗方案（含处方）。处方会在当天邮来，第二天患者就可以拿到处方在就近药房取药。医药费用通过网络用信用卡实时支付；没有信用卡的患者可以再次去门诊时一并支付。但是这类在线医疗服务对患者的条件要求很多。需要在线诊疗前，要有本院门诊史，并对所患疾病也有限制条件等。所以不是所有病患都可以使用在线门诊治疗，如图 5 所示。

医师-患者间（D to P）

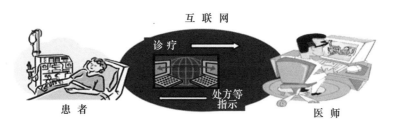

图 5 D to P 系统示意

另一种在线诊疗医师对护士或医师（D to N 或 D to D）的形式。是在遇到紧急情况下或者夜间假日期间，可以接受在线医疗的偏僻地区的社区医院或者诊所及有医护人员的养老护理机构等发生需要医疗支援的情况下，或者对于比较特殊的疑难杂症等需要异地专家医会诊时，提供的在线诊疗服务。是医疗机构端与在社区医院或诊所或养老机构的患者端之间的诊治行为。此类系统的简单示意图如图6、图7所示。

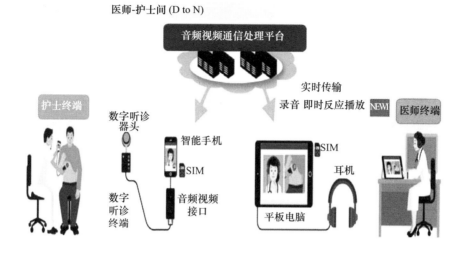

图6　D To D（or D to N）系统示意

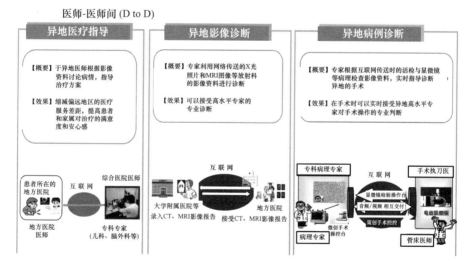

图7　D to D 系统示意

上述的在线诊疗服务，因为不需要去医疗机构就能接受门诊治疗服务。既可以节省诊疗和交通的时间，又能降低在医疗机构被交叉感染的风险。特别是有基础疾病经常需要去门诊的高龄长者，更希望接受在线门诊治疗服务。

伍　经验借鉴篇

对于医疗机构的医师专家，可以通过在线诊疗，掌握自己患者的病情变化，及时提供准确的治疗方案。医师不用外出就诊，节约了许多时间可以诊治更多的患者。

（一）在线医疗优劣

优势：为病患极大地节约了医疗成本和实践成本。

医师可以及时掌握定期门诊的病患身体状态和病症的变化；节省时间可以看更多的病患，节省了医疗资源。

劣势：没有或不会使用网络视频设备的患者，特别是高龄患者不容易利用在线医疗。

如果诊断为需要做进一步门诊影像化验等必须去医院的情况下，反而增加了患者负担。

由于不能与患者面对面，不能准确掌握病患的情况，会增加漏诊、误诊的风险。

（二）影响普及的要素

由于医疗机构提供服务规程的限制，在线诊疗限定了在30分钟内可以到达门诊的病患。降低了偏远地区异地医疗服务原本的意义。在医药费用方面，与门诊相比收费降低。为病患极大地节约了医疗成本和时间成本。如表1所示。[7]

日本的医疗报酬的计算，有比较复杂的计算方式（分数）；根据分数计算费用。自己负担的门诊医药费用，根据患者的年收入、年龄等分为总医药费的10%或30%。

表1计算例中，根据政府制定的医疗报酬规定，门诊医疗管理费根据病情医院可以收取3660日元至17210日元，而相应的特定疾病医疗管理费一律收费2400日元。在线医疗收益明显减少的同时，还增加了医护人员的在线诊疗报告的工作量。

（三）政府对在线医疗的推广[8]

政府针对2018年3月的"适合在线医疗实施方针"进行了修订。2019年

表1　在线和门诊的医疗报酬比较

门诊医疗		在线医疗	
诊疗收费比例（分数）*		诊疗收费比例（分数）*	
再诊挂号费	72	在线诊疗费	71
医疗管理费	225～1580	特别疾病管理费	100
处方费	68	处方费	68
收费明细加算	1	收费明细加算	1
医药费 3660～17210日元		医药费 2400日元	
患者负担费用（日元）		患者负担费用（日元）	
30%	1100～5160	30%	720
10%	370～1720	10%	240
* 医药费用计算方法		+ 医院在线医疗网络视频系统使用费	

7月，修订了"在线诊治报酬"规定，进一步降低病患的负担。增加了 D to P
和 D to D 的部分。新冠疫情期间，为适应医疗需要，为大力推进在线医疗普
及，实施了下列的举措。

（1）2020年4月，放缓了可以接受在线诊疗患者的条件。作为疫情期间
的特例，医生可以允许发烧病人即使没有门诊史也可以接受在线诊疗。例如在
接受在线诊疗前，缩短了需要在本院有过门诊史的时间；定期门诊的一些慢性
病患者也可以接受在线诊疗等。

（2）2021年6月，成立政府互联网医疗规章制度改革小组，重点在互联
网医疗的应用普及和首诊的条件上，也放宽了偏远地区医疗机构需要急救医疗
在线援助的条件。

（3）2022年1月，对适合互联网医疗的首诊患者的疾病、症状、处方、
再诊等条件做了更加适合的规定。首诊的患者的处方也可以在线传送到指定的
药房，药房通过智能手机等指导患者用药，并直接将处方药寄给患者。患者完
全不出门就可以接受诊疗和用药。

五、互联网医疗未来的期待与启示

由于独特的天气地理情况，偏远地区互联网医疗的起步较早的20世纪90

伍
经验借鉴篇

年代，政府虽然一直在政策法规方面以及互联网覆盖方面做了很多改善与推进，但是普及推广一直没有预期的效果。影响互联网医疗的因素如下。

（1）高龄化社会需求加大。随着高龄化社会的进程加深，互联网医疗的重要性尤为显著，需求也在日益增加。

（2）政府在加速建设网络环境、开发终端医疗设备。加强了掌握患者日常体温、脉搏、血压、血糖等门诊医疗所需要的身体情况检查的终端设备的开发。规章制度的改善让许多（有或没有基础病）的患者，定期或者首诊都能便捷地利用互联网医疗。通过互联网医疗服务可以找到适合和可信任的医师和药房；促进建立良好的医患关系。

（3）与门诊相比，互联网医疗的医院收益低的问题，影响着医师参与的积极性。政府也在讨论改善的方式。只要政策利好，有较大的需求，普及率就会提高。

（4）信息通信技术、物联网技术日新月异，计算机、平板电脑、智能手机等智能终端已经融入了人们的日常生活中。虽然大部分高龄患者不会或不习惯使用互联网设备，但是家庭中的其他成员基本都会使用，社区也有指导高龄患者使用的志愿者。随着技术开发的进步，智能终端的利用会越来越便捷简单，不会影响对互联网医疗服务的利用。

上述因素可以看到，未来的互联网医疗前景被民众所期待。

与日本相比，中国的互联网医疗起步较晚。但近年来随着中国在互联网应用技术、物联网技术、5G 技术等领域发展迅速，智能手机和网络支付的普及率处于世界领先的地位。中国人口众多地大物博，偏远地区和无医地区有很多，人口的高龄化进程也在处于加速的势态。

中国的互联网医疗，可以吸取日本偏远地区互联网医疗服务的经验，政府制定全国统一标准的局域网络系统标准为重中之重。虽然各地各医疗机构已经有不同的互联网医疗服务网络，但是统一的技术架构和网络通信协议很重要。在统一的网络通信协议下，构建互联网医疗服务平台的子系统，可以和医保系统、养老护理系统、健康保健体检系统相连或者定制接口，未来构建一个便捷高效的互联网医疗服务网络平台做好标准化。

这样的平台，可以缓解医疗资源的紧迫、改善紧张的医患关系、提高偏远地区医疗服务的品质、节约医疗成本，可以说是利国利民之重要网络平台。

参考文献

［1］日本总务省疏对策室. 2017 年度过疏对策的现状与课题. 2018，4：1 - 38.

［2］日本厚生劳动省. 2019 年度无医地区以及无牙科医地区等普查. Press Release：1 - 8.

［3］MedionLife. 异地医疗. 2018（2 - 2）：1 - 12.

［4］海津仁树，小田纯一，等. 利用互联网和信息技术的异地医疗在新潟县的应用. 厚生连医志，2004，13（1）：42 - 46.

［5］日本总务省统计局. 2020 年人口普查［EB/OL］. https：//www. stat. go. jp/data/kokusei/2020/index. html.

［6］NPO 法人佐渡地区医疗合作推进协会. 不依赖电子病历构建的双向信息共享系统"佐渡向日葵网"，Future，2017，Vol. 20：65 - 70.

［7］飞田英子. 在线医疗的现状与展望. 日本总研 Research Focus，2020，No. 2020 - 001：1 - 7.

［8］第 87 次社会保障审议会医疗分会. 异地医疗的进一步应用. 日本厚生劳动省，2022（1）：1 - 5.

伍　经验借鉴篇

《互联网医院蓝皮书》
专家推荐优秀互联网医院
（2023）

北京协和医院互联网医院　　　　　　中国中医科学院广安门医院互联网医院

中国中医科学院西苑医院互联网医院　南京鼓楼医院互联网医院

中日友好医院互联网医院　　　　　　山东省临沂市人民医院互联网医院

首都医科大学附属北京中医医院互联网医院　四川省人民医院互联网医院

首都医科大学宣武医院互联网医院　　四川大学华西医院互联网医院

北京中医药大学东方医院互联网医院　武汉大学人民医院互联网医院

北京中医药大学第三附属医院互联网医院　武汉大学中南医院互联网医院

北京中医药大学东直门医院互联网医院　中南大学湘雅医院互联网医院

天津医科大学总医院互联网医院　　　南方医科大学南方医院互联网医院

航天中心医院互联网医院　　　　　　广东省人民医院互联网医院

郑州大学附属郑州中心医院互联网医院　银川百度健康互联网医院

复旦大学附属华山医院互联网医院　　固生堂互联网医院

浙江大学医学院附属邵逸夫医院互联网医院　桃子互联网医院

江苏省人民医院互联网医院　　　　　微医（杭州微医健康科技有限公司）

上海中医药大学附属龙华医院互联网医院　医联（成都医云科技有限公司）

　　说明：2023 年 5 月 8 日至 14 日，《互联网医院蓝皮书》编委会组织互联网医院研究专家和资深互联网医院从业者，依据编委会专家推荐或自愿申请提交的评审材料，结合其他公开渠道获得的信息，对被审评互联网医院进行审核，同意推荐以上互联网医院（排名不分先后）为优秀互联网医院。《互联网医院蓝皮书》将持续跟踪研究，并欢迎更多优秀互联网医院作为研究对象，参与《互联网医院蓝皮书》研创项目，推动互联网医院高质量发展。